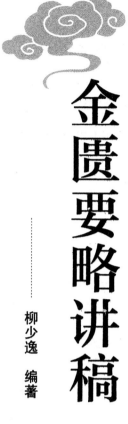

# 金匮要略讲稿

柳少逸 编著

中国中医药出版社

·北京·

**图书在版编目（CIP）数据**

金匮要略讲稿 / 柳少逸编著 . —北京：中国

中医药出版社，2019.9

ISBN 978 - 7 - 5132 - 5464 - 9

Ⅰ . ①金…　Ⅱ . ①柳…　Ⅲ . ①《金匮要略方论》—研

究　Ⅳ . ① R222.39

中国版本图书馆 CIP 数据核字（2018）第 301959 号

---

**中国中医药出版社出版**

北京经济技术开发区科创十三街 31 号院二区 8 号楼

邮政编码　100176

传真　010 - 64405750

赵县文教彩印厂印刷

各地新华书店经销

开本 787 × 1092　1/16　印张 21.5　字数 396 千字

2019 年 9 月第 1 版　2019 年 9 月第 1 次印刷

书号　ISBN 978 - 7 - 5132 - 5464 - 9

定价　78.00 元

网址　www.cptcm.com

社 长 热 线　010-64405720

购 书 热 线　010-89535836

维 权 打 假　010-64405753

微信服务号　zgzyycbs

微商城网址　https://kdt.im/LIdUGr

官 方 微 博　http://e.weibo.com/cptcm

淘宝天猫网址　http://zgzyycbs.tmall.com

如有印装质量问题请与本社出版部联系（010 - 64405510）

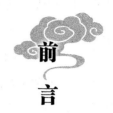

# 前言

  《金匮要略》是中医经典古籍之一，为汉代张仲景《伤寒杂病论》中的杂病部分。《伤寒杂病论》是我国现存最早的理论与实践相结合的医学经典著作。《金匮要略》的学术思想与《伤寒论》同样是"勤求古训，博采众方，撰用素问，九卷，八十一难，阴阳大论，胎胪药录，并平脉辨证"，即以《内经》等古医籍的理论体系为基础，结合汉以前的医药知识及医学经验，以辨证论治为临床思维方法而撰成的。由于该书在理论上和临床上均具有较高的指导意义和实用价值，对于后世临床医学的发展有重大贡献和深远影响，所以被古今医家推崇为治疗杂病的典范。清代经方大家尤在泾在《金匮要略心典》中称该书为"医方之祖""治杂病之宗"。清代李彣在《金匮要略广注》序中称"不读《伤寒论》者，不可与言医；不读《金匮要略》者，并不可与言《伤寒论》"。对此，徐大椿云："因知古圣治病之法，其可考者唯此两书，真所谓经方之祖，可与《灵》《素》并垂者。"意谓在临床应用中，《金匮要略》与《伤寒论》同为方书之祖、医方之宗。同时也说明了二者理论体系和临床辨证论治体系是一致的，这就要求我们在学习、研究及临证中要融二者于一体。

  据林亿等《金匮要略方论》序所云："张仲景为《伤寒杂病论》，合十六卷，今世但传《伤寒论》十卷，杂病未见其书，或于诸家方中载其一二矣。翰林学士王洙在馆阁日，于蠹简中得仲景《金匮玉函要略方》三卷：上则辨伤寒，中则论杂病，下则载其方，并疗妇人。乃录而传之士流，才数家耳。尝以对方证对者，施之于人，其效若神。然而或有证而无方，或有方而无证，救疾治病其有未备。国家诏儒臣校正医书，臣奇先核定《伤寒论》，次校定《金匮玉函经》，今又校成此书。仍以逐方次于证候之下，使仓卒之际，便于检用也。又采散在诸家之方，附于逐篇之末，以广其法。以其伤寒文多节略，故断自杂病以下，终于饮食禁忌，凡二十五篇，除重复合二百六十二方，勒成上、中、下三卷，依旧名曰《金匮方论》。"上述"今世但传《伤寒论》十卷"，即西晋王叔和加以搜索编次的伤寒部分，故后人仅见到《伤寒论》十卷，而未见杂病部分。直到北宋初期，翰林学士王洙在翰林院所存的残旧书籍中得到《金匮玉函要略方》，这是张仲景《伤寒杂病论》的节略本，共三卷，上卷论伤寒病，中卷论杂病，下卷记载方剂及妇科的理论和处方。其后又经林亿等对此节略本进行校订，因《伤寒论》已有王叔和编次的单行本，于是删去上卷，只保留中、下卷论述杂病和治疗妇人病的部分。为了便于临床应用，又把下卷的方剂部分分别列在各种证候之下，编为上、中、下三卷。此外，还采集各家方书中转载仲景治疗杂病的医方及后世一些医家的良方，分类附在每篇之末，题书名为《金匮要略方论》，这就是后世通行的《金匮要略》。

《金匮要略》原书共25篇，首篇为"脏腑经络先后病"，属于总论性质，对疾病的病因病机、预防、诊断、治疗等方面，都以例言的形式，做了原则性的提示，所以此篇在全书中具有纲领性的价值。从第2篇"痉湿暍病"到第17篇"呕吐哕下利病"，属于内科范围的疾病。第18篇"疮痈肠痈浸淫病"，属于外科疾病的内容。第19篇"趺蹶手指臂肿转筋阴狐疝蛔虫病"，将不便于归类的几种疾病合为一篇。第20～22篇，专论妇产科疾病。最后3篇为杂疗方和食物禁忌，带有验方性质，后世不少注家多删去不载。原书前22篇中，包括五十多种疾病，共载方剂205首，其中4首只列方名而未载药味，即"水气病"篇中的杏子汤、"疮痈肠痈浸淫病"篇中的黄连粉、"趺蹶手指臂肿转筋阴狐疝蛔虫病"篇中的藜芦甘草汤、"妇人妊娠病"篇的附子汤；第23～25篇中共载方剂57首，此即《金匮要略方论》序中所讲的"合二百六十二方"之数。

原书中使用的剂型，有汤剂、丸剂、散剂、酒剂、坐药、洗剂及外敷剂等。此外，对煎药和服药方法、药后反应亦有详尽的记载。

《金匮要略》论述诊治杂病的主要精神，是以整体观念为指导思想，以脏腑经络学说为基本论点，认为疾病证候的产生都是整体功能失调、脏腑经络病理变化的反映。从这一基本论点出发，提出了根据脏腑经络病机和四诊八纲进行病与证相结合的辨证方法。这一主要精神充分地从《脏腑经络先后病脉证》篇体现出来。

仲景首创以病为纲，病证结合，辨证论治的杂病诊疗体系。《金匮要略》既强调辨证论治，同时亦很重视病与证相结合的辨证方法。原书几乎每篇都标明"病脉证治"四字，示人以病与证相结合、脉与证须合参、辨证与论治紧密结合的重要意义。各篇从论述疾病的病因病机开始，进而根据病情的复杂变化举出主证，然后据证提出治法方药，这样就有利于学者系统掌握各篇所述疾病的证治规律。故清代陈修园有"全篇以此病例彼病，为启悟之捷法"之论。

《金匮要略》中的脉法，也具有独到之处，即脉证合参。各种疾病常有其主要脉象。如百合病的脉微数，疟疾脉弦，虚劳病脉大、极虚，寒疝脉弦紧或沉紧，肺痈脉数实，肺痿脉数虚，肠痈脉数等。脉象的变化，反映出脏腑经络的复杂病机，故原书脉法往往用几种错综的脉象结合起来以阐释病机，有时还依据脉象以指导治疗，判断预后。

《金匮要略》对于杂病的治疗法则，主要体现在两个方面：一是根据人体脏腑经络之间的整体性，提出了有病早治，以防止病势的传变发展。如《脏腑经络先后病脉证》篇所云："见肝之病，知肝传脾，当先实脾。""人能养慎，不令邪风干忤经络；适中经络，未流传脏腑，即医治之。"一是根据治病求本的精神，重视人体正气。因为人体抗病能力悉赖正气，正气虚损，药物治疗就难以奏效。故原书对于慢性衰弱性疾病，尤为注重观察脾肾两脏功能是否衰退。因为脾胃是后天之本，生化之源；肾是先天之本，性命之根。内伤病至后期，往往会出现脾肾虚损证候，脾肾虚损，更能影响其他脏腑，促进病情恶化。故补脾益肾是治疗内伤疾患的根本方法。这种观点，从《血痹虚劳病脉证并治》篇中所列的小建中汤、肾气丸等方证可以看到其大概内涵。

原书所载方剂，大体上可以体现汗、吐、下、和、温、清、消、补等治法。如麻黄汤、麻黄加术汤为汗法，瓜蒂散为吐法，大、小承气汤为下法，小柴胡汤为和法，大乌头煎、通脉四逆汤为温法，白虎加人参汤、泻心汤、白头翁汤为清法，鳖甲煎丸、枳术丸为消法，黄芪建中汤、当归生姜羊肉汤、肾气丸为补法。此外，还有一些方剂，尚能体现以上八法所不能概括的其他治法。如越婢汤、大青龙汤解表清里，小青龙汤、射干麻黄汤解表化饮，乌头桂枝汤解表温里，厚朴七物汤、大柴胡汤解表攻里，这都属于表里双解法。五苓散、茵陈五苓散、猪苓汤、防己黄芪汤、防己茯苓汤等利水化湿，苓桂术甘汤温化水饮，这都属于除湿法。麦门冬汤为润燥法；黄土汤、柏叶汤、胶艾汤等为理血法；桂枝加龙骨牡蛎汤、桃花汤为固涩法。

该书对于方剂的运用，总体来说是立方谨严，用药精当，化裁灵活。有时一病可用数方，有时一方可治多病，充分体现了"同病异治"和"异病同治"的辨证论治精神。同是一种疾病，但由于人体体质或病机上的差异，以及病位的不同，在治法上也就有所区别。例如同为胸痹病，同有"心中痞气，气结在胸，胸满"的症状，但若阴邪偏盛，阳气不虚者，可用枳实薤白桂枝汤以通阳开结，泄满降逆；阳气已虚者，则当用人参汤以补中助阳，使阳气振奋则阴邪自散。又如同为溢饮病，其治疗有"当发其汗，大青龙汤主之，小青龙汤亦主之"，这是针对溢饮的具体病情采用不同的汗法。如邪盛于表而兼有郁热者，则用大青龙汤发汗兼清郁热；如病属表寒里饮俱盛者，则用小青龙汤发汗兼温化里饮。

综上所述，《金匮要略》一书，不仅对中医方剂学和中医临床医学的发展起到极重要的推动作用，同时也促进了中医基础理论、方剂学、临床医学三位一体的发展，形成了完整的独具特色的中医学理论体系。故林亿有"尝以对方证对者，施之于人，其效若神"的赞誉，不为过矣。

本书是余于20世纪70年代，根据临床教学的需要，以余《金匮要略》讲稿之节略本加验案所成。因注重方证的应用研究，故对《脏腑经络先后病脉证》篇及最后杂疗方和禁忌三篇未加论述。因余之讲稿为教学之作，仍循"理必《内经》，法必仲景，药必《本经》"之训，故有引经据典之记。其用有二：一是探本求源，二是让读者熟悉经典及历代医家之解及其传承之心得。余戏称之为"抄书"，因读者多是医学生，或低年资的中医师，故亦有经典"补课"之意。

《医宗己任篇》尝云："夫立方各有其旨，用方必求其当。"此亦余编撰《金匮要略讲稿》之意。以证统方，以方类证，方证结合，有法则，有案例，一览仲景方治病之精要，乃余编写此书之宗旨也。即使用于现代医学之疾病时，亦应辨病与辨证相结合。大凡具备该方证之相应病机，无论何病，均可应用之，此乃中医学"同病异治""异病同治"之临床大法也。诚如清代吴仪洛所云："夫医家之要，莫先于明理，其次则在辨证，其次则在用药。理不明，证于何辨；证不辨，药于何用？"故而仲景方之应用，重在辨证明理。

清代王清任尝云："医家立言著书，必须亲治其症，屡验方法，万勿一失，方可传于后人。若一症不明，留与后人再补，断不可徒取虚名。"故重整《金匮要略讲稿》时，所附验案，多系余经年所积，或家父吉忱公、蒙师牟永昌公临证之录。为了说明经方的临床应用之广，及为历代医家所重，故亦附有古今医家之验。

柳少逸于三余书屋

2019年3月

# 目 录

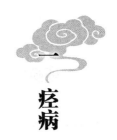

# 痉病

## （一）概说

痉病，是以项背强急为主要特征的一种病证。此病首见于《黄帝内经》。如《灵枢·经筋》篇云："足太阳之筋……脊反折，项筋急，肩不举，腋支缺盆中纽痛，不可左右摇。""足少阴之筋……及转筋病至此者，主痫瘛及痉，在外者不能俯，在内者不能仰。"又云："经筋之病，寒则反折筋急，热则筋弛纵不收，阴痿不用，阳急则反折，阴急则俯不伸。"《灵枢·热病》篇云："风痉身反折，先取足太阳及腘中出血，中有寒，取三里。"又云："热而痉者死。腰折，瘛疭，齿噤龂也。"《素问·至真要大论》云："诸痉项强，皆属于湿。"又云："厥阴在泉，客胜则大关节不利，内为痉强拘瘛，外为不便。"《素问·骨空论》云："督脉为病，脊强反折。"《素问·六正纪大论》云："太阳所至为寝汗，痉。病之常也。"

痉，又作痓。对此，《素问·五常政大论》云："赫曦之纪……其病痓。"《素问·气厥论》云："肺移热于肾，传为柔痓。"《素问·厥论》云："手阳明、少阳厥逆，发喉痹、嗌肿、痓。"

痉作为专病论述，见于《金匮要略·痉湿暍病脉证治》篇："病者身热足寒，颈项强急，恶寒，时头热，面赤目赤，独头动摇，卒口噤，背反张者，痉病也。"并谓"痉"有虚实二证，名曰"刚痉""柔痉"。实证当以祛邪为主，兼以扶正；虚证以益气养血为主，兼以息风。故《金匮要略心典》云："此痉病标本虚实之异，不可不辨也。"

概而论之，痉病有刚痉、柔痉之别；详而论之，有刚痉、柔痉，阳痉、阴痉，三阳痉、三阴痉，风痉、风寒痉、风痰痉、痰火痉、湿热痉、热甚发痉、血虚发痉、虚痉及金创痉之分。

鉴于痉、湿、暍三者多为外感所引起，且均是从太阳病开始，故张仲景将三者合为一篇来论述，名《痉湿暍病脉证治》。

## （二）证候与证治

### 1. 痉病证候

【原文】太阳病，发热无汗，反恶寒者，名曰刚痉。

太阳病，发热汗出，而不恶寒，名曰柔痉。

【释文】痉，《广韵》云："风强病也。"《广雅》云："痉，恶也。"成无己注云："痉，当作痉。盖痉者强也，痉者恶也，非强也，此传写之误也。则如角弓反张，论其因，则太阳中风，重感寒湿之所致也。"

上述二条原文，表述了痉病分刚痉、柔痉两种。此"太阳病"的含义与《伤寒论》同，即包括头痛、发热、恶寒等证。

刚痉属表实无汗，阳不外达，故"反恶寒"。其理诚如清代李彣《金匮要略广注》所云："太阳病，谓伤寒证属太阳经，脉浮，恶寒，头项强痛也。发热者，寒邪客于经中，阳气怫郁所致，此太阳中风，重感者也。寒伤荣，凝敛津液而无汗，无汗为表实，则不当恶寒，故云反恶寒也。刚痉者，以其无汗，而寒性劲列也。"柔痉属表虚汗出，阳能外达，故"不恶寒"。其理诚如《金匮要略广注》所云："风伤卫则疏泄腠理而汗出，汗出为表虚，当恶寒，其不恶者，是太阳中风，重感寒湿者也。柔痉者，以其有汗，而湿性濡润也。"

上述痉病两条，没有明显指出痉病的主证，是省文。诚如清代尤在泾《金匮要略心略》所云："痉者强也，其病在筋，故必兼有头项强急，头热足寒，目赤头摇，口噤背反折等证，仲景不言者，以痉字该之也。"

【原文】太阳病，发热脉沉而细者，名曰痉，为难治。

【释文】太阳病发热，为病在表，脉应浮，即使成为痉病，脉亦当为弦紧有力，而反见"沉而细者"，意为气血不足，无力抗病所致。李彣谓"反得沉细里虚之脉，此脉不与病应，故难治"。对此，尤在泾有"太阳脉本浮，今反沉者，风得湿而伏，故为痉。痉脉本紧强，今反细者，阴气适不足，故难治"之论。"阴气适不足"，即因气血不足，无力抗病之由也。

【原文】太阳病，发汗太多，因致痉。

夫风病下之则痉，复发汗，必拘急。

疮家，虽身疼痛，不可发汗，汗出则痉。

【释文】疮家，指久患疮疡或金刀创伤的患者。以上三条，均为误治而致痉者。其原发病与误治的经过虽不同，而为汗、下耗伤津液，筋脉失养致痉的原因基本相同。故尤在泾谓"此原痉病之由，有此三者之异，其为脱液伤津则一也"。首条太阳病原可发汗，误在发汗太过，津液受伤，筋脉失濡而致痉，其病较轻；次条风病误下，复发其汗，重伤津液，筋脉失养而拘急，其病较重；末条疮家津血本已亏损，误发其汗而成痉者，则属疮口感受风邪病毒，深入经络而引起者，病情险恶，此即后世所称的破伤风。

【原文】病者，身热足寒，颈项强急，时头热，面赤目赤，独头动摇，卒口噤，背反张者，痉病也。若发其汗者，寒湿相得，其表益虚，即恶寒甚，发其汗已，其脉如蛇。

【释文】口噤，即牙关紧闭之候。本条较详尽地论述了外感风邪引起痉病的证候。对此，尤在泾注云："痉病不离乎表，故身热恶寒；痉为风强病，而筋脉受之，故口噤，头项强，背反张，脉强直。经云：诸暴强直，皆属于风也。头热足寒，面目赤，头动摇者，风为阳邪，其气上行而又主动也。寒湿相得者，汗液之湿，与外寒之气，相得不解，而表气以寒而益虚，寒气得湿而转增，则恶寒甚也。其脉如蛇者，脉伏而曲，如蛇行也。痉脉本直，汗之则风去而湿存，故脉不直而曲也。"

【原文】暴腹胀大者，为欲解，脉如故；反伏弦者痉。

【释文】本条是辨别痉病欲解与否的脉证。《金匮要略心典》引魏氏注云："风去不与湿相丽，则邪无所依者，必顺其下坠之性，而入腹作胀矣。风寒外解，而湿下行，所以为欲解也。如是诊之，其脉必浮而不沉，缓而不强矣。而其脉如故，反加伏弦，知其邪内连太阴，里病转增，乃痉病诸证中一变也。"

【原文】夫痉脉，按之紧如弦，直上下行。

【释文】本条表述了痉病的主脉是"紧如弦"，是劲急的脉象。"直上下行"意谓自寸至尺，皆见此脉，乃痉病筋脉强急之谓。对此，《金匮要略广注》注云："风令脉弦，寒令脉紧。然《经》云：紧如转索无常，弦如弓弦不移。则二脉相似又恐其易混，故云紧如弦，而实非弦也。直者，不柔而坚搏切指也。上下行者，自寸至尺，皆见紧直之脉也。"

【原文】痉病有灸疮，难治。

【释文】本条表述了先有灸疮而后患痉病者难治。盖因灸疮病人脓液久渍，津血必亏损，再患痉病，势必血枯津伤之候加剧，故谓"难治"。对此，《金匮要略广注》注云："痉病筋脉强急，阳气消亡，加以素有灸疮，则焦骨伤筋，血气亏损，此阴阳两虚之证，非表药所能解散，故难治。"

**2. 痉病证治**

**（1）栝蒌桂枝汤证（柔痉证）**

【原文】太阳病，其证备，身体强，几几然，脉反沉迟，此为痉，栝蒌桂枝汤主之。

【释文】本条指出了栝蒌桂枝汤证，亦即柔痉之病的初起证治。"太阳病，其证备"，系指头项强痛、发热、汗出、恶风等候俱备。"身体强，几几然"，是痉病见证。太阳病汗出而恶风者，脉象当见浮缓，今"反沉迟"，知证系津液不足，而致风邪化燥而成痉。沉迟之中，必带弦紧，不同于沉迟无力脉象。故有栝蒌桂枝汤解肌祛邪，滋养津液，舒缓筋脉之治。

【方药】栝蒌桂枝汤方

栝蒌根二两　桂枝三两　芍药三两　甘草二两　生姜三两　大枣十二枚

上六味，以水九升，煮取三升，分温三服，取微汗。汗不出，食顷啜热粥发之。

【按语】"太阳病，其证备"，意谓头项强痛、发热、汗出，恶风诸证俱备。诚如《金匮要略心典》所云："太阳证备者，赵氏谓太阳之脉，自足上行，循背至头项，此其所过之部而为之状者，皆是其证也。几几，背强连头貌。沉，本痉之脉，迟非内塞，乃津液少而营卫之行不利也。伤寒项背强几几然，脉反沉迟者，为邪风盛于表。此证身体强几几然，脉反沉迟者，为风淫于外，而津伤于内，故用桂枝（汤）则同，而一加葛根以助散，一加栝蒌根兼滋其内，则不同也。"意谓太阳病汗出而恶风者，脉象当见浮缓，今反沉迟，当知本证由于津液不足，致风邪化燥而成痉。沉迟之中，必带弦紧，而不同沉迟无力的脉象。所以用栝蒌根滋养津液，合桂枝汤解肌祛邪，以舒缓筋脉，使柔痉自已。

《素问·至真要大论》云："辛甘发散为阳。"故成无己有"桂枝汤辛甘之剂也"之论。桂枝汤是《伤寒论》第一方，因以桂枝为主药而得名，由桂枝甘草汤、芍药甘草汤，加姜、枣而成。《素问·至真要大论》又云："风淫所胜，平以辛凉，佐以苦，以甘缓之，以酸收之。"桂枝甘草汤辛甘化阳之伍，芍药甘草汤酸甘化阴之配，生姜、大枣具酸甘辛之味，而和营卫。诸药合用，共奏解肌祛风、调和营卫，温分

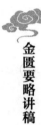

肉、实腠理之效。故《金镜内台方议》有"用桂枝为君，以散邪气而固卫气；桂枝味辛甘性温，而能散风寒，温强卫气，是辛甘发散为阳之义也。芍药味酸性寒，能行荣气，退热，理身痛，用之为臣。甘草、大枣味甘而性和，能谐荣卫之气而通脾胃之津，用之为佐。姜味辛性温，而能散邪佐气，用之为使"之精析。啜，食也。啜粥，大口饮也。温覆，加盖衣被取暖以助发汗也。故啜热粥、温覆，乃桂枝汤服用之通法，既益汗源，又防伤正，乃相得益彰之功法也。栝蒌根，即天花粉。故栝蒌根合桂枝汤，其性寒凉，善于滋生阴液，荣筋祛热，故为身体强急者所宜也。由此可见，太阳痉病虽然重心在表，治疗以解表为主，但必须顾护津液，即适当加入滋养筋脉之品，否则邪从燥化，津伤筋急，而祸不旋踵。《本经》云："栝蒌根，主消渴，身热，烦满，大热。"故栝蒌根合桂枝汤，张仲景名曰"栝蒌桂枝汤"，以其和营卫、生津液、濡筋脉之功，而为愈柔痉正治之方也。

栝蒌桂枝汤方云："生姜三两。"不云几片，甚寓深意。《愿体广类集》云："如药引中生姜写几片，灯心写几根。谓此二者，须写分两为是。盖片有厚薄，根有长短，过与不及，均难取效。"如此可见仲景立方用药，法度严谨，堪为医之宗。"如药引中生姜写几片"，后世方书云者甚夥，如何核其分两？今古曾无言者，惟聂久吾《奇效医述》四时感寒方云："生姜三片为引，约重二钱。"可供参阅之。

《医海蠡测》云："仲景方中排列药名者，皆单称之，若单称桂枝、芍药是也，于枣独加'大'字，何也？谢在杭曰：药中诸果皆称名，于枣独加'大'字，说明小者不足用也。"

栝蒌桂枝汤的应用，多不出《金匮要略》之外，如《方极》谓"栝蒌桂枝汤治桂枝汤证而渴者"。他如《医方发挥》治急惊风，凡是遇到小儿初感发热抽风，表现为"急惊风"者，投银翘散重加花粉，大都获效。而且其效甚速，有时令人惊奇。但若病情较长，反复不愈者，再用银翘散加花粉治疗，往往无效。需用栝蒌桂枝汤扶阳养阴方能治愈。

临床辨证加味，可以治疗现代医学之末梢神经炎、梅尼埃病、男女更年期综合征、慢性胃炎及溃疡而见上述证候者。尚可用治疗热性病后遗症及不明原因引起的阵发性抽搐症，疗效较佳。

【验案】

**柔痉案**：李某，女，42岁，1957年10月19日就诊。

三日前，偶感风寒，证见发热，恶寒，头痛，服用阿司匹林，汗出，头痛悉解，然仍身体不适。昨天下田劳作，微风吹则寒冽，头痛剧，自觉头身发热，伴颈项强痛，动则汗出如流，心烦口渴。查体温37.6℃，舌淡红，少苔，脉沉迟。

证属外感风寒，续发太阳病中风，风淫于外，津伤于内，营卫失和，而发柔痉。治当清热滋液，调和营卫，故当予栝蒌桂枝汤加味。

处方：栝蒌根20g，桂枝12g，杭白芍15g，生栀子10g，淡豆豉12g，炙甘草10g，生姜3片，大枣4枚。水煎服，啜热粥。

服药4剂，诸证悉除，病臻痉可。[《柳吉忱医案》]

**按：**此案乃栝蒌桂枝汤合栀子豉汤之用。

**产后发痉案：**秦某，女，20岁。1948年秋就诊。

因产后七八日，头晕眼花，不能坐起。临证时忽见患者手指抽掣，相继呵欠，张大其口，越张越大，竟至口角裂破流血，急令人以手按合，亦竟不止。复现面色淡白，目瞪流涎，冷汗时出，神识昏迷，脉弦缓无力。

辨证为新产亡血伤阴，汗多伤阳；复受外感，风入经俞而发痉，势有阴竭阳脱之象。治当回阳固脱，祛风镇痉。

方药：急煎高丽参15g与服，半小时后稍有好转，续用栝蒌桂枝汤加味。

处方：高丽参9g，炙黄芪30g，桂枝6g，杭芍9g，附片4.5g，栝蒌根12g，炙甘草9g，生姜9g，大枣5个。2剂，水煎服。

**二诊：**服1剂后，汗出渐少，2剂服完，抽搐亦缓解，惟感眩晕疲乏，乃表固阳回，阴血仍亏。拟以养血镇痉，气血并补之剂。

方药：栝蒌桂枝汤合四物汤加减。炙黄芪30g，当归9g，桂枝4.5g，杭芍9g，栝蒌根9g，生地黄15g，川芎4.5g，钩藤9g，炙甘草6g，高丽参9g。

连服2剂后，眩晕减轻，精神日趋恢复。[《席梁丞治验录》]

## （2）葛根汤证（刚痉证）

**【原文】**太阳病，无汗，而小便反少，气上冲胸，口噤不得语，欲作刚痉，葛根汤主之。

**【释文】**本条指出葛根汤证，即刚痉的证治。太阳病无汗为表实，小便反少，是津液不足之候。因外感风寒湿邪，与正气相搏，气机不畅，势必逆而上冲，为胸满，为口噤不得语诸候，故知刚痉即将发作，故有葛根汤之施，以成开泄腠理，发汗祛邪，滋养津液，舒缓筋脉之治。

**【方药】葛根汤方**

葛根四两　麻黄三两(去节)　桂枝二两(去皮)　芍药二两　甘草二两(炙)　生姜三两　大枣十二枚

上七味，咬咀，以水一斗，先煮麻黄葛根，减二升，去沫，内诸药，煮取三升，去滓，温服一升，覆取微似汗，不须啜粥。余如桂枝汤法将息及禁忌。

【按语】《金匮要略广注》谓葛根汤，"此即桂枝汤加麻黄、葛根也。经云：桂枝本为解肌，不更发汗。今因刚痉无汗，故加麻、葛，即桂枝麻黄各半汤之例。或曰经云：发汗太多，因致痉。今既成痉，又用葛根汤发汗，何也？曰：既见太阳表证，刚痉无汗，安得不小发其汗乎？况麻、葛、桂枝虽能行阳发表，而内有芍药以养阴和荣，甘草、姜、枣皆行津液和荣卫之品，又取微似汗，不令多汗，则于发散之中仍寓润养之意，于汗多成痉之戒何拘？先煮麻黄、葛根去其沫者，去其浮越慓悍之性，亦不欲其过于发汗也"。其论可谓肯綮不繁。

葛根汤，原为风寒伤及太阳经而设方，即太阳伤寒兼太阳经气不舒的证治，法当发汗解表，生津舒经。就其方药组成，《金镜内台方议》有如下之精析："葛根性平，能祛风，行于阳明之经，用之为君；麻黄为臣，辅之发汗解表；桂枝、芍药为佐，通行于荣卫之间；甘草、大枣之甘，生姜之辛，以通脾胃之津为使。此方用治其表实，而兼治合病者也。"

据现代研究表明，葛根汤具抗炎，抗菌，改善脑动脉循环，抗血栓形成及抑制血小板聚集，抗过敏作用。故可用于治疗运动系统之颈椎病、骨质增生等，尚可用以治感冒、周围性面瘫、病毒性肠炎、荨麻疹、流行性肌胀力障碍综合征、牙龈炎、急性结膜炎等属外感风寒，邪郁化热者。尚可用于更年期月经不调、痛经、产后身痛、乳腺囊性增生等妇科疾病。

【验案】

**刚痉案：**林某，男，48岁，职工，1964年3月6日。

主诉感冒5天，在工厂卫生室服银翘解毒丸后，略见好转，然仍身热不退，全身楚痛，头项项痛，形寒肢冷，胸满，呕恶，小便短少，舌苔薄腻，脉弦紧。

证属邪犯太阳、阳明两经，而发刚痉。故其治宜解表发汗、调和营卫、解肌通津，故有葛根汤之施。

处方：葛根30g，麻黄10g，桂枝12g，杭白芍12g，陈皮10g，竹茹10g，炙甘草10g，生姜3片，大枣4枚。水煎，先煮麻黄、葛根，去沫，后内诸药，去渣温服，覆取微汗，不须啜粥。

服药3剂病愈。[《牟永昌医案》]


**（3）大承气汤证（里实成痉证）**

【原文】痉为病，胸满口噤，卧不着席，脚挛急，必齘齿，可与大承气汤。

【释文】"卧不着席"，肩背反张之状。齘齿，即磨牙之候。《金匮要略笺注》云："牙紧甚。"本条论述里实致痉的证治。盖因表证失于开泄，邪气闭，化燥成实，至里热壅盛，故见胸部胀满，热盛劫烁津液，不能濡养筋脉，故见"胸满口噤，卧不着席，脚挛急，必齘齿"之候。诚如尤在泾所云："此痉病之属阳明瘀热者。阳明之筋起于足，结于跗；其直者，上结于髀。阳明之脉，入齿中，挟口环唇；其支者，循咽喉，入缺盆下膈，故为是诸证。然无燥实见证，自宜涤热而勿荡实，乃不用调胃而用大承气者，岂病深热极，非此不能治欤。然曰可与，则犹有斟酌之意，用者慎之。"他如李彣所云："凡痉属太阳，惟此传入阳明，故不冠以太阳病，而但云痉为病也。盖阳明病，胃家实也。其经下膈属胃，循腹里，挟口环唇，入上齿中。以其从经入腑为实热证，故胸满，口噤齘齿，卧不着席，脚挛急者，即如角弓反张之意。与大承气汤以下里实。"

**【方药】大承气汤方**

大黄四两(酒洗)　厚朴半斤(炙，去皮)　枳实五枚(炙)　芒硝二合

上四味，以水一斗，先煮二物，取五升，去滓；内大黄，煮取二升，去滓，内芒硝，更上火微一二沸，分温再服，得下止服。

**【按语】**痉病邪入阳明之里，则较邪在太阳之表病势较为严重。其证具"胸满口噤，卧不着席，脚挛急，必齘齿"，较"身体强几几然""气上冲胸，口噤不得语"证，进一步发展而成，是热甚伤津，筋脉失濡之证。方中大黄、芒硝泻热润燥存阴，枳实、厚朴行气散结除满，以成大承气汤泻热存阴之治。"得下止服"，意谓临证当斟酌病情，慎重使用，以防过下伤阴，于病不利。

本方以承气命之，乃取其有泻热结，承顺胃气之下行，可使塞者以通，闭者得畅之意。诚如吴瑭所云："承气者，胃气也。盖胃之为腑，体阳而用阴，在无病时，本系自然下降，今为邪气蟠踞于中，阻其下降之气，胃虽欲下降而不能，非药力助之不可，故承气汤通胃结，救胃阴，仍系承胃腑本来下降之气""故汤名承气。"大承气汤原为阳明腑实证而设方。非但痉证用之，而胁痛、腹痛等病，凡阳明腑实证，具痞、满、燥、实者均可用之。

现代研究表明，大承气汤适用于消化系统之粘连性、蛔虫性、功能性、柿石性、粪石性、动力性、结核性、麻痹性肠梗阻，急性出血性坏死性胰腺炎，急性阑尾炎，急性梗阻性化脓性胆囊炎，淤阻型肝炎等；循环、神经系统之急性脑血管病，脑血栓形成，高血压、心肌梗死，高血脂证等；泌尿系统之急性肾功能衰竭，尿毒症，尿路结石合并感染等；以及乙型脑炎，流行性出血热，破伤风，绦虫病，精神分裂症，而具阳明腑实证者。

**【验案】**

**流行性乙型脑炎案：**王某，于1965年7月26日以流行性乙型脑炎入院，经西

药救治罔效，仍高热惊厥不解，业师牟永昌公应邀会诊。证见病人烦躁不宁，神昏谵语，肢体惊厥，腹部胀满，无汗，体温达40℃，久而不退，小便短赤，大便三日未解，舌苔黄腻，脉弦数。

证属暑温热邪传入阳明，而成阳明腑实证。治宜峻下热结，润燥存阴之法，故有大承气汤加味之施。

处方：生大黄10g(后入)，厚朴10g，枳实10g，芒硝6g(冲服)，石膏30g，知母10g，金银花15g，连翘10g，炙甘草10g。水煎服。

佐服紫雪丹3g，分二次，药剂冲服。

患者服药次日即热退神清，续服3剂而诸症豁然。[《牟永昌医案》]

**胆囊结石案：** 闫某，女，38岁，1981年6月14日初诊。

既往有胆结石病史，经中药治疗痊愈。患者于三日前突发右上腹部痛，并向右肩及腰背放射，继而痛剧，伴恶心呕吐，发热寒战，出现黄疸。内科诊为急性胆囊炎，转中医科治疗。证见烦渴引饮，大便秘结，小便短赤。舌苔黄腻，脉弦数。

辨证为胆经蕴热，气机壅滞，腑气不通。治当泄热通腑，利胆退黄，消痞除满。师大承气汤意化裁。

处方：生大黄10g(后入)，芒硝10g(冲服)，枳实10g，厚朴10g，栀子10g，茵陈20g，郁金12g，水煎服。

服药1剂，便通痛减，继服5剂，发热、皮肤黄染消退，又续进5剂，诸症悉除，病臻痊愈。嘱每日以茵陈30g，大枣10枚煎汤作饮服。[《柳少逸医案选》]

**急性胰腺炎案：** 郑某，女，23岁。1973年3月9日初诊。

就诊前一日中午过食油荤，入夜上腹部剧烈疼痛拒按，并向腰脊部放射，恶心呕吐，口干便秘。今起发热38℃，白细胞$17.1×10^9$/L，中性粒细胞0.82；血淀粉酶1600U。脉小弦，苔薄黄腻。

此乃湿热互阻中焦，延及胰脏，不通则痛。急拟清热解毒通腑法。方以大承气汤加减。

处方：生大黄9g(后入)，玄明粉9g(冲)，枳实12g，生山楂15g，大血藤30g，败酱草30g。水煎服2剂。

服1剂腹痛减，2剂腹痛除、热退，血常规及血淀粉酶均正常。[《伤寒论方医案选编》]

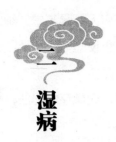

# 二 湿病

## （一）概说

湿病是《金匮要略·痉湿暍病脉证治》篇中的内容，是以湿病的症状、湿病的治法，及湿病治法禁忌来探讨的。此证首见于《黄帝内经》。如《素问·阴阳应象大论》云："中央生湿。"《五常政大论》云："备化之纪，其令湿。"说明了湿为长夏之气，故长夏多湿病。湿为阴邪，又称湿气。是指感受湿邪而致的一类疾病的总称。如《素问·至真要大论》云："湿气大来，土之胜也，寒水受邪，肾病生焉，所谓感邪而生病也。"又云："诸湿肿满，皆属于脾。"《素问·气交变大论》云："岁土太过，雨湿流行，肾水受邪，民病腹痛，清厥，意不乐，体重，烦冤。"又云："岁水不及，湿乃大行，民病腹满，身重，濡泄。""甚则足胕浮肿。"《素问·六元正纪大论》云："土郁之发，故民病心腹胀，肠鸣而数后，甚则心痛胁䐜，呕吐霍乱，饮发注下，胕肿身重。"《素问·太阴阳明》篇云："阳受风气，阴受湿气。"又云："伤于湿者，下先受之。"《素问·痿论》云："有渐于湿，以水为事，若有所留，居处相湿，肌肉濡渍，痹而不仁，发为肉痿。"《灵枢·百病始生》篇云："清湿袭虚，则病起于下。"《素问·生气通天论》云："因于湿，首如裹。"

作为专病论述，见于《金匮要略·痉湿暍病脉证治》篇："湿家，其人但头汗出，背强，欲得被覆向火。若下之早，则哕，或胸满，小便不利，舌上如苔者，以丹田有热，胸中有寒，渴欲得水而不能饮，则口燥烦也。""湿家之为病，一身尽痛，发热，身色如熏黄也。"

大凡湿病有外湿和内湿之分。且湿性重浊，乃有质之邪，有从时气而至者，有从外感者，有从内生者。治湿之法，宜理脾利小便为主。而《金匮要略》之《湿》篇，主要论述外湿及其兼证。

## （二）证候与证治

### 1. 湿病证候

【原文】太阳病，关节疼痛而烦，脉沉而细（一作缓）者，此名湿痹（《玉函》云：中湿）。湿痹之候，小便不利，大便反快，但当利其小便。

【释文】本病论及湿痹的证治。大凡湿邪伤人，必先伤及太阳经而见表证。湿邪易流注关节，致关节疼痛剧烈，不得安静。医著"疼痛"二字数见。对此《品字笺》注云："痛甚者为痛，不甚者为疼。"据此可知，痛与疼自有轻重之别。湿性凝滞，所以脉沉而细。名曰湿痹，乃湿邪流入关节，痹闭不通之谓。如见小便不利，大便反快，这是外湿引动内湿之谓。湿胜则濡泄，故大便反快，其治当利小便。对此，《金匮要略心典》则有详论："湿为六淫之一，故其感人，亦如风寒之先在太阳。但风寒伤于肌腠，而湿邪流入关节；风脉浮，寒脉紧，而湿脉则沉而细；湿性濡滞，而气重者，故亦名痹。痹者闭也。然中风者，必先内风而后召外风；中湿者，亦必先有内湿而后感外湿，故其人平日土德不及而湿动于中，由是气化不速，而湿侵于外，外内合邪，为关节疼烦，为小便不利，大便反快。治之必先逐内湿，而后可以除外湿，故曰当利其小便。"

【原文】湿家之为病，一身尽疼（一云疼烦），发热，身色如熏黄也。

【释文】本条为论述湿邪发黄的证候。湿家，指素有湿病的人。素有湿病之人，多为脾虚失运，不能化湿，于是湿邪留于肌肉之间，故有"一身尽疼"之候。湿邪郁久，必有化热之弊，导致湿热蕴蒸发黄。故见"发热，身色如熏黄"。属脾虚湿郁发黄，故其黄晦暗如烟熏状，而与阳明病之郁热发黄色鲜明者不同。此即阴黄与阳黄不同之谓也。对此，《金匮要略广注》注云："伤寒阳明郁热，则黄色鲜明如橘子色，阳黄也。此太阴受湿，则黄色昏暗如熏黄色，阴黄也。"《金匮要略心典》云："湿外盛者，其阳必内郁。湿外盛为身疼，阳内郁则发热。"此即本条"湿家之为病，一身尽痛，发热"之由也。

【原文】湿家，其人但头汗出，背强，欲得被覆向火，若下之早则哕，或胸满，小便不利（一云利）。舌上如胎者，以丹田有热，胸上有寒，渴欲得饮而不能饮，则口燥烦也。

【释文】本条是湿家误下后的变证。"舌上如胎"，大凡气液蒸酿，积于舌上，恰如苔藓铺地面，故云"如胎"。"丹田"，这里泛指下焦。大凡湿家，多因湿热遏伏于里，阳气不得达于外，出现"其人但头汗出，背强欲得被复向火"之候，治当通其阳气，泄湿透热。若用攻下之法，反使阳气受伤，则发生呃逆，同时因湿热遏伏日盛，而成下热上寒之证。下焦有热，故见"渴欲得饮""小便不利"之候；上焦有寒，即有湿而言，乃湿内留成饮，故见"胸满""舌上如胎者""渴欲得饮而不能饮""口燥烦"诸候。对此，尤在泾解云："寒湿居表，阳气不得外通而但上越，为头汗出，为背强，欲得被覆向火，是宜驱寒湿以通其阳。乃反下之，则阳更被抑，而哕乃作矣。或在上焦之阳不布，而胸中满；或下焦之阳不化，而小便不利，随其所伤之处而为病也。舌上如胎者，本非胃热，而舌上津液燥聚，如胎之状，实非胎也。盖下后阳气反陷于下，而寒湿仍聚于上，于是丹田有热而渴欲得饮，胸上有寒而复不能饮，则口舌燥烦，而津液乃聚耳。"

【原文】湿家，下之，额上汗出，微喘，小便利者死；若下利不止者，亦死。

【释文】本条亦论述湿家误下后的变证。湿家原本已经湿胜阳微，误下后则重伤阳气，导致阳气上越，则"额上汗出，微喘"。阳气下脱则为"小便利"，或"下利不止"。于是导致阳亡阴竭，故谓之死证。诚如《金匮要略广注》所云："湿在表，下之则反虚其里气。额者，诸阳之会，额上汗出，是孤阳无根而上脱也。微喘者，里气不守而上逆也。小便利，或下利者，阴气不藏而下泄也。阴阳离绝之症，故死。"其论简练肯綮。

【原文】风湿相搏，一身尽疼痛，法当汗出而解，值天阴雨不止，医云：此可发汗。汗之病不愈者，何也？盖发其汗，汗大出者，但风气去，湿气在，是故不愈也。若治风湿者，发其汗，但微微似欲出汗者，风湿俱去也。

【释文】本条说明治风湿病的发汗法，须微微汗出。盖因风为阳邪，易于表散；湿为阴邪，难以驱除。若汗出太多，则风邪虽去湿邪仍在，故病不愈。治风湿之法，当使阳气内蒸，肌肉关节之间均被阳气充溢，而使湿邪无地以容，自能微微汗出，而风湿之邪尽去。对此，《金匮要略心典》注云："风、湿虽并为六淫之一，然风无形而湿有形，风气迅而湿气滞，值此雨淫湿胜之时，自有风易而湿难除之势，而又发之速而驱之过，宜其风去而湿不与俱去也。故欲湿之去者，但使阳气内蒸而不骤泄，肌肉关节之间充满流行，而湿邪无地可容矣。此发其汗，但微微似欲汗出之旨欤？"

【原文】湿家病，身疼发热，面黄而喘，头痛鼻塞而烦，其脉大，自能饮食，腹中和无病，病在头中寒湿，故鼻塞，内药鼻中则愈。

【释文】本条论及头部伤于寒湿的证治。"头痛鼻塞而烦",是其主证。《素问·阴阳应象大论》云:"肺主鼻。"《素问·金匮真言论》云:"西方白色,入通于肺,开窍于鼻。"故鼻为肺窍,合皮毛而主表,于是寒湿犯人,同时可见"身疼发热,面黄而喘,头痛鼻塞而烦"诸候。"脉大"知其病在于上。"自能饮食",说明饮食如常,知其里和无病。"内药鼻中",目的在于宣泄上焦寒湿,使肺气通利,则诸候自解。对此,《金匮要略心典》注云:"寒湿在上,则清阳被郁,身疼、头痛、鼻塞者,湿上甚也;发热、面黄、烦、喘者,阳上郁也;而脉大,则非沉细之比;腹和无病,则非小便不利,大便反快之比。是其病不在腹中而在头,疗之者宜治其头,而毋犯其腹。"

原文未列方,历来医家多主张用瓜蒂散搐鼻以出黄水为治。确否尚待临床验证。家父吉忱公多用辛夷消风散(辛夷、细辛、藁本、白芷、川芎、升麻、防风、木通)或九味羌活汤(羌活、防风、苍术、细辛、川芎、白芷、生地黄、黄芩、甘草)内服之。

家父吉忱公尚运用中药研末吹鼻治疗鼻渊(急性鼻窦炎),取得满意疗效。兹将方药介绍如下:

方药:鹅不食草 3g,薄荷叶 1.5g,辛夷花(去青壳)3g,细辛 3g,冰片 0.3g。

用法:上药共研细末,贮瓶中密封备用。用时以药面少许吹鼻。日三次。

鼻渊为临床上的常见病、多发病之一,古今医籍对本病的论述也较多。《素问·气厥论》曰:"胆移热于脑,则辛频鼻渊。鼻渊者,浊涕下不止也。"后世医家根据《内经》对其病机、病位、症状及"脑渗为涕"的论述,又有"脑漏""脑渗""历脑""挖瘵脑"等病名,并对该病进行了详尽的探讨。如《济生方·鼻门》曰:"热留胆府,邪移于脑,遂致鼻渊。鼻渊者,浊涕下不止也。"《景岳全书》卷二十七曰:"此症多由酒醴肥甘,或久用热物,或火由寒郁,以致湿热上乘,津汁溶溢而下,离经腐败。"临床上有虚证、实证之分。其实证者,与现代医学急性鼻窦炎相类似,多由肺经风热、胆腑郁热、脾胃湿热之邪,循经上蒸,停聚鼻窍窦内,灼伤肌膜而发病。治宜清热、利湿、通窍。肺经风热者佐以疏风宣肺;胆腑郁热者佐以清泄胆热;脾胃湿热者佐以清脾祛浊。该方系吉忱公临证多年的经验方,方中鹅不食草味辛性温,芳香开窍,功能通鼻利窍,为治疗一切鼻病之要药,多以搐鼻方法而奏效;冰片辛散苦泄,芳香走窜,能通诸窍、散郁火,乃治窍病之引经佳品;薄荷味辛性凉,入肺、肝二经,其气芳烈,轻清凉散,善疏上焦风热,为辛凉解表剂之要品,《新修本草》曰:"主贼风伤寒,发汗。"辛夷辛温香散,轻清上升,能散肺部之风寒而宣通鼻窍,为治鼻渊专药。《本草求真》云:"辛夷辛温气浮,功专入肺，解散风热。缘人鼻气通天，肺窍开鼻，鼻主肺。风热移于脑，则鼻多浊涕而渊……经曰：脑渗为涕。胆液不澄，则为浊涕如泉不已，故曰鼻渊。"细辛辛温性烈，能散寒解表，开窍止痛，研末吹鼻，又有通窍取嚏之效，古方多作开关醒神救急之用，《本草求真》谓其"凡风寒邪入至阴，而见本经头痛……鼻渊……者，并宜用此调治"。诸药合用，共奏疏风清热、芳香走窍，利湿祛浊之效，为治鼻渊急证实证者之治方，尤适合于肺经风热鼻渊。

### 2. 湿病证治

#### （1）麻黄加术汤证（湿留肌肉证）

【原文】湿家，身烦疼，可与麻黄加术汤发其汗为宜，慎不可以火攻之。

【释文】本条举湿家用麻黄加术汤之治例。盖因湿邪在表，当用麻黄汤发汗为治。"身烦疼"，是疼痛剧烈之候，乃湿邪留着肌肉所致，故用麻黄汤加白术而治，名"麻黄加术汤"。对此，《金匮要略广注》云："身烦疼，湿邪在表也。麻黄汤恐汗大出，风气去，湿气在，故加白术，以缓中而燥湿，欲其一发一补。"

【方药】**麻黄加术汤方**

麻黄三两（去节）　桂枝二两（去皮）　甘草一两（炙）　杏仁七十个（去皮尖）　白术四两

上五味，以水九升，先煎麻黄，减二升，去上沫，内诸药，煮取二升半，去滓，温服八合，覆取微似汗。

【按语】麻黄加术汤证，为湿家感受风寒而成寒湿在表之证。"湿家身烦痛"，示湿邪在表之候。故方中麻黄发汗解表，温散寒湿；桂枝散寒解肌，温通经脉而去风湿；杏仁利肺气，协麻黄以解表邪；甘草和中；更加白术，以其甘苦性温之性，甘温补中，苦可燥湿，以其健脾胜湿，为疗湿家之要药。《本经》谓白术"主风寒湿痹"；《珍珠囊》曰"除湿益气，补中补阳，消痰逐水"；《本草求真》云："白术味苦而甘，既能燥湿实脾，复能缓脾生津……为脾脏补气第一要药也。"于是白术与麻黄同用，既可防麻黄之发散太过，又可助麻黄去湿之力，诚如喻昌所云："麻黄得术，得兼发汗，不致多汗；而术得麻黄，并可行表里之湿，下趋水道。"可谓肯綮之论。

大凡湿家身烦痛，当与麻黄加术汤发其汗，切不可以火攻之。若火攻发汗，则易大汗出，风去湿存，或火热内攻，与湿相合，引起发黄或衄血。

据现代研究表明，麻黄加术汤中麻黄、白术均有利尿、抑菌等作用，且麻黄尚有发汗、解热、降温、抗变态反应等功效；白术尚能护肝、降血糖、扩张血管。故该方被广泛用于现代医学多种疾病，如流感、上呼吸道感染、急性肾炎、肾盂肾炎、风湿病、皮肤病等。

**【验案】**

**寒湿袭表案：**王某，男，53 岁，农民，1965 年 9 月 12 日就诊。

昨日下午田里劳作，忽降大雨，冒雨返家，遂感发热恶寒，无汗，头重如裹，一身尽痛，而肩臂腰背风冷挛痛尤甚。舌苔薄白，脉象弦紧。

证属寒湿袭表，邪犯太阳，湿留肌腠所致。治宜解表散寒，发汗除湿，予麻黄加术汤加味。

处方：麻黄 10g，制杏仁 15g，桂枝 10g，白术 15g，川羌 10g，炙甘草 10g。先煮麻黄，去上沫，内诸药，水煎温服，覆取微似汗。

服药 1 剂，诸症悉减，续服 2 剂，病臻痊可。[《牟永昌医案》]

**按：**方以麻黄加术汤，以成解散风寒，除湿蠲痹之治，而方加羌活者，佐麻黄、桂枝以散寒解表；佐白术以解上半身肌肉之风湿痹痛，及腰背之风冷挛痛。羌活之效，诚如《本草便读》所云："辛温雄壮，散肌表八风之邪，独走太阳，利调身之关节之痛，湿留肌表，由汗能宣，病在于颠，唯风引到。"

## （2）麻黄杏仁薏苡甘草汤证（风湿在表证）

**【原文】**病者一身尽疼，发热，日晡所剧者，名风湿。此病伤于汗出当风，或久伤取冷所致也。可与麻黄杏仁薏苡甘草汤。

**【释义】**本条论述了风湿在表用麻黄杏仁薏苡甘草汤的证治。"日晡"，申酉戌三时也。对此，《金匮要略广注》记云："身疼者，湿也，发热者，风也。阳明在于申酉戌时，病则日晡所剧。今风湿外薄，亦日晡所剧者。"又云："汗出当风得之者，先客于湿而后感风，汗亦湿类也。""久伤取冷所致者，或风或湿，所感不论先后，而并得伤之也，与此汤兼去风湿。""一身尽疼，发热"，虽然于麻黄加术汤证同，然在程度上，本证之身疼等表证较轻，所以方剂用量很小；日晡时属阳明，在病情上，本证日晡发热增剧，有化燥化热的趋势。盖因桂枝辛甘性温，白术甘苦性温，与证不利，故不用桂枝、白术，而用甘微寒之薏苡仁。该药甘淡利湿，微寒清热，故为补脾渗湿之要药。对此，《本草求真》谓薏苡仁有"上清肺热，下理脾湿"之功。

风湿在表，可以汗解，然发汗须得法，纵有表实无汗之证，用发汗法只可使其微微汗出为度，不可如水之淋漓。如麻黄加术汤，白术之量多于麻黄，此即欲得其汗而不致过汗；而麻杏薏甘汤，全方用量很轻，甘草又倍于麻黄，更属微汗之剂。

**【方药】麻黄杏仁薏苡甘草汤方**

麻黄半两（去节，汤泡）　甘草一两（炙）　薏苡仁半两　杏仁十个（去皮尖，炒）

上锉麻豆大，每服四钱匕，水一盏半，煮八分，去滓温服，有微汗避风。

**【按语】**"锉麻豆大",《金匮要略方析义》云:"麻,大麻子;豆,大豆、麻豆。即捣之如大豆大。《金匮要略心典》云:"盖痉病非风不成,湿痹无寒不作,故以麻黄散寒,薏苡除湿,杏仁利气,助通泄之用,甘草补中,予胜湿之权也。"该论从药物功效而解方也。《金匮要略广注》云:"麻黄发表,杏仁利气,甘草和营卫,又以缓麻黄之迅烈。苡仁去湿,入肺脾二经,肺主通调水道,脾土既燥,则自能制湿矣。"此论从药物归经,以阐发方义也。由此可见,本方是麻黄汤去桂枝加薏苡仁而成。重在轻清宣化,解表祛湿。薏苡仁,《本经》谓其"主筋急拘挛,不可屈伸,久风湿痹"。《本草备要》云其"甘淡,微寒而属土,阳明药也","土胜水,淡渗湿"。其合麻黄之辛温发散,解表而祛风寒湿邪;合杏仁之利肺气而宣肺解表;合甘草共成补中土而胜湿。

就该证"病者一身尽疼",《医宗金鉴》注云:"湿家一身尽痛,风湿亦一身尽疼,然湿家痛则重着不能转侧,风湿痛则轻制不可屈伸,此痛之有别也。湿家发热,早暮不分微甚,风湿之热,日晡所必剧。"然风湿掣痛,亦有不能转侧者。故风湿与湿家的区别,除以身痛发热外,当综合脉象、舌诊,即四诊合参而辨之。

鉴于该方证为风湿在表之证,大凡风湿性关节炎、类风湿关节炎属此证者,随证加减可用之。他如急性肾小球肾炎,属风邪袭表,肺失宣降,气化失司,不能通调水道,而致水肿者,亦可化裁用之。尚可用于扁平疣、多发性疣者。

**【验案】**

**湿痹案:**米某,男,54岁,农民,1964年3月20日。

昨日于农田参加水利建设,值时而小雨,时而晴天,且地处丘陵,时值春寒,故而感全身不适。收工回家,遂感一身尽疼,伴头痛发热,四肢关节游走疼痛。卫生室予银翘解毒丸,解热止痛片,未见好转,且日晡加剧。今晨急来医院就诊,查体温37.8℃,血沉40mL/h,抗"O"800U,西医诊为急性风湿病。因患者拒绝输液治疗,故请中医会诊。查舌苔白腻,脉滑数。

证属风寒湿邪外袭,郁于肌表,而致风湿痹痛。治宜外解表邪,内理脾湿,予麻杏薏甘汤加味。

处方:麻黄4.5g,杏仁10g,薏苡仁15g,羌活6g,炙甘草10g。水煎温服。

三日后,患者欣然告知:取药回家急煎,于中午即服,有微汗。次日晨起诸症悉减,续服2剂,病愈。仍有恶风之候。予以唐代王冰之"蜀脂粥"法,即黄芪小麦粥以预后。[《牟永昌医案》]

**按:**羌活之用,佐麻黄以解"一身尽疼"之候,佐薏仁除寒湿之郁于肌腠。

**水肿案:**张某,男,29岁。

5 天前以眼睑及四肢浮肿，发热恶寒，肢体酸楚，小便不利就诊，尿常规检查：红细胞（++），蛋白（++++），透明管型（+），白细胞少许。诊为急性肾小球肾炎。舌淡，苔薄白，脉浮微弦。

证为风邪袭表，肺失宣降，气化失司，不能通调水道，而致水肿。治宜发汗解表，宣散肺气，消肿利水。师麻黄杏仁薏苡甘草汤意化裁。

处方：麻黄10g，杏仁10g，薏苡仁15g，炙甘草6g，白茅根20g，坤草20g，姜皮10g，茯苓皮10g。水煎服。

服药2剂，诸症若失。原方加赤芍10g，猪苓10g，茯苓10g，炒白术12g，当归10g，续服10剂，诸症豁然，病臻痊愈，尿检正常。[《柳少逸医论医话选》]

### （3）防己黄芪汤证（风湿表虚证）

【原文】风湿脉浮，身重，汗出恶风者，防己黄芪汤主之。

【释义】本条论述了风湿在表之属表虚的证治。风湿在表，法当从汗而解，然本证是汗不待发而自出，且又"身重，汗出恶风"，是邪未解而表已虚之证，故不能用麻黄之发汗，而用黄芪以固表，防己之泄湿，白术、甘草，以助黄芪健中而使卫阳得以复振，此张仲景卫阳复振，以冀风湿欲解之法也。

【方药】**防己黄芪汤方**

防己一两　甘草半两（炒）　白术七钱半　黄芪一两一分（去芦）

上锉麻豆大，每抄五钱匕，生姜四片，大枣一枚，水盏半，煎八分，去滓温服，良久再服。喘者加麻黄半两，胃中不和者加芍药三分，气上冲者加桂枝三分，下有陈寒者加细辛三分。服后当如虫行皮中，从腰下如冰，后坐被上，又以一被绕腰下，温令微汗，差。

【按语】《素问·评热病论》云："邪之所凑，其气必虚。"《灵枢·口问》篇云："故邪之所在，皆为不足。"《素问·通评虚实论》篇云："黄帝问曰：何为虚实？岐伯对曰：邪气盛则实，精气夺则虚。"防己黄芪汤用黄芪实表以固卫气，卫气实则风湿无所容之处而自散矣。风湿之邪从皮毛而入肌肤，白术入脾胃二经，以燥湿而泽肌，与黄芪均为无汗能发、有汗能止之药。甘草助黄芪、白术，补脾而制湿。《神农本草经》谓防己"治风寒"，"除邪，利大小便，通肌腠，利九窍"。《本草备要》谓其为"太阳膀胱经药，能行十二经，通腠理，利九窍，泻下焦血分实热，为风水之要药"。其性苦寒泄降，利水清热，味辛能散，兼可祛风，为祛风利湿、通络止痛之品，故为风湿痹痛之用药。加姜枣，以其辛酸甘之味，成辛甘化阳，酸甘化阴之功，行津液而和营卫，于是诸药合用，卫阳复振，祛邪外出而愈病。

临证若兼"喘者"，加麻黄以通肺壅，则肺之宣发肃降有司而愈咳喘；芍药入脾经，能于土中泻木，故无肝气犯胃之弊，则"胃不和"之证得解；"气上冲者"，欲作奔豚，桂枝和营卫降冲逆之气，有泄奔豚之治，故加之。细辛味辛气温，疗心腹之冷气，能散水气以去内寒，故"下有陈寒"加之。"如虫行皮中"，乃药气行而风湿散之兆。"腰下如冰"者，湿胜阴寒之邪从下部渗去也，故令重"被绕腰下，温令微汗"发之。《金匮要略·水气病脉证治》篇尚有"风水，脉浮身重，汗出恶风者，防己黄芪汤主之"之证。故该方又为水肿病之治方。

现代研究表明，防己黄芪汤，可用以治疗肾盂肾炎、肾衰、肾小球肾炎、心脏性水肿、风湿性关节炎、类风湿关节炎、肌肉风湿、慢性胃炎、慢性肠炎等病之具上述证候者。

**【验案】**

**风湿表虚案：** 米某，男，18岁，学生，1966年9月17日就诊。

自一个月前与同学"拉练"，冒雨而行，遂发风湿病。返校后曾用阿司匹林，疼痛缓解。然仍关节肿痛，汗出不止，全身沉重恶风。查舌苔白滑而腻，脉浮缓。

证属卫阳不固，风湿在表。治宜益卫固表，除湿蠲痹之法，予防己黄芪汤加味。

处方：防己12g，黄芪20g，白术12g，桂枝10g，杭芍12g，防风10g，炙甘草6g，生姜3片，大枣4枚。水煎去渣温服。

服药3剂，汗出恶风遂止，全身疼痛豁然而去，微感身沉重。予原方去杭芍、防风二药，续服3剂，痊愈返校。[《牟永昌医案》]

**按：** 此案之治，实乃防己黄芪汤合桂枝汤、玉屏风散组成。桂枝汤佐防己黄芪汤行益卫固表，除湿蠲痹之治；玉屏散由防风、黄芪、白术组成，以助黄芪益气固表、止汗之功。

服药3剂，汗出恶风悉去，微感身沉重，示肌中之湿未尽去，故予防己黄芪汤续服而病愈，此即"卫气实风湿无所容而自散矣"之谓也。

## （4）桂枝附子汤证、白术附子汤证（风湿留着肌肉证）

**【原方】** 伤寒八九日，风湿相搏，身体疼烦，不能自转侧，不呕不渴，脉浮虚而涩者，桂枝附子汤主之；若大便坚，小便自利者，去桂加白术汤主之。

**【释文】** 此条与《伤寒论》第174条相同。乃风湿留着肌肉的证治，故法当温经散寒，祛风胜湿。

**【方药】桂枝附子汤方**

桂枝 四两（去皮） 生姜 三两（切） 附子 三枚（炮去皮，破八片） 甘草 二两（炙） 大枣 十二枚（擘）

上五味，以水六升，煮取二升，去滓，分温三服。

### 白术附子汤方

白术二两　附子一枚半（炮去皮）　甘草一两（炙）　生姜一两半（切）　大枣六枚

上五味，以水三升，煮取一升，去滓，分温三服。一服觉身痹，半日许再服，三服都尽，其人如冒状，勿怪，即是术附并走皮中，逐水气未得除故耳。

【按语】桂枝附子汤中，谓"附子三枚"，盖附子有大、中、小之别。凡云大者几枚者，独用大附子，其他皆用中附子，小者不入药。据《医心方》引《录验方》云："附子一枚，以重三分为准之。"今当以习惯用量。

风湿留着肌肉证属卫阳不足，又感风寒湿邪所致风湿留着肌肉证。此即《素问·痹论》"风寒湿三气杂至，合而为痹"之意。"桂枝附子汤"乃"桂枝汤"去芍药加附子而成。方中取桂枝去在表之风，配附子辛热行阳逐寒湿而止痛，且助卫阳以固表，甘草固中，姜枣和营卫，合为温经散寒、祛风除湿之剂。

若其人"大便硬，小便自利者"，示风证已去，不须再通阳，故用"去桂加术汤"，即"桂枝附子汤"去桂枝加白术而成。去桂枝之辛散，加白术之苦燥，合附子之大力健行，而逐水气。故《金匮要略》名之曰"白术附子汤"，《玉函经》名"术附汤"，为治风湿之要剂。"桂枝附子汤"与"桂枝去芍药加附子汤"，药物组成大致相同，惟"桂枝附子汤"重用桂枝、附子，而"术附汤"重在用白术、附子耳。

现代药理研究表明，桂枝有镇静、镇痛、抗惊厥作用，并有解热、活血通络作用；附子有抗炎、镇静、镇痛作用，尚有局麻与抗寒冷功效；甘草有皮质激素样作用，以提高抗机体内分泌调节能力；生姜亦有抗炎镇痛作用；大枣能提高机体免疫能力。故"桂枝附子汤"对风湿、类风湿病有较好的抗炎作用。临床上对坐骨神经痛，风湿性关节炎，类风湿关节炎，膝关节炎，腰膝痛，糖尿病性神经病变，冠心病，心绞痛，产后痹痛等病均有较好的疗效。

现代研究表明，桂枝附子去桂加白术汤有抗炎、镇静、提高机体免疫力作用，除治疗风湿痹痛诸症外，还用于治疗泻利、癫痫等证。

【验案】

**桂枝附子汤证－风寒湿邪留着肌肉案：**张某，男，53岁。1969年11月16日就诊。

全身关节酸痛，痛有定处，得热则缓，遇冷加剧。时值严冬，近来疼痛日甚，关节不可屈伸，尤以膝关节为甚，局部皮色不红。舌苔薄白，脉弦紧。

证属营卫失和，风寒湿邪闭阻络脉。治宜调营卫，和气血，温经散寒。予以桂枝附子汤加味治之。

处方：桂枝 15g，白芍 20g，制附子 12g（先煎），鸡血藤 20g，穿山龙 15g，伸筋草 15g，透骨草 15g，醋延胡索 10g，炙甘草 10g，生姜 3 片，大枣 3 枚。水煎服。

5 剂后，疼痛大减，关节动之可忍。上方加当归 12g，黄芪 20g，续服，12 剂后，病人欣然相告，病已痊愈。[《柳吉忱医案》]

**按：** 桂枝附子汤，乃《伤寒论》之桂枝汤去芍药加附子而成。或谓桂枝加附子汤去芍药而成。桂枝加附子汤，乃《伤寒论》为太阳病发汗太过，致阳虚汗漏并表证不解证而设方，法在扶阳解表。本案证属营卫失和，寒湿之邪，闭阻络脉，邪壅肌腠而致痛痹。关节不可屈伸，此乃筋脉挛急之候，故予桂枝附子汤加芍药，以养血柔筋而解之。故又可谓桂枝汤加附子汤之用，故予此方。方用桂枝汤重在和营卫，荣气血，而通经和络；附子辛热燥烈，走而不守，能通行十二经。《神农本草经》谓其"辛温"，用治"寒湿痿躄、拘挛、膝痛、不能行步"之证，故方用附子而重在逐寒湿。加穿山龙、伸筋草、透骨草，以强筋骨，搜风通络；入鸡血藤、醋延胡索，以补血通脉，缓急止痛。

桂枝，《神农本草经》未录，然有"牡桂"条，"味辛、温，无毒"，有"利关节，补中益气"之功。其原植物诸家认识不一致，多以樟科肉桂为正品。药材肉桂为其树皮切片用，桂枝为其嫩枝切片或小段入药。桂枝辛散温通，能振奋气血，透达营卫，可外行于表，解散肌腠风寒，横走四肢，温通经脉寒滞，且能散寒止痛，活血通经，故为治风湿痹痛之要药。

**桂枝附子汤证 - 冠心病案：** 黄某，男，54 岁。1985 年 3 月 12 日因胸前区疼痛曾在某医院住院治疗，多次心电图检查提示：ST 段下移，T 波改变，心房颤动。诊断为冠心病、心绞痛，于同年 5 月 8 日好转出院。1986 年 1 月 24 日，因工作劳累、理发洗头受寒后，旧病复发。经中西药治疗 4 天，病情无缓解，邀余诊治。诊见心前区绞痛频作，痛引肩背，心悸气短，冷汗淋漓，四末冰冷，面色苍白，舌淡苔白，脉象沉弦。

证属胸阳不振，心脉痹阻。治宜温阳通痹。方拟桂枝附子汤加味。

处方：桂枝 10g，炮附子 12g（先煎），栝蒌 15g，枳实 10g，薤白 10g，炙甘草 5g，生姜 3 片，大枣 10 枚，水煎服，每日 1 剂。

服 3 剂后，病势减轻，痹痛渐止。继以宣痹通阳、活血化瘀之方治疗半月，诸症除，心电图复查基本正常。[湖南中医杂志，1988；（5）；23]

**白术附子汤证案：** 耿某，男，36 岁，机关干部，1974 年 11 月 7 日。

患者素有大便溏泻，五更天必入厕，小便调。一周前下乡"住点"，感受寒湿，遂发热恶寒，一身尽疼无汗，当地卫生院予以阿司匹林，发热恶寒证减，然仍身痛，大便溏，舌苔白滑，脉浮而濡。

此乃因服阿司匹林，则发热恶寒候已去，不须再通阳，故予以温阳逐湿健脾和中之治，而予白术附子汤。

处方：炒白术 15g，制附子 10g，生苡米 15g，炙甘草 10g，生姜 3 片，大枣 4 枚，水煎去渣，分温三服。若药后出现眩晕之候，嘱患者不必恐慌。

一服即觉身轻，半日再服，身痛亦减，三服后，诚如"经文"所云，果然"其人如冒状"。此乃"药暝"之候，盖因温经行阳，力达头颠之候。续进 4 剂，诸候悉除，大便亦成形。予以中成药参苓白术丸续服，以固疗效。[《柳吉忱医案》]

### （5）甘草附子汤证（风湿留着关节证）

【原文】风湿相搏，骨节疼烦，掣痛不得屈伸，近之则痛剧，汗出短气，小便不利，恶风不欲去衣，或身微肿者，甘草附子汤主之。

【释文】此条与《伤寒论》第 175 条相同，甘草附子汤乃为风湿留着关节而设方，故其病证及治法也相同，其治法为温经散寒，祛湿止痛。

【方药】甘草附子汤方

甘草二两（炙）　附子一枚（炮去皮）　白术二两　桂枝四两（去皮）

上四味，以水六升，煮取三升，去滓，温服一升，日三服，初服得微汗则解。能食汗出复烦者，服五合。恐一升多者，服六七合为妙。

【按语】由于风寒湿邪留蓄关节，阻滞经络，故掣痛。风胜于表，卫阳不固，故恶风汗出。湿胜于里，气化失常，故上则短气，下则小便不利，甚则水湿泛溢肌肤而为肿，此亦湿胜阳微之证，其治亦不出助阳驱湿之法也。方以附子温经散寒定痛，白术健脾祛湿，桂枝、甘草散风邪而助阳化气。因病邪深入关节，意在缓而行之，故以甘草为主。尤在泾云："得微汗则解者，非正发汗也，阳胜而阴自解耳。"

"甘草附子汤""桂枝附子汤"与"白术附子汤"三方，同为治疗阳虚不能化湿之风湿相搏证，同属风寒湿三气杂至之痹证，皆有恶风、汗出、身痛等证。"甘草附子汤"证病变偏于关节，病情较重；"桂枝附子汤"证与"白术附子汤"证病变偏于肌肉，病情较轻。"桂枝附子汤"治风气偏盛，"白术附子汤"治湿气偏盛，"甘草附子汤"治寒气偏盛。

乌头、附子、天雄之属，含有剧毒的乌头碱、次乌头碱、中乌头碱等生物碱。若加工炮制不当，服乌、附、天雄剂后，会出现口舌、四肢麻木现象，继而会出现眩晕、头痛、语言困难、运动不灵，重者腹痛、呕吐、腹泻、心慌、四肢厥冷、心率缓慢、血压下降；部分患者出现心律不齐、心肌受损、呼吸困难等危症。故乌头、附子、天雄之剂，重在久煎，否则易发生乌头碱中毒的严重后果。

"甘草附子汤"对于风湿病、类风湿病、肩周炎有很好的疗效，同时对于慢性肾病也有一定疗效。

**【验案】**

**甘草附子汤证案：**王某，男，42岁，蓬莱人。1958年11月7日就诊。

右臂麻痹已有3个多月，不敢抬举，动则肢节烦痛而剧，伴左臂凝滞，活动受限，久治仍未见效。舌淡红，苔白，尺脉沉迟。

证属风寒湿痹。

处方：炙甘草10g，桂枝15g，白术10g，制附子10g，黄芪15g，当归10g，麻黄10g，川芎10g，桑寄生10g，细辛2g，人参10g，制川乌10g，全蝎6g，地龙10g，秦艽10g，白芍12g。水煎服。

11月14日：药后臂痛减轻，已能抬起，仍守方继服。

11月20日：患者欣然相告，续服3剂，病告痊愈。[《牟永昌医案》]

**按：**《灵枢·九针论》云："邪客于经，而为痛痹，舍于经络者也。"《灵枢·寿夭刚柔》篇云："寒痹之为病也，留而不去，时痛而皮不仁。"《灵枢·贼风》篇云："此皆尝有所伤于湿气，藏于血脉之中，分肉之间，久留不去。""其开而遇风寒，则血气凝结，与故邪相袭，则为寒痹。"此案病人右臂麻痹已有3个多月，此乃经云"有所伤于湿气，藏于血脉之中，分肉之间，久留不去"之候，乃"寒痹""痛痹"也；右臂不敢抬举，动则痛剧，伴左臂凝滞，活动受限，故此案属"形体痹"之"筋痹"也。因风寒之邪侵入肩部，颈肩部为风寒湿邪所犯，筋脉凝滞，故又有"漏肩风"之病名。

宗《金匮要略·痉湿暍病脉证治》"风湿相搏，骨节疼烦掣痛，不得屈伸，近之则痛剧……甘草附子汤主之"之治，故桂枝、白术、附子并用，以助阳祛风化湿，以甘草名方，意在缓急止痛。实乃《金匮要略》桂枝附子汤、白术附子汤合方之用也。《金匮要略·中风历节病脉证并治》又有"病历节不可屈伸，疼痛，乌头汤主之"之治。此案因寒湿留于关节，盖因甘草附子汤之力不足，故又合入乌头汤。以麻黄发散风寒以宣痹；制川乌温经散寒而解掣痛；芍药、甘草合用，乃芍药甘草汤酸甘化阴，以缓急止痛；黄芪益气固卫，助麻黄、乌头温经止痛，又可防麻黄过于发散，故乌头汤乃祛邪扶正之良剂。《素问·评热病论》云："邪之所凑，其气必虚。"故方入当归，以佐黄芪，乃寓当归补血汤，作补血之用。方入人参，以佐黄芪，名"参芪汤"，作补气之资。肩关节凝滞，乃营卫失和之证，故方中又寓《金匮要略》

黄芪桂枝五物汤。尺脉沉迟者，乃少阴虚寒之证也，故永昌公方用细辛，以其味辛而厚，气温而烈，为足少阴肾经主药，伍方中之麻黄、附子，乃《伤寒论》之麻黄细辛附子汤。钱潢在《伤寒溯源集》中称此方为"温经散寒之神剂"。方入秦艽，其性辛散，然质润而不燥，为风药中之润剂，以其祛风除湿之功，成舒筋通络之用。《本草求真》谓"凡人感风寒与湿，则身体酸痛，肢节烦疼，拘挛不通"，皆可用之。方入地龙、全蝎，以通络行痹，解痉止痛。永昌公精于医理，通达药性，临证中，往往一张处方，含诸法众方之用，而有"药者，钥也，投簧即开"之效。

**三附子汤证案**：马某，男，46岁。1973年9月23日就诊。

前几天冒雨劳作，汗出雨淋，遂发腰背酸重而冷，头晕目眩，四肢麻木，小便频数，大便正常，饮食尚振，自觉腰部发凉板沉而痛，俯仰不便。舌质淡苔薄白，脉沉细而迟。

证属雨水浸渍，寒湿着于肾府。治宜散寒祛湿，温经通络。予三附子汤化裁。

处方：桂枝6g，赤芍10g，防风10g，麻黄10g，附子6g，当归15g，白术10g，茯苓10g，独活10g，知母6g，炙甘草6g，生姜12g，水煎服。

艾灸足三里。首次灸30分钟，其后每日灸10分钟即可。

治疗5日，寒湿得除，诸症悉减，然仍腰背酸痛沉着。予以原方加黄芪30g，续治1周，而病臻痊愈。[《柳吉忱诊籍纂论》]

**按**：《素问·痹论》云："风寒湿三气杂至，合而为痹也。其风气胜者为行痹，寒气胜者为痛痹，湿气胜者为着痹也。"又云："其多汗而濡者，此其逢湿甚也，阳气少，阴气盛，两气相感，故汗出而濡也。"此案患者冒雨劳作，汗出雨淋，发为着痹，而见诸症。《伤寒论》第174条，及《金匮要略·痉湿暍病脉证治》篇，有共同的条文："伤寒八九日，风湿相搏，身体疼烦，不能自转侧，不呕不渴，脉浮虚而涩者，桂枝附子汤主之；若大便坚，小便自利者，去桂加白术汤主之。"《伤寒论》第175条云："风湿相搏，骨节烦疼，掣痛，不得屈伸，近之则痛剧，汗出短气，小便不利，恶风不欲去衣，或身微肿者，甘草附子汤主之。"而此案患者之痹为寒湿之痹，故予以三方合一，实甘草附子汤之谓也。为使其寒湿表解，故佐以麻黄、防风、独活。经云："邪入于阴则痹。"故公以当归佐桂枝汤以调营卫，和血气；药用知母，以其滋阴润燥之用，防麻黄、独活发散风寒而劫阴。故诸药合用，有泻有补，有攻有防，而收效于预期。

《金匮要略·五脏风寒积聚病脉证并治》有"肾著之病"，"身劳汗出，衣里冷湿"，"腰以下冷痛，腹重如带五千钱"的病因病症的表述，实与本案相牟，其治为"甘姜苓术汤主之"，本案之方药，亦寓此方。"肾著"又名"肾着"。《金匮要略心典》记云："肾受冷湿，着而不去，则为肾着。"然病不在肾之中脏，而在肾之外府，故其治法，不在温肾以散寒，而在培土以制水。甘、姜、苓、术辛温甘淡，本非肾药，名肾着者，原其病也。故有"甘草干姜茯苓白术汤"之用，《千金方》名"肾著汤"，今名"肾着汤"。

《灵枢·四时气》篇云："著痹不去，久寒不已，卒取三里。"足三里为足阳明经之合土穴，具健脾胃、补中气、调气血、通经络之效。故邪留于骨节，久寒不去，当取足三里，乃健脾胃、调气血、通经络而化寒湿之谓也。二诊时，药入黄芪，乃《内外伤辨惑论》当归补血汤之治。

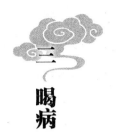

# 三 暍病

## （一）概说

暍病，病证名。暍，与阘、煴通，热盛也。故《金匮要略方析义》云："暍，伤暑也。"又云："中热者暍是也。"在《金匮要略·痉湿暍病脉证治》篇中，表述了暍病脉证与误治变证，及暍病的治法。病名首见于《黄帝内经》。如《素问·刺疟》篇云："足太阳之疟，令人腰痛头重，寒从背起，煴煴暍暍然。"唐代王冰注云："煴煴，甚热状；暍暍，亦热盛也。"然作为一疾病，则首见于张仲景之《伤寒杂病论》。如《金匮要略·痉湿暍病脉证治》篇云："太阳中暍，发热恶寒，身重而疼痛，其脉弦细芤迟，小便已，洒洒然毛耸，手足逆冷，小有劳，身即热，口开前板齿燥。若发其汗，则恶寒甚；加温针，则发热甚；数下之，则淋甚。"由此可见，暍是伤于暑邪而致病。临证大凡有虚证、实证、挟湿证之分。

## （二）证候与证治

### 1. 暍病证候

【原文】太阳中暍，发热恶寒，身重而疼痛，其脉弦细芤迟，小便已，洒洒然毛耸，手足逆冷，小有劳，身即热，口开前板齿燥，若发其汗，则恶寒甚；加温针，则发热甚；数下之则淋甚。

【释文】"芤"，《金匮要略方析义》云："芤者，非脉名，象其中空外实之状。""洒洒然毛耸"，洒洒，寒慄之貌。此即《素问·百病始生》篇"毛发立则洒然"之谓也。本条论述了中暍的主要脉证。中暍即伤暑证，对此，《金匮要略心典》记云："暑亦六淫之一，故先伤太阳而为寒热也。然暑阳邪也，乃其证反身重疼痛，其脉反弦细而迟者，虽多中暍，而实兼湿邪也。小便已，洒洒然毛耸者，太阳主表，内合膀胱，便已而气馁也。手足厥冷者，阳内聚而不外达，故有小劳，即气出而身热也。口开前板齿燥者，热盛于内，而气淫于外也。盖暑虽阳邪，而气恒与湿相合，阳求阴之义也。暑因湿入，而暑反居湿之中，阴包阳之象也。治之者，一如分解风湿之法，辛以散湿，寒以清暑可矣。若发汗则徒伤其表，温针则更益热甚，下之则热且内陷，变证随出，皆非正治暑湿之法也。"此论尤氏提出汗、下、温针均非治中暍正治之法，并有防止误治之理。

本条未列方治，后世医家有清暑益气汤之施。《温热经纬》方，药由西洋参、石斛、麦冬、黄连、淡竹叶、荷梗、知母、甘草、粳米、西瓜翠衣，水煎服。以成清暑益气、养阴生津之治。而《脾胃论》方，药由黄芪、苍术、升麻、人参、炒曲、橘皮、白术、麦冬、当归、青皮、黄柏、葛根、泽泻、五味子、炙甘草组成。功于清暑益气，除湿健脾。由此可见《温热经纬》之方，于清暑益气之外，重在养阴生津，适用于暑热之邪伤津耗气之证；而《脾胃论》之方，于清暑生津之功较差，侧重于健脾燥湿之功，用于元气本虚，伤于暑湿者。故临床应用，则需据证而选用之。

### 2. 暍病证治

#### （1）白虎加人参汤证（津气两伤证）

【原文】太阳中热者，暍是也，汗出恶寒，身热而渴，白虎加人参汤主之。

【释文】《伤寒论》云："太阳中热者，暍是也。"《金匮要略》同。"中热"，即中暑也。本条所论实为感受暑热之邪而出现典型的证候。暑为阳邪，所以伤人即见汗出、发热、口渴之候。恶寒一候，非表不解，而是汗出过多，营卫失和，肌腠空疏所致。对此，《金匮要略心典》认为："中热亦即中暑，暍即暑之气也。恶寒者，热气入则皮肤缓，腠理开，开则洒然寒，与伤寒恶寒者不同。发热汗出而渴，表里热炽，胃阴待涸，求救于水，故与白虎加人参以清热生阴，为中暑而无湿者之法也。"此即白虎加人参汤主治暍病之理也。

【方药】白虎加人参汤方

知母六两　石膏一斤（碎）　甘草二两　粳米六合　人参三两

上五味，以水一斗，煮米熟汤成，去滓，温服一升，日三服。

【按语】苍龙、白虎、朱雀、玄武，古称天之四灵，正四方，此即四象，四象配四季，则西方白虎配秋，北方玄武配冬，东方苍龙配春，南方朱雀配夏；四象配五行，则西方白虎配金。西方金星色白，秋季里天高气爽，万物成熟，故白虎以司令，白虎汤乃一首强力清热剂，是为阳明经病之四大症（大热，大渴，大汗，脉洪大）而设方。用之犹如秋金行令，夏天炎退，暑热即止。若猛虎啸谷风冷，凉风酷暑立消之意，神于解热，莫如白虎，故名白虎汤，系引喻之谓也。《神农本草经》云："石膏，味辛，微汗，无毒，治中风寒热，心下逆气，惊喘，口干，舌焦。"《本草求真》云："石膏甘辛而淡，体重而降，其性大寒，功颛入胃，清热解肌，发汗消郁。"故方中石膏其味甘能止渴去火，味辛能解肌达表，寓泻火退热中具清解之义，于是外解肌肤之热，内清肺胃之火，故为清阳明气分热之要药；知母辛苦寒，辛开苦降，故下则能润肾燥以滋阴，此即苦坚肾、坚阴之谓也；人参益元气而生津液，甘草、粳米滋养脾土，乃甘温而除大热也。实则乃用白虎汤以清热生津，加人参以益气养阴也。故白虎加人参汤，以其清热、益气、生津之功，而解暍病之候。

现代研究表明，白虎加人参汤具解热，降血糖，提高机体免疫功能等作用。故适用于糖尿病、急性食道炎、急性胃炎、急性痢疾，大叶性肺炎，乙型脑炎，流行性脑炎而具津气两伤证候者。

### 【验案】

王某，男，35岁，机关干部。1967年7月20日就诊。

昨日值盛夏骑自行车下乡，感受暑邪，遂发热汗出，烦渴喜饮，遂于河岸树荫纳凉，微风吹来，则恶寒发热剧，遂于河边洗脸擦双臂及颈项，暑热暂缓，然旋即发热口渴，汗出恶寒复然，且小便短赤。查脉虚大。

证属暑热淫胜，耗气伤阴而致中暍。治宜清热生津，故予白虎加人参汤治之。

处方：知母12g，石膏30g，粳米15g，石斛10g，淡竹叶6g，人参6g，甘草6g，水煎服。

服药1剂，发热、汗出、口渴诸候悉减，续服2剂，病愈。[《牟永昌医案》]

### （2）一物瓜蒂汤证（中暍挟湿证）

【原文】太阳中暍，身热疼重，而脉微弱，此以夏月伤冷水，水行皮中所致也。一物瓜蒂汤主之。

【释文】中暍，邪在表，故身热。伤于冷水，故身重。暑伤气，气虚则脉微弱。瓜蒂味苦气寒，苦以泻火，寒以清热，故一物瓜蒂汤，可去皮肤中之水气，水去暑无所依，则病自解。对此，《金匮文解》云："大抵吐药散服则吐，煎服则发表。一物瓜蒂汤，是皮水发表之剂也。"

因瓜蒂主要成分为甜瓜蒂毒素，过服易中毒，故治中暍今人多不用之。宜用《局方》香薷散（香薷、白扁豆、厚朴），或《温病条辨》新加香薷饮（香薷、金银花、连翘、扁豆花、厚朴）。

**【方药】**一物瓜蒂汤方

瓜蒂二十个

上锉，以水一升，煮取五合，去滓，顿服。

**【验案】**阙。

# 四　百合病

## （一）概说

百合病，病证名。"百合病"，《金匮要略笺注》云："百合，百瓣一蒂，如人之百脉一宗，命名取治皆此义。""百合病"，《黄帝内经》未论及，首见于《金匮要略》。据其证候，百合病，是一种心肺阴虚内热的疾患，多见于热病之后，证见口苦，小便赤，脉微数等候。《金匮要略·百合狐惑阴阳毒病脉证治》篇云："百合病者，百脉一宗，悉致其病也。意欲食复不能食，常默然，欲卧不能卧，欲行不能行，饮食或有美时，或有不用闻食臭时"，"身形如和，其脉微数"。此乃热病后心肺阴虚内热之证，故其治主以清养心肺之法，而有百合地黄汤之施，故名"百合病"。

百合、狐惑、阴阳毒三病的病因及证治虽然不同，但在某些证候上有类似的情况，故张仲景将三病合为一篇论述之。

## （二）证候与证治

### 1.百合病证候

【原文】论曰：百合病者，百脉一宗，悉致其病也。意欲食复不能食，常默然，欲卧不能卧，欲行不能行，饮食或有美时，或有不用闻食臭时，如寒无寒，如热无热，口苦，小便赤，诸药不能治，得药则剧吐利，如有神灵者，身形如和，其脉微数。每溺时头痛者，六十日乃愈；若溺时头不痛，淅然者，四十日愈；若溺快然，但头眩者，二十日愈。其证或未病而预见，或病四、五日而出，或病二十日或一月微见者，各随证治之。

【释文】本条指出了百合病的病因、症状、诊断、预后及治疗原则，是百合病的总纲。百合病是一种心肺阴虚内热的疾病。《金匮要略笺注》云："百脉即一脉，犹言百体一体，是盖以周身言之，周身之脉分而言之曰百，合而言之曰一，故曰'百脉一宗'。"由于心主血脉，肺主治节而朝百脉，故而心肺功能正常，阴阳气血调和，则百脉皆得所养。若心肺阴虚成病，则百脉俱受累，症状百出，故谓"百脉一宗，悉致其病"。

百合病的临床症状是常默默不语，欲卧不得卧，欲行不能行，有时想进饮食，但不能食，有时胃纳尚可时，而又厌恶饮食，如寒无寒，如热无热。用各种药物治疗，效果均不显著，服药后，反见呕吐不已，或下利不止。且因心之阴血不足，影响神明，出现神志恍惚，自言自语，但从形体上看不出显著的病态。而证见口苦，小便赤，脉象微数的病候，则全因阴虚内热所致，这些证候，为对本病临床施治提供了重要的证据。

肺有通调水道，下输膀胱的功能，且又外应皮毛；膀胱经其脉上行头颠，故因络脉失濡，故小便时有头痛，或头眩，或呕恶的证候。

本病多发生在热病之后，为心肺阴液被耗损，或余热未尽所致。也偶见于未病之前，素多思善虑，事不遂愿，日久情志郁而化火，消烁阴液而发百合病。所载病愈日数，乃约数，而该病的治法，当随证而施。

### 2. 百合病证治

#### （1）百合知母汤证（误汗伤阴证）

【原文】百合病，发汗后者，百合知母汤主之。

【释义】前节表述了百合病各随证治之。此节以下，皆随证治之之法。百合病本不应发汗，若医者误认为表证而发汗，汗后损失津液，导致肺阴更为不足，虚热之候加重，故予百合知母汤，以养肺阴，清肺热之功，而适用于心肺阴虚证者。

【方药】**百合知母汤方**

百合 七枚（擘）　　知母 三两（切）

上先以水洗百合，渍一宿，当白沫出，去其水，更以泉水二升，煎取一升，去滓；别以泉水二升煎知母，取一升，去滓；后合和，煎取一升五合，分温再服。

【按语】百合病本无实邪可攻，而汗、吐、下法，误用一法，均属诛伐之过，故足可损伤正气。此方适用误汗之后之百合病。汗伤阴液，故当见烦热口渴之候，故有百合、知母之用。《神农本草经》云："百合，味甘，平，无毒"，"补中益气"。故百合以其甘寒滑润之性，具清润心肺之功。《本草便读》谓百合"入心肺，功专补虚清热"。知母苦寒，质柔性润，能上清肺热，下泻肾火，兼退胃家实热，并有滋阴润燥之功。故二药相伍，则肺热得清，肺阴得补，以治汗后伤阴耗津之病。

大凡心肺阴虚证者，临床多见咳嗽，痰少而黏，或带血丝，口燥，鼻干，小便赤，心烦不得眠，或手足烦热，舌红少苔，脉虚数等候。据现代研究表明，百合知母汤可用于治疗心脏神经官能证，心动过速，肺结核，大叶性肺炎恢复期，慢性肝炎，慢性肾炎而具阴虚津伤证候者。

**【验案】**

邢某，女，26 岁，农民，1962 年 4 月 9 日就诊。

患者于 5 日前，时值产后月余，与邻家嫂子同上山采野菜，草丛中一条尺余长青蛇窜出，遂惊恐后仰倒地，不能说话。同伴急呼其名，方神识清醒。回家后即出现坐卧不安，不欲饮食，时而默默不语，时而自言自语。今由其丈夫陪同来院求诊。查患者面色无华，精神萎靡不振，倦怠少语，所答非所问。脉濡浮。

证属心肺虚弱，突受惊恐，"气舍魄""脉舍神"之功能失司，而致百合病。治宜益心脉，滋肺阴之治，予百合知母汤。

处方：百合 10g，知母 10g，生地黄 10g，水煎服。

三日后复诊，其丈夫欣言告云："服 1 剂后，神识清，对话正常，3 剂后诸病候悉去。"查患者面色正常，问对自如，唯脉仍濡弱。予王冰"蜀脂粥"（黄芪、小麦）服之以预后。[《牟永昌医案》]

**按：** 此案患者，时值生活困难期间，产后一月，气血亏虚，身体羸弱，上山采野菜，劳倦甚，突受惊吓而发病。《素问·八正神明论》云："血气者，人之神。"《灵枢·平人绝谷》篇云："故神者，水谷之精气也。"《灵枢·本神》篇云："心藏脉，脉舍神。"《素问·五藏生成》篇云："诸血者皆属于心。"说明了心血亏则心神失濡，必造成神不守舍之候。其治有百合知母汤之施。方加生地黄，以其润经益血之功，而助其益心润肺之治。故此案实为百合知母汤合知母地黄汤之案。

### （2）滑石代赭汤证（误下伤阴证）

**【原文】** 百合病，下之后者，滑石代赭汤主之。

**【释文】** 百合病本不应用下法，若误认为是里实证，而用下法，俾阴津从大便排出，故小便反而减少，同时又因误下之药均苦寒之味，易戕伐胃气，出现胃气上逆之候，故予以滑石代赭石汤，以成抑之使下，导之使出之治。原文中未言误下后，出现小便反而减少、胃气上逆之候，从其方用滑石、赭石可知也。

**【方药】滑石代赭汤方**

百合七枚（擘）　滑石三两（碎，绵裹）　代赭石一枚（如弹丸大，碎，绵裹）

上先以水洗百合，渍一宿，当白沫出，去其水，更以泉水二升，煎取一升，去滓；别以泉水二升煎滑石、代赭，取一升，去滓，后合和重煎，取一升五合，分温服。

**【按语】**百合病乃心肺阴虚内热之证，故主以百合而施之。热在脉而不在腑，下之则邪热入里，协热遂利而下焦不固，故有滑石之分利者，水谷而分阴阳；代赭石之重涩，故有镇下焦而固虚脱之用。其方之深意，诚如尤在泾所解："百合病不可下而下之，必伤其里，乃复以滑石、代赭者，盖谷因下之势，而抑之使下，导之使出，亦在下者引而竭之之意也。"由此可见，滑石代赭汤乃为心肺阴虚内热而兼气逆挟湿证者。

大凡心肺阴虚内热而兼气逆挟湿证者，临证多见心烦，干咳，频频欲吐，四肢无力，眩晕，善太息，纳呆，舌红苔腻，脉虚数或细数者。据现代研究表明，滑石代赭汤尚可用于治疗慢性萎缩性胃炎，慢性胆囊炎，心脏神经官能症，梅尼埃病等病而见阴虚内热证候者。

**【验案】**阙。

### （3）百合鸡子汤证（误吐伤阴证）

**【原文】**百合病，吐之后者，用后方主之。

**【释文】**"后方"，指百合鸡子黄汤。百合病本不应予以吐法，若误认为痰涎壅滞而用吐法，吐后肺胃之阴受损，故有百合鸡子黄汤清滋心肺，益阴养胃之施。

**【方药】百合鸡子汤方**

百合七枚（擘）　鸡子黄一枚

上先以水洗百合，渍一宿，当白沫出，去其水，更以泉水二升，煎取一升，去滓，内鸡子黄，搅匀煎五分，温服。

**【按语】**盖因为百合病，故主药仍用百合"入心肺"，"补虚以清热"。盖因吐则伤胃，故以鸡子黄以养胃气。李彣认为"鸡子黄纯血液所成"，"以病邪在脉，脉者血之府，欲其入血分以和脉也"，故谓"能养胃气"。对此，尤在泾尚云："鸡子安五脏，治热疾，吐后脏气伤而病不去，用之不特安内，亦且攘外也。"

验诸临床，百合鸡子黄汤多用于心肺虚热而兼血虚证者，证见心悸，干咳，失眠，盗汗，神志失聪，舌红，少苔，脉虚数或细数。现代研究表明，百合鸡子黄汤，可用于治疗心脏神经官能症，植物神经紊乱，大叶性肺炎恢复期而见虚热阴亏证者。

**【验案】**

**失眠多梦案：**郭某，女，23 岁，民办教师，1968 年 2 月 11 日就诊。

高中毕业后，在某小学任民办教师，期待转成正式教师，因值"文革"时期，所期无望，遂积忧成疾。心烦意乱，入夜难寐，睡则多梦，口干渴微咳，舌红少苔，脉细微数。

证属心肺阴亏，虚火上扰心神而发失眠多梦，治宜滋阴润燥，安和五脏之治，予百合鸡子黄汤，并嘱其处以平常之心态。

处方：百合 20g，鸡子黄一枚，水煎服。

一周后复诊，患者欣然相告：服药 3 剂，入寐易，续服 3 剂，睡眠正常，亦很少做梦。予以每日百合 10g，水浸入蜜少量蒸服以为预后之治。[《牟永昌医案》]

**精神错乱案：**王某，男，44 岁。

因肝炎后肝硬化合并克鲍二氏征，第二次出现腹水已九个月。入院后经综合治疗，腹水消退。但患者一反平日谨慎寡言而为多言，渐渐啼笑不休，不能辨认手指数目，精神错乱，考虑肝昏迷 I 度，用谷氨酸钠、安定剂及清营开窍、清热镇静之方，症状无改善。

细辨证属百合病。加用百合鸡子汤。

处方：百合 50g，鸡子黄 1 枚，水煎服。

1 剂后患者意识有明显好转，2 剂后神志完全恢复正常。继服 2 剂，后改用百合地黄汤（百合 30g，生地黄 15g），以巩固疗效，1 个月后病愈出院。随访 1 年，精神状态良好。[新医药学杂志 1974；（2）：13]

## （4）百合地黄汤证（心肺阴虚内热证）

**【原文】**百合病，不经吐、下、发汗，病形如初者，百合地黄汤主之。

**【释义】**前三条是百合病误汗、吐、下后的治法，本条是百合病的正治之法。"病形如初者"，是指篇中表述百合病的第一条的证候，即"百合病者，百脉一宗，悉致其病也。"意谓这些证候，全为心肺阴虚内热所引起的。盖因肺主气，心主血，心肺亏虚，气血不足，致"心藏脉，脉舍神""肺藏气，气舍魄"之功能失司，影响肺朝百脉之功能而见诸候。故有百合地黄汤之治。

**【方药】百合地黄汤方**

百合七枚（擘）　生地黄汁一升

上以水洗百合，渍一宿，当白沫出，去其水，更以泉水二升，煎取一升，去滓，内地黄汁，煎取一升五合，分温再服，中病勿更服，大便常如漆。

**【按语】**方中百合养肺阴而清气分之热，生地黄益心营而清血热。二药合用，于是阴足热退，百脉因之调和，病自可愈。服药后大便呈黑色，为地黄本色，不必惊疑。此病此方之用，李彣尚云："百合病，不经汗、吐、下，未免热郁血脉中不散，生地黄甘寒，入心经，能养脉凉血，所谓润经益血，复脉通心也。大便如漆，则瘀血行而积热解矣。"此论要言不烦，甚是精辟。

由此可见，百合地黄汤以其清心润肺，益阴养血之功，而适用于心肺阴虚内热证者。临床多证见虚烦不得眠，心悸，多梦，干咳少痰，口干舌燥，舌红，少苔，脉细数等候。据现代研究表明，可用于心脏神经官能症，心动过速，大叶性肺炎恢复期，及慢性肝炎而具上述证候者。

**【验案】**

**脏躁案：**景某，女，36岁。眩晕、呕吐、烦躁欲哭四十余日，加重半月。

因家庭不睦而精神不快，复感寒邪，遂致上述症候。经服药，寒邪已去，唯神志恍惚，悲伤欲哭，惊悸多梦，食则呕恶，时而沉默，时而自语，自觉口苦，胃脘嘈杂，月经量少色淡，溲黄便软，舌质红，苔薄黄，脉细微数。

证属气滞复感寒邪，郁久化火，致心肺阴虚，脏腑失调。治宜清热养阴。

处方：百合 50g，生地黄 30g，知母 15g，麦冬、竹茹各 10g，甘草 9g，小麦 60g，大枣 5 枚。

煎服 1 剂呕止，4 剂神志已定。续服 3 剂后，嘱服人参归脾丸善后。随访近五年，未复发。[陕西中医，1985，（1）：27]

**不寐案：**车某，女，46岁，教师，1978 年 6 月 17 日初诊。

因任高中班主任及语文课老师，教学压力大，致失眠二年。证见心烦不得眠，心悸，恐惧，耳鸣，潮热，语音低微，动辄汗出，口干，舌燥，月经先后不定期，舌红少苔，脉虚数。

证属心肺阴亏，阴虚内热之候。治宜滋阴清热，宁心安神。师百合地黄汤合甘麦大枣汤意。

处方：百合 15g，生地黄 20g，知母 10g，小麦 30g，太子参 15g，地骨皮 10g，白薇 12g，石菖蒲 10g，合欢花 10g，夜交藤 15g，肉苁蓉 10g，炙甘草 10g，大枣 10g。水煎服。

服药 1 剂，诸症悉减，入寐可。复进 6 剂，病臻痊可。[《柳吉忱医案》]

## （5）百合洗方证（肺阴虚损证）

**【原文】**百合病一月不解，变成渴者，百合洗方主之。

**【方药】百合洗方**

上以百合一升，以水一斗，渍一宿，以洗身。洗已，食煮饼，勿以盐豉也。

**【按语】**百合病日久不愈，证见口渴，意谓肺阴虚损较甚，仅用百合地黄汤不能完全解除，故加用百合渍水洗身。盖因肺主皮毛，洗其外而通其内，此医圣外治之法也。煮饼者，系小麦粉制成。小麦南产者性温，北产者性凉，故入药者北产者良。《灵枢·平人绝谷》篇云："故神者，水谷之精气也。"鉴于小麦入心脾二经，以其味甘性凉之质，具养心安神，滋阴润燥之功，故为百合病之食也。故此洗方及食饼之方，凡百合病者，皆可辅用之。

**【验案】**阙。

## （6）栝蒌牡蛎散证（肺胃阴亏证）

**【原文】**百合病渴不差者，栝蒌牡蛎散主之。

**【方药】栝蒌牡蛎散方**

栝蒌根 牡蛎（熬）等分

上为细末，饮服方寸匕，日三服。

**【按语】**本条意谓百合病兼有口渴证，用百合洗方不解的治法。盖因病重药轻，药不胜病，故予本方内服。方中栝蒌根甘苦微寒，入肺、胃二经。既能清肺胃之烦热，又善于滋生阴液，故可生津止渴。牡蛎性寒质重，能清热益阴，且能引热下行，故为阴虚发热之良药。二药合用，共成津生热降之功，而渴证自已。诚如《金匮要略广注》所云："渴不差者，血虚内热也，栝蒌根能撤热生津，牡蛎水族，咸寒入肾经，肾属水，张元素谓牡蛎壮水之主以制阳光，则渴饮不思是也。"

栝蒌牡蛎散，乃为肺胃俱热证而设方。以其清解肺胃，生津止渴之功，而治口干渴，小便赤，大便干，咳嗽，痰黄，面赤，鼻燥，或心下痞满，舌红，苔黄，脉数等候。现代研究表明，该方适用于糖尿病、甲状腺功能亢进及胃炎而具上证者。

方后有"饮服方寸匕"句。"方寸匕"为古代量取药末的器具名。其状如刀匕，大小为古代一寸正方，故名。一方寸匕，盛金石末为2g，草木药末1g左右。

**【验案】**

**惊吓不语案：**王某，女，13岁。

代述因看解剖尸体时受惊吓后欲大便跌倒在厕所内，经扶起抬到医院检查无病。到家后即颈项不能竖起，头向左右转动，不能说话，问其痛苦，亦不知答，曾用镇静剂两日无效，转来中医诊治。察舌赤无苔，脉浮数。诊为百合病。

处方：百合7枚，知母4.5g。

煎服药1包后，颈项已能竖起十分之七，问其痛苦，已稍知一些，左右转动亦减少，但仍不能说话。再服1剂，颈项已能竖起，不向左右转动，自称口干燥大渴，改用栝蒌牡蛎散（栝蒌、牡蛎各6g），煎服1剂而愈。[江西中医药 1960；（12）：14]

**消渴案：**姜某，女，51岁，1975年3月21日初诊。

患糖尿病经年，近年来病情加重，时烦躁，口干渴，欲饮水，小便多，日饮水3～4暖瓶，小便日十余次。大便干，面赤，舌红，苔略黄，脉数。尿糖（++++），血糖17.8mmol/L。

证属肺胃俱热证，治宜清解肺胃，生津止渴。师栝蒌牡蛎散易汤加味。

处方：天花粉12g，牡蛎20g，西洋参10g，山药15g，玄参12g，白薇12g，知母10g，生地黄15g，石斛10g，甘草10g，生姜3片。水煎服。

服药4剂，诸症悉减，尿糖（++）。守方20剂，血糖、尿糖降至正常范围。予以栝蒌牡蛎散加西洋参、山药各等分，共为散剂，每次10g，日三次，以固疗效。[《柳吉忱医案》]

**按：**案中主以栝蒌牡蛎散易汤，以成清解肺胃，生津止渴之治，而所加之药，均成辅佐之治。

### （7）百合滑石散证（百合病兼发热证）

**【原文】**百合病变发热者，百合滑石散主之。

**【方药】百合滑石散方**

百合一两（炙）　滑石三两

上为散，饮服方寸匕，日三服。当微利者，止服，热则除。

**【按语】**本条系指百合病经久不愈，且兼有发热的证治。百合病本为如寒无寒，有热无热之候，今变发热，是热盛于里，外达肌肤的征象，故仍用百合滋肺养阴，滑石清里热而利小便，俾热从小便而解。滑石之用，其理，诚如李彣所云："由内热以致表热，用滑石利小便以泻去内热，则表热从此泄去，此釜底抽薪法也。又心合脉，与小肠为表里，利小便，即以泻心火也。"

百合滑石散，乃原为百合病变发热者而设方。今多用于心肺虚热证挟湿邪者，证见心烦，干咳，咽燥，身沉重思卧，小便赤，或咳而无痰，或发寒热，舌红，少苔或黄腻，脉濡数等候。现代研究表明，可治疗心脏神经官能症，肾盂肾炎，慢性膀胱炎，支气管扩张，支气管咯血等候而具上述证候者。

## 【验案】

张某，女，24岁，职工，1973年10月21日就诊。

主诉头痛，心烦不得眠，眩晕，口干口苦而渴，手足心热，自汗出，纳食时好时差，时神识恍惚，月经先期，量少，小便量少短赤，舌红少苔，脉细数。

证属心肺阴虚之百合病。治宜滋阴清热，通利小便之法。予以百合滑石散加味易汤服之。

处方：百合20g，滑石15g，知母10g，花粉10g，生地黄15g，生牡蛎20g，淮小麦30g，炙甘草10g，大枣四枚。水煎服。

患者10日后，欣然相告，服药1剂后诸症悉减，续服5剂，病臻痊可。嘱服甘麦大枣汤以预后。[《柳吉忱医案》]

**按**：此方主以百合滑石散，实寓百合知母汤、百合生地汤、甘麦大枣汤诸方之效而收功。

【原文】百合病，见于阴者，以阳法救之；见于阳者，以阴法救之。见阳攻阴，复发其汗，此为逆；见阴攻阳，乃复下之，此亦为逆。

【释义】百合病多端，尽管前诸条治法备焉，也不能概全。而本条概论百合病的主要病机是阴虚内热，故滋阴清热为治疗大法。熟谙于此则能把握住治疗原则。即补其阴阳之不足以调阴阳之偏胜，此即《素问·阴阳应象大论》"审其阴阳，以别柔刚，阳病治阴，阴病治阳"之谓也。他如《灵枢·根结》篇对治病之要，有"在于调阴与阳，精气乃光，合形于气，使神内藏"之论。故对百合病之治亦然，甚合法度。即"见于阴者，以阳法救之；见于阳者，以阴法治之"。反之"为逆"。

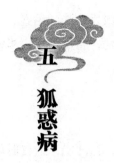

# 五 狐惑病

## （一）概说

狐惑病，病证名。是一种感受湿热邪毒，或因虚火内扰而引起口、眼、外阴溃烂为主要证候的一种疾病。该病首见于《金匮要略·百合狐惑阴阳毒病脉证治》篇："狐惑之为病，状如伤寒，默默欲眠，目不得闭，卧起不安。蚀于喉为惑，蚀于阴为狐，不欲饮食，恶闻食臭，其面目乍赤、乍黑、乍白。蚀于上部则声喝，甘草泻心汤主之。""蚀于下部，则咽干，苦参汤洗之。""蚀于肛，雄黄熏之。"综上所述，该病与现代医学之白塞氏综合征（眼、口、生殖器三联综合征）相类似。而其治疗，亦多是内治与外治相结合，故而有效地提高了治愈率。

## （二）证候与证治

### 1. 甘草泻心汤证（湿热蒸腐气血证）

【原文】狐惑之为病，状如伤寒，默默欲眠，目不得闭，卧起不安。蚀于喉为惑，蚀于阴为狐，不欲饮食，恶闻食臭，其面目乍赤、乍黑、乍白，蚀于上部则声喝。甘草泻心汤主之。

【释文】"蚀"，腐蚀之谓。"阴"，指前后二阴。"上部"，指咽喉部。"声喝"，意谓声音嘶哑。本条表述了狐惑病的症状及病变在喉部的证治。本病多因感虫毒，湿热诱发而成。其主要病变为喉部及前阴、后阴腐蚀溃烂。蚀于喉者为惑，蚀于前阴或后阴者称狐，故统称为狐惑病。盖因这些部位，经常潮湿，湿易化热，利于病虫繁殖孳生，故易于腐蚀。就其全身症状，颇似伤寒，进行迅速。而且由于虫毒内扰，尚可见心神不安，神志恍惚，昏沉默默欲睡，但不能闭目安睡，睡了又想起来，甚至于面目见有一阵红、一阵黑、一阵白的现象。湿热困脾，故不思饮食，恶闻食臭。

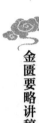

病虫蚀于喉部，故声音嘶哑，可予甘草泻心汤治疗。对此，《金匮要略广注》记云："狐惑是伤寒遗热所致，故仍状如伤寒也。默默欲眠者，内热神昏，《经》云：虫动则令人悗心是也。喉、肛与前阴皆关窍所通，津液滋润之处，故虫每蚀于此。不欲饮食，恶闻食臭，是内热胃不和，故有目不得闭，卧起不安之证。虫或动或伏，无有定时，故面目赤白黑，亦无定色也。蚀于上部，即喉也，喝者，声破而哑也。"

**【方药】甘草泻心汤方**

甘草四两　黄芩 人参 干姜各三两　黄连一两　大枣十二枚　半夏半升

上七味，以水一斗，煮取六升，去滓，再煎。温服一升，日三服。

**【按语】** 甘草泻心汤在《伤寒论》中，以其和胃降逆，开结除痞之功，而为脾胃虚致痞证而设方。而狐惑病乃湿热停久，蒸腐气血而成瘀浊。方中甘草、黄连、黄芩等药解毒清热，配以干姜，乃苦辛相合，通瘀开结，又可杀虫；人参、大枣、半夏，健运中焦，清化湿热。其治，《金匮要略心典》有"甘草泻心，不特使中气运而湿热自化，抑亦苦辛杂用，足胜杀虫之任"之论。

甘草泻心汤在《伤寒论》中，为中虚湿热痞利重证而设方。而在《金匮要略》中，乃为狐惑病属湿热证而设方。临证多见表情沉默，精神不振，身热，心烦不得眠，喉痛，咽烂，阴痒，阴部溃疡，口烂或口腔黏膜、颊膜有溃疡面，不欲饮食，恶闻食臭，面色或白或黑或赤，舌红，苔黄或腻，脉滑或濡数等候。现代研究表明，可疗眼、口、生殖器综合征，及慢性口腔溃疡而具湿热证者。

此方之用，同小柴胡汤之煎服法，即去滓，再煎，温服。盖因诸药辛苦甘酸之性不一，纷纷而动，不和甚也，故去渣复煎，使其药性合而为一。

**【验案】**

**案1**：衣某，女，32岁，教师。1968年10月21日就诊。

主诉：口腔咽喉溃烂疼痛，并伴阴道阴唇及肛门溃烂疼痛。已有一年，曾去青医附院就诊，疑似眼、口、生殖器综合征，治疗无效。经人介绍去莱阳中心医院求家父吉忱公医治，查舌红少苔，脉细数。公认为此中医之"狐惑病"，予以甘草泻心汤内服，外用苦参熏洗外阴。并以雄黄少许纸包于陶罐内燃之，患者蹲于罐上熏之。

处方：甘草15g，红参10g，黄芩10g，黄连6g，制半夏6g，大枣12枚，水煎服。

另予苦参60g，枯矾6g，水煎熏洗之；雄黄少许纸包燃之熏之。

经治两月余病愈。[《柳吉忱医案》]

**按**：时余在栖霞县人民医院中医科工作。患者为公费医疗，每次从莱阳带回家父吉忱公所拟处方，由余换成栖霞县医院处方兑药。故留心其诊疗过程。其后该患者又介绍当地一同病患者，由余诊治之，亦收卓效。

**案2：**叶某，女，30岁，已婚。1971年6月9日就诊。

会阴部溃疡2年。2年前夏季，在野外烈日下劳作后，面部、眼睑及鼻翼处出现浮肿，口腔内先后出现大小不等溃疡面，自感疼痛，会阴部有痒痛感，曾住院治疗，服用激素后病愈。今年又病作，逐日加重，服药无效，多处溃疡面，始终不见愈合，每日伴有发热，身怠力乏，纳呆便燥，询其家族病史，言其母有类似病史。查体温38℃，发育营养尚好，未有其他疾病。经妇科检查：会阴部左侧大阴唇下方有一处呈蚕食性溃疡面，左侧小阴唇，全部溃烂，右侧小阴唇内侧，有数个大头针冒大小之溃疡，表面颜色暗淡，并有少量脓性分泌物，尿道口红肿，阴蒂亦呈现水肿。自觉剧痛，行走困难，两眼结膜充血。实验室检查：血红蛋白12.4g/L，红细胞、白细胞计数及尿常规检查均正常，苔白，舌质淡腻，脉象滑数。

证属湿热下移，而成阴蚀。治宜清热解毒，凉血利湿。师甘草泻心汤意化裁。

处方：甘草15g，黄芩15g，黄连10g，党参15g，姜半夏10g，干姜6g，黄柏12g，苍术6g，土茯苓15g，猪苓10g，茯苓15g，白术10g，泽泻10g，薏苡仁20g，阿胶10g（烊化），当归10g，白芍10g，陈皮6g，生地黄15g，滑石12g，水煎服。

外用方：川连6g，青黛3g，共研末，凡士林调涂，在涂药前先用地骨皮12g、黄柏12g，苦参15g，白芷12g，煎水待温后冲洗患部，拭干后再涂青黛膏。

6月16日，用药1周，阴蚀诸症悉减。因乃沉病顽症，嘱其守方治之。3个月后欣然告云：经治月余，病臻痊愈。[《柳吉忱诊籍纂论》]

**按：**狐惑病系一种病毒感染引起的以咽喉、前后阴溃疡及目赤为特征的疾病。现代医学称为"贝赫切特综合征"，又称眼、口、生殖器综合征。中医认为此因湿热虫毒引起，首见于《金匮要略》，并有详尽病脉证治论述。对此，晋代王叔和《脉经》有"病人或从呼吸上蚀其咽，或从下焦蚀其肛阴；蚀上为惑，蚀下为狐。狐惑病者，猪苓散主之"之治。对此，清代黄元御《金匮悬解》云："土湿则脾陷而不消，胃逆而不纳，故不能饮食。君火不降，则见赤色；辛金不降，则见白色；壬水不降，则见黑色。病见上下，而根在中焦，总由中焦太阴湿土之旺，甘草泻心汤温中而清上，培土降逆，狐惑之方也。"故本案之治，吉忱公以清热解毒，凉血利湿法为治，宗《金匮要略》之法，主以甘草泻心汤、猪苓汤、茵陈五苓散，合《丹溪心法》之二妙散，以清热化湿，安中解毒；复师《金匮要略》之赤小豆当归散意，薏仁代赤小豆，伍以土茯苓以解湿热瘀毒；白芍、生地黄、阿胶滋阴凉血，以清血分之热毒；药用陈皮与方中茯苓、半夏、甘草，寓二陈汤之伍，以清痰湿浊毒。外用软膏、洗剂，亦清热、燥湿、解毒之用。故诸法诸方施之，而收预期之效。

### 2. 苦参汤洗方、雄黄熏方证（湿热蒸腐气血证）

【原文】蚀于下部则咽干，苦参汤洗之。

【方药】**苦参汤方**

苦参一升

以水一斗，煮取七升，去滓，熏洗，日三服。

【原文】蚀于肛者，雄黄熏之。

【方药】**雄黄熏方**

雄黄

上一味为末，筒瓦二枚合之，烧，向肛熏之。

【释文】湿热停久，蒸腐气血肌肤，而蚀于下，故有苦参洗方之用。苦参味苦性寒，功能清热燥湿，又能祛风杀虫。故《本草求真》谓"苦参味苦至极"，"属除湿导热之品"。《本草备要》云其"泻火，燥湿，补阴"。《本草便读》言其"大苦大寒，纯阴纯降，达心脾而及肾，三焦湿热尽蠲除。治疥癞与诸疮，下部火邪都涣散"。因味苦入心，脾主渗湿，其治之理，乃"诸痛痒疮，皆属于心"，"诸湿肿满，皆属于脾"之谓也。故有苦参汤洗方之用。吉忱公方佐白矾，取其味酸气寒，性专收涩，能解毒医疡，杀虫止痒，涤热燥湿。

雄黄解毒燥湿及杀虫之功，多外用于痈肿疔癣、湿疹疥癞之疾，故适用于狐惑病之蚀于肛者。"筒瓦"，《礼记》吕注云："陶者为瓦，必园而割，分则瓦，合之则园，而不失其瓦之质。"故雄黄熏方中，有"筒瓦二枚合之"之用。

大凡狐惑病，或谓眼、口、生殖器综合征者，三法均可同用之。如衣某案。

### 3. 赤小豆当归散证（热蕴营分证）

【原文】病者脉数，无热微烦，默默但欲卧，汗出。初得之三、四日，目赤如鸠眼，七、八日，目四眦黑；若能食者，脓已成也。赤小豆当归散主之。

【释文】"鸠"，鸟名，即斑鸠。"四眦"，即双眼内外眦。本条是表述了狐惑病蚀肛成脓之证治。脉数，微烦，默默但欲卧，是里热盛的征象。无热，汗出，意谓病不在表，说明热在营分。目赤如鸠眼，乃血中之热邪，随肝经上注于目，为蓄热不去，即将成痈脓之征象；若两眼之内外眦之颜色呈黑，表明了瘀血内积，脓已成熟。故其治当清热渗湿，解毒排脓，故有赤小豆当归散之用。

【方药】**赤小豆当归散方**

赤小豆三升（浸令芽出，曝干）　当归

上二味，杵为散，浆水服方寸匕，日三服。

【按语】赤小豆当归散，方中以赤小豆清热渗湿，解毒排脓。《金匮要略注解》云："用赤小豆者，非但排痈肿去脓，古人以辟祗疫气"，"狐惑亦疫毒所生也。仲景用之其旨精哉！"而"浸令芽出"，乃取其春生之气机行积滞也。伍当归养血活血，去瘀生新；"浆水服"以清热凉血解毒。浆水即酸泔水，或云煮粟米饮酿成，如醋而淡。以其味酸，能化滞物。

赤小豆当归散，在《金匮要略》中，以其清热凉血，利湿解毒之功，乃为狐惑病蚀肛成脓证而设方。验诸临床，尚可用于湿热便血，湿热月经过多，以及湿热毒血证者。现代研究表明，对白塞氏综合征，女子前阴溃疡，男子阴茎溃疡，尖锐湿疣等病而具湿热证有良效。在临证中，多以赤小豆当归药对之功与其他方剂合用。

【验案】阙。

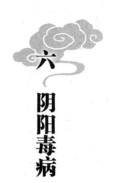

# 六 阴阳毒病

## （一）概说

阴阳毒病，病证名。《病名沿革考》云："此证即今世所称痧证是也。"高鼓峰谓"痧证"即疹子。由此考《金匮要略》之阴阳二毒为麻疹也。然而均未见其据，故仍当从旧说为发斑证尔。大凡阴阳毒是一种感受疫毒所致的疾病。该病首载于《金匮要略·百合狐惑阴阳毒》篇："阳毒之为病，面赤斑斑如锦纹，咽喉痛，唾脓血。五日可治，七日不可治，升麻鳖甲汤主之。阴毒之为病，面目青，身痛如被杖，咽喉痛。五日可治，七日不可治，升麻鳖甲汤去雄黄蜀椒主之。"由此可见，阳毒、阴毒均有咽喉肿痛，然阳毒证是以面赤斑斑如锦纹、吐脓血为其主要病症，而阴毒证是以面目色青、身痛如被杖为临证特点。二者均以瘀、毒为其主证，故解毒清热、活血散瘀为阴阳毒的主要治疗原则，故有升麻鳖甲汤之治。然阳毒证见"面赤斑斑如锦纹"，乃阳盛热毒之候；"面目青"乃阳虚寒毒之证，故在应用升麻鳖甲汤时要随证加减之。

## （二）证候与证治

### 升麻鳖甲汤证（阳毒证）、升麻鳖甲汤去雄黄蜀椒证（阴毒证）

【原文】阳毒之为病，面赤斑斑如锦纹，咽喉痛，唾脓血。五日可治，七日不可治，升麻鳖甲汤主之。

阴毒之为病，面目青，身痛如被杖，咽喉痛。五日可治，七日不可治，升麻鳖甲汤去雄黄蜀椒主之。

【释文】以上两条，表述了阴阳毒的证治及预后。阴阳毒病系感受疫毒所致。"面赤斑斑如锦纹，咽喉痛，唾脓血"，是阳毒的主证。血分热盛，故面部起红斑著明如绵纹；热灼咽喉故痛；热盛肉腐成脓，故吐脓血。五日可治，七日不可治，是提示早期治疗的重要意义。早期邪毒未盛，正气未衰，易于治愈；日久则毒盛正虚，则难医治。故有清热、解毒、散瘀之升麻鳖甲汤治之。

"面目青，身痛如被杖，咽喉痛"，是阴毒的主证。疫毒侵袭血脉，瘀血凝滞，阻塞不通，故见面目色青；经脉阻塞，血液流行不畅，故遍身疼痛如被杖一样；疫毒结于咽喉，故作痛。故其治以解毒散瘀，仍用升麻鳖甲汤。雄黄、蜀椒二味，阳毒用之，乃以阳从阳，欲其速散，故用之。而阴毒去之，恐阴邪不可劫，而阴气反受损之谓也。

【方药】升麻鳖甲汤方

升麻二两　当归一两　蜀椒一两（炒去汗）　甘草二两　鳖甲手指大一片（炙）　雄黄半两（研）

上六味，以水四升，煮取一升，顿服之，老小再服。取汗。

【按语】其方药证治，《金匮要略心典》注云："毒者，邪气蕴蓄不解之谓。阳毒非必极热，阴毒非必极寒。邪在阳者为阳毒，邪在阴者为阴毒也。而此所谓阴阳者，亦非脏腑气血之谓，但以"面赤斑斑如绵纹，咽喉痛，唾脓血"，其邪著而在表者谓之阳。"面目青，身痛如被杖"。"咽喉痛，不唾脓血"，其邪隐而在表之里者谓之阴耳。故皆得用辛温升散之品，以发其蕴蓄不解之邪，而亦并用甘润咸寒之味，以安其邪气经扰之阴。五日邪气尚浅，发之犹易，故可治；七日邪气已深，发之则难，故不可治。主以升麻鳖甲汤。方中升麻、甘草清热解毒；鳖甲、当归滋阴散瘀，雄黄解毒；蜀椒辛温，能引热下行，用治阳毒，所谓从治之法，引火归原之意。而阴毒亦用此方，因阴毒不散，故用升麻达阳气以散凝阴，鳖甲、当归、甘草同为和阴血、养正气之剂，则身痛咽痛俱止矣。去雄黄、蜀椒之理，李彣认为："阴毒以其不吐脓血，则无雄黄散瘀血，且身痛在表，亦无取蜀椒之温中耳。"

升麻鳖甲汤，在《金匮要略》中，乃为阳毒病而设方。方以解毒凉血，化瘀通阳之功，而主治血分毒热阳郁证。其临床证见面赤斑斑如锦纹，咽喉痛，唾脓血，舌红或紫或边有瘀点，舌下脉络曲张而怒，脉数等候。现代研究表明，该方可用于治疗毒血证，红斑性狼疮，血小板减少性紫癜及白血病等疾病而具血分毒热阳郁证者。

升麻鳖甲去雄黄蜀椒汤，在《金匮要略》中，乃为阴毒而设方。方中以解毒泻热，凉血化瘀之功，而主治血分毒热证。其临床证见面目赤而青或肿，遍身疼痛较重，舌红赤，脉数等候。故该方的现代应用可与升麻鳖甲汤同。不同之处，后方重在解毒泻热，凉血化瘀；而前者则兼以通阳。

**【验案】**

**猩红热案**：谭某，女，于1956年3月患猩红热。初起恶寒发热，头痛咽痛，下颌淋巴结肿大，舌苔薄白，脉象浮数。服银翘散2剂，恶寒已罢，仍发热咽痛。服普济消毒饮去升麻、柴胡3剂，另用冰硼散吹喉，咽痛减轻，热仍不退，颈面出现红色斑疹，惟口唇四周苍白，舌绛无苔，脉象滑数，印象为猩红热。为了避免传染给其他孩子，急送长沙市传染病院，经化验室检查，白细胞计数增高，中性粒细胞增高，符合猩红热诊断，一面肌注青霉素，一面用升麻鳖甲汤：升麻3g，鳖甲10g，当归3g，去雄黄、蜀椒，加金银花10g，连翘10g，牛蒡子10g，生地黄12g，牡丹皮10g，赤芍6g，桔梗3g，甘草3g，服3剂，红疹遍及四肢，压之可渐退色。继用原方去升麻、当归、桔梗，加玄参、麦冬、大青叶，3剂，皮疹消退，体温正常，痊愈出院。[《金匮要略浅述》]

**过敏性紫癜案**：尉某，女，43岁，1974年初诊。

从事油漆工作，且有过敏史。近十余天来发现双下肢散在性皮下出血点及瘀斑，不痛不痒，于是来院就诊。以过敏性紫癜入内科病房。因病人不同意用激素治疗。故请中医会诊。下肢出血点仍大片出现，伴腹痛胸闷，手足心热，汗出，舌红，苔薄微黄，舌下脉络曲张而怒，脉数。

师升麻鳖甲汤意化裁调治之。

处方：升麻10g，炙鳖甲20g，当归12g，炙黄芪30g，生地黄20g，阿胶10g（烊化），紫草10g，醋白芍10g，炙甘草10g，大枣10g。水煎服。

服药2剂，诸症豁然，旧有斑点大部消退，偶有新的斑点出现。继服6剂，瘀斑全部消退，病臻痊可。予以原方去紫草续服以固疗效。[《柳吉忱医案》]

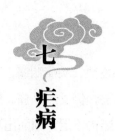

# 七 疟病

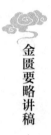
## （一）概说

疟病，病证名，首见于《黄帝内经》，且《素问》有《疟论》《刺疟》专篇。如《素问·疟论》云："夏伤于暑，秋必病疟。"并云："疟之始发也，先起于毫毛，伸欠乃作，寒栗鼓颔，腰脊俱痛，寒去则内外皆热，头痛如破，渴欲冷饮。"他如《素问·生气通天论》《素问·阴阳应象大论》，均有"夏伤于暑"，秋发"痎疟"之论。"痎疟"，是各种疟疾的总称。因致病的因素、发病的时间、所犯脏腑经络的病机不同，其病证、病名及其治也各异，且治多为针刺法。

**1. 日作疟** 是疟疾日发之谓。其病因病机，《素问·疟论》有云："阴阳上下交争，虚实更作，阴阳相移也。阳并于阴，则阴实而阳虚，阳明虚则寒栗鼓颔也；巨阳虚则腰背头项痛；三阳俱虚，则阴气盛，阴气胜则骨寒而痛，寒生于内，故中外俱寒。阳盛则外热，阴虚则内热，外内皆热，则喘而渴，故欲冷饮也。此皆得之夏伤于暑，热气盛，藏于皮肤之内，肠胃之外，此荣气之所舍也。此令人汗空疏，腠理开，因得秋气，汗出遇风，及得之以浴，水气舍于皮肤之内，与卫气并居；卫气者，日行于阳，夜行于阴，此气得阳而外出，得阴而内薄，内外相薄，是以日作。"

**2. 间日疟** 即隔日一发疟疾。《素问·疟论》云："帝曰：其间日而作者何也？岐伯曰：其气之舍深，内薄于阴，阳气独发，阴邪内著，阴与阳争不得出，是以间日而作也。"

**3. 多日疟** 即发作时日无规律之疟。《素问·疟论》云："帝曰：时有间二日或至数日发，或渴或不渴，其故何也？岐伯曰：其间者，邪气与卫气客于六府，而有时相失，不能相得，故休数日乃作也。疟者，阴阳更胜也，或甚或不甚，故或渴或不渴。"

**4. 风疟**　汗出冒风而发疟病者。《素问·金匮真言论》云："夏暑汗不出者，秋成风疟。"《素问·生气通天论》云："魄汗未尽，形弱而气烁，穴俞以闭，发为风疟。"《素问·刺疟》篇云："风疟，疟发则汗出恶风。"

**5. 寒疟**　即先寒而后热发病者。《素问·疟论》云："疟先寒而后热者何也？岐伯曰：夏伤于暑，其汗大出，腠理开发，因遇夏气凄沧之水寒，藏于肤理皮肤之中，秋伤于风，则病成矣。夫寒者阴气也，风者阳气也，先伤于寒而后伤于风，故先寒而后热也，病以时作，名曰寒疟。"

**6. 温疟**　即先热而后寒发病者。《素问·疟论》云："帝曰：先热而后寒者，何也？岐伯曰：此先伤于风，而后伤于寒，故先热而后寒也。亦以时作，名曰温疟。""帝曰：夫病温疟与寒疟，而皆安舍？舍于何藏？岐伯曰：温疟者，得之冬中于风寒，气藏于骨髓之中，至春则阳气大发，邪气不能自出，因遇大暑，脑髓烁，肌肉消，腠理发泄，或有所用力，邪气与汗皆出。此病藏于肾，其气先从内出之于外也。如是者，阴虚而阳盛，阳盛则热矣，衰则气复反入，入则阳虚，阳虚则寒矣，故先热而后寒，名曰温疟。"而《素问·六元正纪大论》尚有"火郁之发""民病""注下温疟"之记；《素问·刺疟》篇还有"温疟汗不出，为五十九刺"之治。

**7. 瘅疟**　即但热而不寒者。《素问·疟论》云："帝曰：瘅疟何如？岐伯曰：瘅疟者，肺素有热，气盛于身，厥逆上冲，中气实而不外泄，因有所用力，腠理开，风寒舍于皮肤之内、分肉之间而发，发则阳气盛，阳气盛而不衰，则病矣。其气不及于阴，故但热而不寒，气内藏于心，而外舍于分肉之间，令人消烁脱肉，故命曰瘅疟。帝曰：善！"又云："其但热而不寒者，阴气先绝，阳气独发，则少气烦冤，手足热而欲呕，名曰瘅疟。"

### 8. 六经疟

（1）足太阳之疟：《素问·刺疟》篇云："足太阳之疟，令人腰痛头重，寒从背起，先寒后热，熇熇喝喝然，热止汗出，难已，刺郄中出血。"

（2）足少阳之疟：《素问·刺疟》篇云："足少阳之疟，令人身体解㑊，寒不甚，热不甚，恶见人，见人惕惕然，热多，汗出甚，刺足少阳。"

（3）足阳明之疟：《素问·刺疟》篇云："足阳明之疟，令人先寒，洒淅洒淅，寒甚久乃热，热去汗出，喜见日月光火气，乃快然，刺足阳明跗上。"

（4）足太阴之疟：《素问·刺疟》篇云："足太阴之疟，令人不乐，好太息，不嗜食，多寒热汗出，病至则善呕，呕已乃衰，即取之。"

（5）足少阴之疟：《素问·刺疟》篇云："足少阴之疟，令人呕吐甚，多寒热，热多寒少，欲闭户牖而处，其病难已。"

（6）足厥阴之疟：《素问·刺疟》篇云："足厥阴之疟，令人腰痛，少腹满，小便不利，如癃状，非癃也，数便，意恐惧，气不足，腹中悒悒，刺足厥阴。"

### 9. 脏腑疟

（1）肺疟：《素问·刺疟》篇云："肺疟者，令人心寒，寒甚热，热间善惊，如有所见者，刺手太阴、阳明。"

（2）心疟：《素问·刺疟》篇云："心疟者，令人烦心甚，欲得清水，反寒多，不甚热，刺手少阴。"

（3）肝疟：《素问·刺疟》篇云："肝疟者，令人色苍苍然，太息，其状若死者，刺足厥阴见血。"

（4）脾疟：《素问·刺疟》篇云："脾疟者，令人寒，腹中痛，热则肠中鸣，鸣已汗出，刺足太阴。"

（5）肾疟：《素问·刺疟》篇云："肾疟者，令人洒洒然，腰脊宛转，大便难，目眴眴然，手足寒，刺足太阳、少阴。"

（6）胃疟：《素问·刺疟》篇云："胃疟者，令人且病也，善饥而不能食，食而支满腹大，刺足阳明、太阴横脉出血。"

《金匮要略》对疟疾的辨证施治，除针刺疗法外，尚开方药应用之先河，尤其对其病脉、证治论述甚详。如《疟病脉证并治》篇云："师曰：疟脉自弦，弦数者多热，弦迟者多寒。弦小紧者下之差，弦迟者可温之，弦紧者可发汗针灸也，浮大者可吐之，弦数者风发也，以饮食消息止之。"其方药的应用，有"病疟以月一日发，当十五日愈，设不差，当月尽解；如其不差，当云何？师曰：此结为癥瘕，名曰疟母，急治之，宜鳖甲煎丸。"篇中从寒热的程度，尚提出了瘅疟、温疟、牡疟不同的证型，而采用不同的方药。

## （二）证候与证治

### 1. 疟病证候

【原文】师曰：疟脉自弦，弦数者多热，弦迟者多寒，弦小紧者下之差，弦迟者可温之，弦紧者可发汗、针灸也。浮大者可吐之，弦数者风发也。以饮食消息止之。

【释文】"风发"，泛指邪气。"消息"，观察的意思。本条表述了疟疾的主证，并根据不同的脉证，论述了对疟疾的治疗原则。大凡疟疾的脉象多呈弦脉，故谓"疟脉自弦"。因病人体质及病情的不同，证有偏热或偏寒之差异，故曰"弦数者多热，弦迟者多寒"。脉弦小而紧的，其病在里，可用下法，可用温法；脉弦紧的，证属表寒，可用发汗或针灸疗法；脉浮大的，病在上，可用吐法。脉弦数的多由于热，热极必耗损胃中津液，此时可酌情选用适合病情的甘寒饮食来协助药物治疗。如梨汁、蔗浆，生津止渴之属，此即《素问·至真要大论》"风淫于内""以甘缓之"之谓也。

### 2. 疟病证治

#### （1）鳖甲煎丸证（痰瘀互结证）

【原文】病疟，以月一日发，当以十五日愈；设不差，当月尽解；如其不差，当云何？师曰：此结为癥瘕，名曰疟母，急治之，宜鳖甲煎丸。

【释文】"疟母"乃疟疾日久不愈，顽痰夹瘀，结于胁下，形成的痞块。又称疟积、母疟、劳疟。本病主要说明疟母形成的原因及其治法。对"病疟，以月一日发，当以十五日愈；设不差，当月尽解"之理，尤在泾注云："天气十五日一更，人之气亦十五日一更，气更则邪当解也。否则三十日天人之气再更，而邪自不能留矣。"对此李彣注云："传统七日为一周，十五日再传经尽，故疟当愈。"二者之解均源《黄帝内经》节气说，盖因五日为一候，三候为一气，十五日天道节气更移，则人身阴阳气血亦为变易，故十五日愈。若日久不愈，人身正气渐衰，疟邪假血依痰，结为癥瘕，居于胁下，即为疟母。予以鳖甲煎丸治之，以其攻补兼施，扶正祛邪之功而愈病。对此，尤在泾注云："鳖甲煎丸，行气逐血之药颇多，而不嫌其峻；一日三服，不嫌其急，所谓乘其未集而击之也。"

【方药】鳖甲煎丸方

鳖甲十二分（炙）　乌扇三分（烧）　黄芩三分　柴胡六分　鼠妇三分（熬）　干姜三分　大黄三分　芍药五分　桂枝三分　葶苈一分（熬）　石苇三分（去毛）　厚朴三分　牡丹五分（去心）　瞿麦二分　紫葳三分　半夏一分　人参一分　䗪虫五分（熬）　阿胶三分（炙）　蜂窠四分（炙）　赤硝十二分　蜣螂六分（熬）　桃仁二分

上二十三味，为末，取煅灶下灰一斗，清酒一斛五斗，浸灰，候酒尽一半，着鳖甲于中，煮令泛烂如胶漆，绞取汁，内诸药，煎为丸如梧子大，空心服七丸，日三服。

【按语】"乌扇"，即射干。"紫葳"，即凌霄花。鳖甲味咸性寒，入肝脾血分，既能滋阴清热，又能软坚散结，以治久疟。故在鳖甲煎丸方中任为主药，尚须清酒

（今多用黄酒）经灶下灰滤过，煮鳖甲烂如胶漆，绞取汁，取鳖甲入肝脾软坚化癥，灶下灰消癥祛积，黄酒活血通经，三者混为一体，共奏活血化瘀、软坚消癥之效。复以赤硝、大黄、䗪虫、蜣螂、鼠妇攻逐之品，以助破积消癥之力；柴胡、黄芩、白芍和少阳而涤达肝气；厚朴、射干、葶苈子、半夏行郁气而消痰癖；干姜、桂枝温中，与黄芩合用，以成辛开苦降之伍而解寒热；人参、阿胶补气养血而扶正气；桃仁、牡丹皮、凌霄花、蜂窠活血化瘀而去干血；瞿麦、石苇利水祛湿。诸药合用，乃攻补兼施，寒温并用之剂，对疟母内结，癥瘕积聚，实有攻邪不伤正，气畅血行，癥积内消之效。

鳖甲煎丸在《金匮要略》中，以其消癥祛积，化痰散结之功，而疗疟母。其候胁下有痞块，或寒热阵作，或疼痛，或拒按，舌暗紫或见瘀斑，脉涩或弦。五脏六腑之瘀血痰结皆可成癥，或在肝，或在脾，或在肾，或在肺，或在心，或在六腑，或在胞中。痛处坚硬而固定，推之不移，肌肉消瘦，饮食欠佳，或有寒热，而妇女或伴月经闭，故此非但用于疟母之候，而对于痰瘀互结而致肝脾肿大，妇科癥瘕积聚（如子宫肌瘤、卵巢囊肿、妇科炎块）、肾病水肿均有良效。对此之用，编者有"鳖甲煎丸的临床应用"一文，载入《柳少逸医论医话选》。

【验案】

疟疾案：《张聿青医案》：沈（左），久疟屡止屡发，刻虽止住，而食入不舒，左胁下按之板滞，胃少纳。脉濡，苔白质腻，脾胃气弱，余邪结聚肝络，拟和中运脾疏络。于潜术二钱炒，陈皮一钱，川朴一钱，制半夏一钱五分，沉香曲一钱五分，焦楂炭三钱，茯苓一钱，炒竹茹一钱，鳖甲煎丸一钱五分，开水先服。

产后感染案：梁某，女，29岁，1977年7月23日初诊。

产后行房，遂致感染。带下恶臭难闻，腹痛拒按，体温持续在38～39℃间，腹部膨胀，弥漫性触痛，口苦咽干，心烦易怒，大便干结，小便赤黄，舌苔黄腻，脉弦数。

此乃湿热瘀毒结于下焦，络脉瘀阻之证，故予以鳖甲煎丸易汤化裁。

处方：柴胡20g，黄芩12g，射干12g，炙鳖甲10g，鼠妇10g，大黄10g，桂枝12g，赤芍15g，芦根20g，葶苈子10g，石苇10g，瞿麦10g，牡丹皮12g，红参10g，制半夏6g，䗪虫15g，露蜂房6g，凌霄花10g，芒硝6g，地龙12g，红藤15g，虎杖15g，白花蛇舌草15g，半枝莲15g，半边莲15g，重楼15g，当归15g，生姜10g，大枣10g。水煎服。

另予生大黄30g，芒硝10g，醋延胡索15g，五倍子10g，苍术15g，黄柏15g，研末，淡醋调糊，敷脐中。

服药 10 剂，腹痛腹胀悉减，带下已少，大便通，小便利，仍予上方继服。又服药 10 剂，诸症悉除 [《柳少逸医论医话选》]

**黄疸案：** 王某，女，71 岁，2011 年 11 月 29 日初诊。

1 个月前全身出现黄疸，曾去省市多家医院就诊，未愈，今来诊。肝、胆、胰、脾、双肾彩超检查示：肝脏大小形态可，被膜连续，实质回声均匀，血管纹理清晰，门静脉不宽，肝内外胆管未见扩张。胆囊大小形态可，壁厚粗糙，腔内透声可。胰脾形态、回声正常。双肾大小形态可，右肾中部实质内探及大小约 3.0cm×2.8cm 囊性回声。超声波检查提示：①胆囊炎性表现；②右肾囊肿。现症见胸胁苦满，伴右胁痛，口苦，咽干，咳嗽，小便黄，大便干。既往有慢性气管炎病史。舌红略暗，苔薄白微黄，脉沉弦而数。

证属枢机不利，肝胆湿热，气化失司而致黄疸。治宜通达枢机，调和营卫，清利湿热。

处方：鳖甲煎丸易汤化裁。柴胡 30g，黄芩 15g，红参 10g，姜半夏 12g，桂枝 15g，炒白芍 15g，熟大黄 10g，厚朴 10g，牡丹皮 15g，虎杖 30g，重楼 20g，红藤 30g，䗪虫 15g，地龙 10g，水蛭 10g，鼠妇 10g，芦根 30g，葶苈子 15g，炒王不留行 15g，川牛膝 15g，瞿麦 10g，石苇 10g，凌霄花 10g，射干 10g，当归 10g，川芎 10g，天花粉 10g，炒苍术 12g，茵陈 30g，炮穿山甲 3g（研冲），制香附 10g，夏枯草 10g，生姜 10g，大枣 10g。水煎服。

2011 年 12 月 5 日复诊：患者口苦诸症减轻，原气管炎症状服药后愈，二便调。黄疸较前减轻，仍宗原意施治。上方加郁金 12g，槐耳 10g，续服 30 剂，病臻痊愈。[《柳少逸医论医话选》]

**水肿案：** 张某，男，63 岁，2012 年 5 月 20 日初诊。

胸闷、气短、头晕伴食欲不振、下肢浮肿半月余。

患者自述 2006 年劳累后出现头晕，并伴头痛、恶心、呕吐、意识不清等症状，休息后头晕症状缓解，患者及家属未予重视，亦未进一步检查与治疗。此后间断出现头晕症状。2008 年 10 月份，患者干农活时突然出现头晕，呈持续性，并伴有胸闷、气短、恶心，无呕吐，随即昏倒，休息后自行清醒，后就诊于某医院，测血压为 250/90mmHg，行相关检验及检查，诊断为双侧肾上腺增生、高血压病，予以口服降压药物治疗，效果不佳。2010 年 8 月自觉头晕症状加重，就诊于某医学院附属医院，查肌酐 231μmol/L，尿素氮 22.6mmol/L，并行相关检查，诊断为高血压病、左肾萎缩、左肾动脉狭窄、慢性肾脏病 Ⅲ 期，给予拜新同、海葵肾喜胶囊、呱唑嗪等药物治疗，血压控制一般。2012 年 1 月开始头晕症状较前明显加重，胸闷、气短、心慌症状也较前加重，查肌酐 269.2μmol/L，尿素氮 20.7mmol/L，给予左旋氨氯地平、氯沙坦等药物治疗，效果不佳。此后上述症状呈进行性加重，近半月患者感胸闷、气短、头晕、食欲不振较前明显加重，为求进一步治疗于今日来诊，以"慢性肾功能不全、高血压病"收入院。

证属肾元不足，枢机不利，气化失司，湿浊内郁，肾络瘀阻而致水肿。治宜调达气机，益气活血，祛湿化浊，利水消肿。

处方：鳖甲煎丸合五苓散易汤化裁。

炙鳖甲 12g，柴胡 12g，黄芩 10g，红参 10g，竹茹 15g，桂枝 12g，炒白芍 12g，赤芍 12g，熟大黄 10g，厚朴 10g，芦根 15g，葶苈子 10g，萹蓄 15g，石苇 10g，瞿麦 15g，射干 10g，凌霄花 10g，三七 10g，鼠妇 10g，当归 15g，川芎 15g，补骨脂 10g，云苓 20g，猪苓 15g，炒泽泻 30g，炒白术 15g，车前子 30g（包），黄芪 30g，知母 10g，炒桃仁 12g，红花 12g，丹参 15g，牡丹皮 10g，茯苓皮 20g，水牛角 10g，淫羊藿 12g，生姜 12g，大枣 10g，水煎服。

同时，以大黄 50g，芒硝 30g，牡蛎 30g，五倍子 15g，炒栀子 30g，当归 50g，川芎 30g，车前子 30g，共为细末，敷神阙穴，每日 1 次。

上方加减服药 42 剂后，诸症消失，查肌酐、尿素氮等指标在正常范围，续服 14 剂出院，嘱每日服金匮肾气丸、桂枝茯苓胶囊善后。[《柳少逸医论医话选》]

**肺癌案：**胡某，男，60 岁，2011 年 5 月 11 日初诊。

患者因发现颈部淋巴结肿大两月余，在某医学院附属医院诊断为左肺低分化腺癌广泛淋巴结转移、慢性萎缩性胃炎及Ⅱ度骨髓抑制，遂在该院行化疗，化疗后患者全身乏力，口淡无味，晚间口干，纳食不佳，睡眠差，入睡困难，自述病前每天睡眠三四个小时，巩膜黄染，舌暗，白苔，舌下静脉迂曲粗大，脉细微数。

证属枢机不利，气化失司，痰瘀交结。治宜通达枢机，调和营卫，化气通脉，豁痰散结。用鳖甲煎丸易汤加味。

处方：炙鳖甲 15g，炮山甲 6g，柴胡 15g，黄芩 10g，红参 12g，姜半夏 10g，桂枝 15g，炙白芍 12g，熟大黄 6g，黄芪 30g，穿破石 30g，黄精 15g，厚朴 10g，芦根 30g，葶苈子 12g，射干 10g，凌霄花 10g，当归 15g，白薇 15g，白英 15g，三七 10g，地龙 12g，鼠妇 10g，石苇 12g，萹蓄 12g，赤灵芝 12g，槐耳 12g，白花蛇舌草 15g，半枝莲 15g，半边莲 15g，九节茶 10g，八月扎 10g，干蟾皮 10g，海藻 15g，生姜 10g，大枣 10g。水煎服，每日 1 剂，早晚分服。

同时，予以紫龙膏外敷颈部淋巴结肿大处。

处方：紫草 10g，枯矾 10g，樟脑 10g，儿茶 10g，龙血竭 10g，炒苍术 10g，黄柏 10g，芦荟 10g。

制用法：紫草用香油炸枯，去渣取油备用。后七味共研细末，每次 10g，研入六神丸 10 粒，以紫草油调敷患处。

以上方加减服用汤剂 3 个月，辅以紫龙膏外用，患者颈部淋巴结消退，全身无不适症状。[《柳少逸医论医话选》]

**胃癌术后案：**刘某，女，30 岁，2012 年 3 月 23 日初诊。

胃癌切除术后月余，患者 1 年前因饮食不规律，时常出现胃脘部胀闷不适，有烧灼感，曾做钡餐透视检查示"胃炎"，服药物治疗未见明显好转。1 个月前因胃部烧灼感加重，到某医院做胃镜检查示胃癌，予以手术切除。因体质较差，未行化疗。患者面色萎黄，纳食呆滞，心下痞满，口苦咽干，胸胁苦满，睡眠可，二便尚调。舌质淡红，苔白，脉弱。

证属脾胃虚弱，胃津不足，胃络失养，孙络瘀阻，而致心下痞（胃癌术后）。治宜健脾和胃，养阴通络。用鳖甲煎丸易汤化裁。

处方：炙鳖甲 10g，柴胡 10g，黄芩 10g，姜半夏 6g，红参 10g，桂枝 15g，炒白芍 15g，炒白术 12g，云苓 15g，灵芝 12g，黄芪 15g，蟅虫 10g，炙何首乌 10g，瞿麦 10g，射干 10g，葶苈子 10g，干蟾粉 6g，黄精 10g，九节茶 15g，百合 10g，蜈蚣 3g，凌霄花 10g，白花蛇舌草 15g，半枝莲 15g，炒莱菔子 10g，白英 10g，白薇 15g，绞股蓝 15g，生姜 10g，大枣 10g，水煎服。

上方服用 30 剂，诸症大减，调以下方继服。

红参 6g，炒白术 10g，云苓 10g，灵芝 15g，黄芪 15g，蟅虫 10g，桂枝 15g，炒白芍 12g，炙何首乌 10g，黄精 12g，九节茶 15g，百合 10g，白花蛇舌草 15g，半枝莲 15g，白英 10g，白薇 15g，绞股蓝 15g，炒薏苡仁 15g，炒山药 15g，炒谷芽 10g，炒麦芽 10g，炙甘草 10g，生姜 10g，大枣 10g，饴糖 10g，水煎服。

上方续服 120 剂，心下痞悉除。[《柳少逸医论医话选》]

**【原文】**师曰：阴气孤绝，阳气独发，则热而少气烦冤，手足热而欲呕，名曰瘅疟。若但热不寒者，邪气内藏于心，外舍分肉之间，令人消烁肌肉。

**【释义】**烦冤，郁闷不舒之意。瘅疟，以但热不寒为主证之疟，又称暑疟、阳明瘅热。本条表述了瘅疟的病机和证候。阴气孤绝，阳气独发，是其主要病机。大凡因素体阳盛，阳胜则热，故发后表现为但热不寒。热盛伤气，胃失和降，故欲作呕吐。内外热盛，耗伤阴，故出现"消烁肌肉"之候。

（2）白虎加桂枝汤证（温疟热盛证）

【原文】温疟者，其脉如平，身无寒但热，骨节疼烦，时呕，白虎加桂枝汤主之。

【释文】《金匮要略疏义》云："温疟即瘅疟也。瘅本热之义。"本条表述了无寒但热之温疟的脉证及治法。"其脉如平"，意谓温疟患者证状具备，脉亦可不显弦象。身无寒但热，为内热不寒，均为内热盛的证候。但临床上，温疟亦有微恶寒之候，若同时见骨节烦痛，此为表邪未解。热伤胃气，故时时作呕。可用白虎加桂枝汤调之。

【方药】白虎加桂枝汤方

知母六两　甘草二两（炙）　石膏一斤　粳米二合　桂枝三两（去皮）

上锉末，每五钱，水一盏半，煎至八分，去滓，温服，汗出愈。

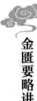

【按语】白虎汤在《伤寒论》中，原为阳明气分热盛证而设方，具清热生津之功。方中石膏，取其辛甘大寒，以制内盛之热；知母苦寒质润，其效一可助石膏清内盛之热，一以借苦寒润燥以滋阴；用甘草、粳米，既能益胃护津，又可防止石膏、知母性大寒伤中之偏，故诸药合用，以成清热生津之效。加桂枝以解表邪，并除骨节烦痛。

白虎加桂枝汤，乃《金匮要略》为温疟病而设方。方由白虎汤加桂枝而成。证见其脉如平，身无寒但热，骨节疼烦，时呕之候。又以其清热生津之功，而适用于湿热痹证，故可以治风湿性关节炎，类风湿关节炎。又因其有抗炎、镇痛、降温，及降低毛细血管通透性。尚可治疗现代医学之流行性出血热，钩端螺旋体病，荨麻疹而见气分热盛证者。

【验案】

谭某，男，31岁。患温疟，发作时微恶寒，继发高烧、头痛面赤、身疼、呕吐，持续约八小时之久，然后大汗自出，高烧始退，口渴喜冷饮，小便短赤，舌红无苔，脉弦大而数。前医曾用清脾饮，未效。此阳气独盛，阴气偏虚，治宜抑阳扶阴、清热抗疟，用白虎加桂枝汤：生石膏15g，知母10g，粳米10g，甘草5g，桂枝5g（去皮），栝蒌根15g，生牡蛎30g，服3剂，病势减轻，但仍发作，后用清中驱疟饮（首乌、党参、柴胡、黄芩、花粉、知母、贝母、醋炒常山、甘草）连服5剂，其疟遂止。[《金匮要略浅述》]

**（3）蜀漆散证（寒多牡疟证）**

【原文】疟多寒者，名曰牡疟，蜀漆散主之。

【释文】"牡疟"，寒多热少之疟。本条表述了寒多热少牡疟的证治。《金匮要略方析义》云："牡，《外台秘要》作牝。吴崑云：牝，阴也，无阳之名，故多寒，名牝疟。"盖因寒多热少，病属阴证，故称牡疟。大凡此类疟疾患者，多素体阳虚，起病后阳气不能外达肌表，故出现寒多热少的证候。对此证之治，《金匮要略心典》记云："疟多寒者，非真寒也。阳气为痰饮所遏，不得外出肌表，而但内伏心间。心，牡藏也，故名牡疟。"盖因蜀漆散具升阳退阴之功，故用之。

【方药】**蜀漆散方**

蜀漆（洗去腥）云母（烧二日夜）龙骨等分

上三味，杵为散，未发前以浆水服半钱匕。

温疟加蜀漆半分，临发时服一钱匕。

【按语】常山味苦辛，性微寒，故具辛甘苦降之功，寒能清热，故有截疟之功。蜀漆乃常山之幼苗，功与常山同，然其治疟之功则强于常山。方后有"温疟加蜀漆半分"，足见蜀漆乃治疟之专药。配以龙骨、云母，助阳扶正，镇逆安神，其理诚如尤在泾所云："取云母、龙骨者，以蜀漆上逆之猛，恐并动心中之神与气也。"

【验案】阙。

## 附《外台秘要》方：

【**牡蛎汤**】治牡疟。

牡蛎四两（熬）麻黄四两（去节）甘草二两蜀漆三两

上四味，以水八升，先煮蜀漆、麻黄，去上沫，得六升，内诸药，煮取二升，温服一升。若吐，则勿更服。

【**柴胡去半夏加栝蒌汤**】治疟病发渴者，亦治劳疟。

柴胡八两人参黄芩甘草各三两栝蒌根四两生姜二两大枣十二枚

上七味，以水一斗二升，煮取六升，去滓，再煎取三升，温服一升，日二服。

【**柴胡桂姜汤**】治疟寒多微有热，或但寒不热。服一剂如神。

柴胡<sub>半斤</sub>　桂枝<sub>三两（去皮）</sub>　干姜<sub>二两</sub>　栝蒌根<sub>四两</sub>　黄芩<sub>三两</sub>　牡蛎<sub>二两（熬）</sub>

甘草<sub>二两（炙）</sub>

上七味，以水一斗二升，煮取六升，去滓，再煎，取三升，温服一升，日三服。初服微烦，复服汗出便愈。

**按**：《外台秘要》之方，系宋代林亿等校正《金匮要略》时补入。非《金匮要略》原文，故不解之。本书唯附之以供参考。以下同。

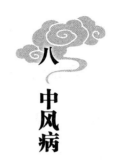

# 八 中风病

## （一）概说

　　中风病，病证名，又名卒中。是指猝然昏仆，口眼㖞斜，半身不遂，语言蹇塞为主要证候的一类疾病。《黄帝内经》根据其病因及不同的表现和阶段，又名击仆、大厥、薄厥、偏枯、偏风、身偏不用、风痱之名。如《素问·本病论》云："木运升天，金乃抑之，升而不前"，"民病卒中偏痹，手足不仁"。《灵枢·刺节真邪》篇云："虚邪偏客于身半，其入深，内居营卫，营卫稍衰，则真气去，邪气独留，发为偏枯。"《灵枢·九宫八风》篇云："其有三虚而偏中于邪风，则为击仆偏枯矣。"《素问·生气通天论》云："有伤于筋，纵，其若不容，汗出偏沮，使人偏枯。"他如《素问·风论》云："风中五脏六腑之俞，亦为脏腑之风，各入其门户所中，则为偏风。"《灵枢·热病》篇云："痱之为病也，身无痛者，四肢不收，智乱不甚，其言微知，可治，甚则不能言，不可治也。"《素问·本病论》篇云："子午之年，太阳降地"，"民病大厥"。《素问·调经论》篇云："血之与气并走于上，则为大厥，厥则暴死，气复反则生，不反则死。"《素问·生气通天论》篇云："阳气者，大怒则形气绝，而血菀于上，使人薄厥。"由此可见，中风之疾，多因正气亏虚，营卫失和，不能濡养筋脉脏腑所致，虽有时外受风邪成为发病之诱因，但绝非致病之主因。如《金匮要略·中风历节病脉证并治》篇所云："夫风之为病，当半身不遂，或但臂不遂者，此为痹。脉微而数，中风使然。"又云："中风痱，身体不能自收持，口不能言，冒昧不知痛处，或拘急不得转侧。"说明了中风的内因是血气亏虚，经脉瘀阻，闭塞不通之谓。其"痹"字，乃肢体偏废不用之意，非外感风寒湿邪所致之痹证。诚如《医经溯洄集》所云："中风者，非外来风邪，乃本气病也。凡人年逾四旬气衰之际，或因忧喜忿怒伤其气者，多有此疾。"

　　鉴于中风与历节两病，为与风有关的两种疾病，故张仲景在《金匮要略·中风历节病脉证并治》篇中，合为一篇论述之。

## （二）证候与证治

### 1. 中风病证候

【原文】夫风之为病，当半身不遂，或但臂不遂者，此为痹。脉微而数，中风使然。

【释文】《字汇》云："遂，从志也。不遂，即不从志之谓。""半身不遂"，即半侧肢体不能随意而动也。此乃《金匮要略·中风历节病脉证治第五》之首条。本条表述了中风一病之脉证。其主要证候是身体一侧不能随意运动，若病证较轻时，可能只出现一臂或两臂不能随意运动，此乃由经脉痹阻，瘀塞不通，以致气血不能畅行，筋脉失于濡养之故。"此为痹"，意谓其主要病机是因经脉痹阻。"脉微而数"，是气血亏虚之象。"中风使然"，意谓如见到上述脉证，便是中风病。对此，《金匮要略心典》尚云："风彻于上下，故半身不遂；痹闭于一处，故但臂不遂。以此见风重而痹轻，风动而痹着也。风从虚而入，故脉微；风发而成热，故脉数。曰中风使然者，谓痹病亦是风病，但以在阳者为风，而在阴者则为痹耳。"

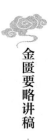

金匮要略讲稿

58

【原文】寸口脉浮而紧，紧则为寒，浮则为虚，寒虚相搏，邪在皮肤。浮者血虚，络脉空虚，贼邪不泻，或左或右，邪气反缓，正气即急，正气引邪，喎僻不遂。邪在于络，肌肤不仁；邪在于经，即重不胜；邪入于腑，即不识人；邪入于脏，舌即难言，口吐涎。

【释文】本条承上条陈述中风一病所出现的各种证候，故有中络、中经、中腑、中脏的不同，并对其病机加以阐述。中风病常见口眼喎斜一症，其脉象寸口多见浮紧。浮非表证，乃属血虚，亦即《血痹虚劳》篇"脉浮者，里虚也"之谓；脉紧一般主寒，但有时在虚证时亦可见此脉象。如《血痹虚劳》篇中指出阴阳两虚亦可见微紧之脉。由于气血本虚，更因运行不畅而致经脉痹阻，络脉失濡，若偶感外邪，深入不得宣泄，则经脉瘀阻更甚，营气不能畅通，络脉运行缓慢，但无邪之处，气血尚可运行，相对反见拘急；缓者为急者牵引，遂见口眼喎斜，此即"正气引邪"之谓。故中风病而见口眼喎斜，向左喎者邪反在右。

中风病的主要病机为经脉痹阻，若病变轻者，只是络脉受病，营气不能运行于肌表，以致肌肤麻木不仁；若病变较重者，则因经脉阻滞，气血运行不畅，以致肢体重着不易举动；若病势更重，影响及脏腑，即可见昏不识人，不能言语，口中吐涩等脏腑功能失调而严重紊乱的病候。

《金匮要略广注》注云："此节八个邪字，俱指中风言，以风邪无定在，而有中血脉中腑中脏之不同也。浮紧之脉，为寒虚相搏，邪在皮肤，所谓风则伤卫，寒则伤荣也。浮脉气张于外，则血自虚于中，脉者血之府，血虚则络脉空虚，贼邪不泻，即《经》云'邪之所凑，其气必虚'也。或左或右五句，俱指㖞僻言，邪气反缓，正气即急，以口两旁正气，原自不缓不急，本无偏胜，假若㖞僻向左，是右有邪气，经脉为之缓纵，故为左之正气牵急也；㖞僻向右，是左有邪气，经脉为之缓纵，故为右之正气所牵急也。正气引邪，言正气为邪气所引也。僻者偏者，㖞僻不遂，谓口角偏向，欲正不能，不遂其意也。络浅而经深，故邪在于络，肌肤不仁，经脉为邪气壅滞不利，故邪在于经，即重不胜，以上俱言邪中血脉也。其有中腑中脏者，则阳明内热，气多昏冒，故邪入于腑，即不识人；心之窍为舌，心之声为言，脾之窍为口，脾之液为涎，邪入于脏，舌即难言，口吐涎，是邪在心脾二脏也。"仲景未言及中风属何脏腑，李彣谓在心脾，而后世医家对中风一病的实践经验，认为此病患者多见于中年以后，因肝肾不足，气血虚衰者居多，此即《素问·调经论》"血之与气并走于上，则为大厥"之谓也。

【原文】寸口脉迟而缓，迟则为寒，缓则为虚。荣缓则为亡血，卫缓则为中风。邪气中经，则身痒而瘾疹，心气不足，邪气入中，则胸满而短气。

【释义】"身痒而瘾疹"即今所指的风疹块一类疾病，其候常突然皮肤出现瘾疹而作痒。由于风疹来去无定时，亦如风之突然而至，故在此连类述及。

脉迟而缓，迟为寒象，缓脉属虚，营虚则血亏，实乃营卫失和，气血不足所致，故谓"荣缓则为亡血"。卫虚则卫外机能减弱，易感受外邪，故谓"卫缓则为中风"。大凡营卫不足，再受外因诱发，极易导致本病。病情严重者，往往会伴有胸闷呼吸不畅，此即"心气不足，邪气入中"之谓也。

### 2. 中风病证治

**【侯氏黑散】** 治大风，四肢烦重，心中恶寒不足者。

菊花四十分　白术十分　细辛三分　茯苓三分　牡蛎三分　桔梗八分　防风十分　人参三分　矾石三分　黄芩五分　当归三分　干姜三分　芎劳三分　桂枝三分

上十四味，杵为散，酒服方寸匕，日一服。初服二十日，温酒调服，禁一切鱼肉大蒜，常宜冷食，六十日止，即药积在腹中不下也，热食即下矣，冷食自能助药力。

【按语】尤在泾认为："此方亦孙奇等所附，而去风除热补虚下痰之法具备。以为中风之病，莫不由是数者所致云尔，学者得其意，毋泥其迹也。"因此方非仲景《金匮要略》之内容，故不解之。

【方药】风引汤方：除热瘫痫。

大黄 干姜 龙骨各四两　桂枝三两　甘草 牡蛎各二两

寒水石 滑石 赤石脂 白石脂 紫石英 石膏各六两

上十二味，杵，粗筛，以韦囊盛之。取三指撮，井花水三升，煮三沸，温服一升。治大人风引，少小惊痫瘈疭，日数十发，医所不疗，除热方。巢氏云：脚气宜风引汤。

【按语】引《金匮要略心典》之解："此下热清热之剂，孙奇以为中风多以热起故特附于此款。中有姜、桂、石脂、龙、牡者，盖以涩驭泄，以热监寒也。然亦猛剂，用者审之。"

"三指撮"，即三指头一撮之谓。一撮相当于四刀圭，一刀圭相当于一方寸匕的十分之一。刀圭，古代取药末的器具。

【方药】防己地黄汤方：治病如狂状，妄行，独语不休，无寒热，其脉浮。

防己一分　桂枝三分　防风三分　甘草一分

上四味，以酒一杯，渍之一宿，绞取汁；生地黄二斤，哎咀，蒸之如斗米饭久；以铜器盛其汁，更绞地黄汁，和，分再服。

【按语】引《金匮要略心典》之解："狂走谵语，身热脉大者，属阳明也，此无寒热，其脉浮者，乃血虚生地，邪并于阳而然。桂枝、防风、防己、甘草，酒浸取汁，用是轻清，归之于阳，以散其邪；用生地之甘寒，熟蒸使归之于阴，以养血除热，盖药生则散表，熟则补衰，此煎煮法，亦表里法也。"

【方药】头风摩散方

大附子一枚（炮）　盐等分

上二味，为散，沐了，以方寸匕，已摩疢上，令药力行。

【按语】头风，系指发作性头眩头痛。此方适用阳虚头痛，或牙痛。

《金匮要略》治中风之方，为孙奇所附唐人之方。故《金匮要略广注》未附之。今以验案之治方补之。

【验案】

（1）中风

镇肝熄风汤证案：倪某，女，62岁，1951年12月6日就诊。

患者既往有高血压病及便秘史。早饭后，因与人"口角"，情绪激动，回家后遂诉说头部剧痛，眩晕甚，继见恶心呕吐，右侧肢体痿软失用，神志尚清，舌謇，急来院就诊。查：血压 160/100mmHg，右侧上、下肢活动不利，心烦，口謇，语言理解力尚存，面赤唇红，舌绛苔少，脉弦细而数。

证属肝肾之阴亏虚，肝阳上亢，脉络瘀阻而致中风。治宜滋阴潜阳，镇肝息风之法。师镇肝熄风汤意化裁。

处方：怀牛膝 30g，生赭石 30g（先煎），生龙骨 15g（先煎），生牡蛎 15g（先煎），生龟甲 15g（先煎），生白芍 15g，玄参 15g，天冬 15g，川楝子 6g，青蒿 6g，阿胶 10g（烊化），生地黄 10g，甘草 6g。水煎服。

12 月 9 日，服药 3 剂，血压正常，可言语，吐字不清晰，头痛、眩晕等候若失，由家人扶持，可下地行走，脉仍弦，原方加天麻 10g，女贞子 15g，旱莲草 15g，水煎服。

12 月 12 日，续服 3 剂，诸症豁然。予以《杂病证治新义》之加减羚羊角散以续治。

处方：羚羊角 6g，天麻 10g，钩藤 10g，龙胆草 6g，桑寄生 10g，川牛膝 6g，鸡血藤 10g，僵蚕 6g，全蝎 5 个，蜈蚣 1 条。共为细末，每次 10g，白水冲服，日 3 次。[《柳吉忱诊籍纂论》]

**按**：此案为高血压病患者，因情绪激动，血压突然增高而发脑卒中。此即《素问·生气通天论》所云："阳气者，大怒则形气绝，而血菀于上，使人薄厥。"此乃气血逆乱之病。对此，张景岳注云："相迫曰薄，气逆为厥，气血俱乱，故为薄厥。"《素问·调经论》云："血之与气，并走于上，则为大厥，厥则暴死。"由此可见，脑卒中之病机为"阳亢化风，气血逆乱"，则与中医"薄厥""大厥"之病相牟，且病势危急，极易"厥则暴死"。其治，吉忱公师《医学衷中参西录》之镇肝熄风汤治之。鉴于病机为"血之与气，并走于上"，故方中用怀牛膝引血下行，折其亢盛之肝阳；重剂赭石降逆平冲，以镇上行之腑气，共为主药。辅以龙骨、牡蛎、龟甲、白芍潜阳镇逆，柔肝息风。佐以玄参、天冬，壮水滋肝，清金抑木；青蒿清肝热而疏肝郁；麦芽疏肝和中；川楝子疏泄肝气；使以甘草调和药性。诸药合用，共成滋阴潜阳，镇肝息风之功。方加阿胶、生地黄，又寓《温病条辨》三甲复脉汤之伍，增其潜阳息风之效，尚兼滋阴通便之用，而解便秘。

二诊时，加女贞子、旱莲草、天麻，乃增其滋养肝肾，平肝息风之效。病近愈，以加减羚羊角散续治。

**人参汤证案**：孙某，男，51 岁。1950 年端午节前 1 日就诊。

患者于晨起突然昏倒，不省人事，口角㖞斜，流涎不止，肢体软瘫，目合口张，鼻鼾息微，大小便自遗，急来院就诊。查：血压 130/80mmHg，舌暗红，苔薄白，脉沉细。

此乃阳浮于上，阴竭于下，阴阳气不相顺接而成脱证，且有离决之势。治宜益气回阳，救逆固脱法，急予《金匮要略》人参汤合《伤寒论》四逆汤化裁。

处方：制附子 12g，红参 10g，干姜 10g，炒白术 12g，生黄芪 90g，赤芍 10g，当归 12g，地龙 10g，川芎 6g，桂枝 6g，桃仁 6g，红花 6g，竹沥 12g，石菖蒲 10g，炙甘草 10g。水煎服。

3 日后家人告知：服药 3 剂，神志清，但左侧肢体仍麻木，不能站立，舌强语謇，带有痰声，口眼㖞斜，脉仍沉细，师王清任法，予以补阳还五汤化裁，调方如下：

黄芪 120g，赤芍 10g，当归 10g，地龙 10g，川芎 10g，桂枝 10g，桃仁 10g，红花 10g，石菖蒲 10g，天竺黄 10g，人参 10g，制附子 10g，炒白术 10g，炙甘草 10g。水煎冲服牵正散（白附子、僵蚕、全蝎各等分），每次 6g。

继服三十余剂，言语清，面瘫愈，已能下地行走，然左侧肢体仍行走困难。予上方去附子，加鹿角胶 10g（烊化），龟甲胶 10g（烊化），巴戟天 10g，肉苁蓉 10g，水煎服。

续服二十余剂，家人欣然相告，病臻痊可。[《柳吉忱诊籍纂论》]

**按**：此案系公任栖东县立医院院长时之验案，乡里曾传为神奇，公亦留案以作传道解惑之用。其病机，公引《金匮要略》语解云："邪在于络，肌肤不仁；邪在于经，即重不胜；邪入于腑，即不识人；邪入于脏，舌即难言，口吐涎。"此案患者年过半百，积损成虚，时值平旦，阴阳失序，而成脱证。诚如明代王肯堂《证治准绳》所云："卒仆偏枯之症虽有多因，未有不因真气不周而病者。"故予以人参汤（人参、甘草、干姜、白术）、四逆汤（附子、干姜、甘草）回阳救逆，此即《金匮要略心典》"养阳之虚，即以逐阴"之解。二方之主药分别为人参、附子，名参附汤，乃闭证、脱证必用之效方；佐以补阳还五汤，乃师王清任补气活血祛瘀通络心法；牵正散祛风化痰通络，外风或内风之面瘫者皆可用之。故理、法、方、药朗然，而收奇效。

至于"传为神奇"说，公笑云："非医者之神奇也，亦非医药之神奇也，乃法之神妙也。昔吴尚先曾云：'医理药性无二，而法则神奇变幻，上可发泄造化五行之奥蕴，下亦扶危救急，层见叠出而不穷。'"

**补阳还五汤证案**：栾某，男，65 岁，1951 年 8 月 21 日就诊。

几日前即时有头痛，头晕，大便干燥，小便频数之症，未在意，亦未行治疗。

今晨起左侧上下肢活动不利，右侧口眼㖞斜，舌强语謇，口角流涎，神志尚清。查：舌质暗，苔薄白，舌下赤络粗长暗紫，脉涩而无力。体温、血压正常。

证属气虚血滞，脉络瘀阻之证。治宜补气活血，祛瘀通络。师补阳还五汤意治之。

处方：生黄芪120g，当归尾10g，赤芍10g，地龙10g，川芎10g，熟地黄12g，桃仁10g，红花10g，䗪虫15g，石菖蒲12g，乌梢蛇10g，僵蚕10g，蜈蚣10条，郁李仁12g，肉苁蓉15g。3剂，水煎服。

同时辅以手足阳明盛络刺，人中、委中点刺。

3日后复诊，家人代述，治后口眼㖞斜、语言謇涩缓解，无口角流涎之症。自今日起肢体作痛，此乃气血亏虚，筋脉失濡所致，予原方合入加味黄芪五物汤服之。

处方：生黄芪120g，当归尾12g，赤芍12g，白芍20g，桂枝10g，怀牛膝12g，川芎10g，桃仁10g，红花10g，地龙10g，䗪虫15g，石菖蒲12g，乌梢蛇10g，僵蚕10g，蜈蚣10条，生姜3片，大枣4枚为引。水煎服。

服上方10剂，已能下地行走，微跛，余症豁然。守方续服10剂，诸症悉除，病臻痊愈。[《柳吉忱诊籍纂论》]

**按：** 王清任之"补阳还五汤"，近代多视为中风后遗症半身不遂之用方。公谓本案患者在安静睡眠中发病，且意识清楚，当为西医脑血栓形成之疾，乃气虚血滞之证。不可予大秦艽汤疏风涤痰燥烈之品，以免辛温燥烈之性而损气伤血劫阴；亦不可予《古今录验》治中风痱之续命汤。当予王清任《医林改错》之补阳还五汤，以补气活血通络。方中重用黄芪，大补元气以起痿，益中气而固下元，则小便频数可愈；伍当归乃李东垣当归补血汤之用，大补脾肺元气以生气血之意；《成方便读》云："夫人之所赖以生者，血与气耳，而医家之所以补偏救弊者，亦惟血与气耳。故一切补气诸方，皆从四君化出；一切补血诸方，又当从引四物而化也。补气者，当求之脾肺；补血者，当求之肝肾。地黄入肾，壮水补阴，白芍入肝，敛阴益血，二味为补血之正药。然血虚多端，经脉隧道，不能滑利通畅，又恐地、芍纯阴之性，无温养流动之机，故必加以当归、川芎，辛香温润，能养血而行血中之气者以流动之。"公谓风中经络，半身不遂，不用大秦艽汤辛温燥烈之剂，以四物汤"以流动之"之意也；用一味大剂量黄芪，大补脾肺之元气，其功盖寓四君子汤之谓也。桃仁、红花增其活血通脉之力；地龙血肉有情之品，通络搜风而不劫阴，此乃王清任起痿之用心也。方加石菖蒲开窍益智；乌梢蛇、僵蚕、蜈蚣佐地龙以通经活络；郁李仁、肉苁蓉润肠而通腑。

服药3剂，病有起色，遂因气血亏虚，营卫失和而肢体酸楚疼痛，故公在其

《临床讲稿·中风》篇中谓："若中风瘫痪，血压正常者，以加味黄芪五物汤治之。"公谓此方乃和营之剂，助卫行之良方。

《灵枢·根结》篇云："不知根结，五脏六腑，折关败枢，开合而走，阴阳大失，不可复取。九针之玄，要在终始，故能知终始，一言而毕，不知终始，针道咸绝。"又云："太阳为开，阳明为合，少阳为枢……合折则气无所止息而痿疾起矣，故痿疾者，取之阳明。"盖因宗气为阳明所生，上行于喉间司呼吸，继而行气血于四肢而起痿。故公宗《灵枢·根结》之"阳明根于厉兑，结于颡大"，而有"足阳明根结刺"，取厉兑、头维；宗"足阳明根于厉兑，溜于冲阳，注于下陵，入于人迎、丰隆"，而有"足阳明盛络刺"，取厉兑、冲阳、解溪、人迎、丰隆；宗"手阳明根于商阳，溜于合谷，注于阳溪，入于扶突、偏历"，而有"手阳明盛络刺"，取商阳、合谷、阳溪、扶突、偏历。此即"治痿者独取阳明"之谓也。针刺足太阳经之合穴委中，督脉之人中，名"通阳二中方"，以益督通阳达卫而起痿。

张锡纯《医学衷中参西录》之加味黄芪五物汤，方由生黄芪30g，白术、当归、生杭芍各15g，桂枝尖、秦艽、广陈皮各10g，生姜5片组成，乃为治历节风证而设方。并谓热者，加知母；凉者，加附子；脉滑有痰者，加半夏。

**圣愈汤证案：** 林某，女，59岁。1951年8月28日就诊。

往有风湿性心脏病史二十余年，伴心房纤颤。于今晨起即感右侧上下肢瘫痪，伴胸闷，心动悸，关节酸痛，面色萎黄，自汗出，神志尚清，无口眼㖞斜，血压亦正常。查：舌淡红，苔薄白，脉沉细无力。

证属心脾两虚，营卫失和，脑络瘀阻之证。治宜补气血，和营卫，通脑络之剂。予以圣愈汤合加味黄芪五物汤治之。

处方：红参10g，黄芪90g，当归12g，川芎12g，熟地黄15g，赤芍15g，制白芍15g，桂枝12g，桃仁10g，丹参30g，地龙12g，䗪虫30g，水蛭10g，鼠妇10g，陈皮10g，怀牛膝15g，炙甘草10g，生姜3片，大枣4枚为引。水煎服。

灸内关、食窦、中脘、关元、足三里、冲阳、太溪、昆仑，手足阳明盛络刺。

7月31日，经治3日，肢体瘫痪之症悉减，然仍心动悸、胸闷。合入生脉饮意，原方加麦门冬30g，五味子10g，黄精30g，继服。

8月6日，续治6日，胸闷、心动悸已缓，上肢活动可，已能下地行走。守方续服。[《柳吉忱诊籍纂论》]

**按：** 本案患者有风心病及心房纤颤史，发病当为血栓脱落堵塞脑血管而致脑梗死。故公有圣愈汤合加味黄芪五物汤之治。圣愈汤乃李东垣为气血亏虚证而设之方，方以四物汤以养血活血通脉；脾为生化之源，肺主一身之气，脾肺气足，则一身之气皆旺，人参大补脾肺之元气，乃虚劳内伤之第一要药，单味用之，为《医方类聚》之独参汤，乃扶阳救阴之用方；黄芪味甘性温，质轻皮黄肉白，故清代黄宫绣谓其"能入肺补气，入表实卫，为补气诸药之最，是以有耆之称"，需补血者，可生用本品与当归同用，名当归补血汤。故圣愈汤寓四物汤、当归补血汤、独参汤诸方之效，故有益气养血起痿之功。方加桂枝倍芍药，乃仲景桂枝加芍药汤，具和营卫、益气血之用，可解肢体痿废挛痛；方合黄芪、牛膝、桃仁，为加味黄芪五物汤之伍，又增养肝肾之用；方加䗪虫、水蛭、鼠妇，以佐地龙活血通脉之功；《本草求真》谓陈皮"主脾肺，调中快膈"，"同补剂则补"，故配参、芪则助其益气之功，并使之补而不滞。故诸药合用，共成补气血、和营卫、通脑络之效，药用3剂即见初效。二诊时因其心动悸、胸闷之症未解，故方入麦门冬、五味子，与人参乃生脉饮之伍，为益气养阴濡心脉之治；《博爱心鉴》之保元汤，药由参、芪、肉桂、甘草组成，生脉饮与黄芪、桂枝、甘草为伍，乃成生脉保元汤之伍，为陈旧性心脏病阴阳俱虚证之用方。此案用黄精一味，公谓其味甘，性平，益脾，可使五脏丰盈，精充神固，甘润之味能养血，故为补益脾胃之圣品。土为万物之母，母得其养，则水火既济，金木调平，诸邪自去，而五脏安和。公名之曰"加味保元汤"，用之而心悸、胸闷诸候悉除。

其灸法，乃取宋·窦材灸法，此其补虚损之大法；手足阳明盛络刺，乃《内经》益气血、活络通脉之用方，公谓此乃通痹起痿必用之法。尤为中风后遗症之效方。

**育真通厥汤证案：** 李某，女，51岁，松山龙村人。1959年7月12日初诊。

3日前因劳作大汗出，继而突然昏倒，口吐涎沫，不省人事，全身活动不灵，喉有痰鸣之声，伴口眼㖞斜，四肢不温，昏睡不省，呼之不应，水食不入，舌苔白腻，脉沉缓而滑。

处方：当归10g，黄芪30g，麝香0.3g（冲），全蝎6g，川羌10g，川贝母6g，钩藤10g，生地黄10g，玄参10g，薄荷3g，胆南星6g，竹沥10g（冲），杏仁10g，甘草10g。水煎服。

7月18日：服药5剂，病情大有好转，神志清醒，已能识人，并能简单言语，但仍謇涩，给食已知下咽。原方续服。

7月24日：续服5剂，患者自己已能坐起，右侧肢体可以活动，但不灵活，大小便仍失禁。原方加大蜈蚣10条，水煎服。

8月2日：续治1周，诸症减轻，上下肢活动自如，口眼㖞斜已除，饮食、大小便亦正常。原方去羌活，蜈蚣减至1条（研冲），全蝎减至3g（研冲），续服，以善其后。[《牟永昌诊籍纂论》]

按：《素问·生气通天论》云："阳气者，烦劳则张，精绝，辟积于夏，使人煎厥。"明代王肯堂《证治准绳》云："卒仆偏枯之症虽有多因，未有不因真气不周而病者。"本案患者夏日劳作大汗出，遂"因真气不周"而病偏枯。故永昌公药用当归、黄芪，乃《内外伤辨惑论》之当归补血汤，以大补气血，以助"真气"；因大汗亡津，故有生地黄滋阴养血、玄参壮水育真之用；因风夹痰湿，上蒙清窍，内闭经络，故用羌活、钩藤、薄荷疏风通络，麝香开窍醒神，胆南星、川贝母、竹沥化痰开闭，全蝎舒筋通络、解痉通痹；杏仁佐当归、生地黄、玄参以润燥通便；使以甘草，其与黄芪并用，以助后天之本，而解虚损劳怯，元气不足之候；甘草伍生地黄有益气复脉之功。诸药合用，公名之曰"育真通厥汤"，仅服药5剂，则病见转机。因本案患者既有口㖞，又有偏枯，尚存挛痛，故三诊时加大蜈蚣佐全蝎，以成解痉、通痹、定搐之功。于是续治1周，而诸症减轻。因羌活气味辛烈，易于伤阴耗血，故四诊时去之。此案虽名中风，然急需祛风养血通厥治疗，此即永昌公不用《素问·病机气宜保命集》大秦艽汤之原因也。诚如明代王肯堂《证治准绳》所云："中风者，非外来风邪，乃本气病也。凡人过四旬，气衰者多有此疾，壮岁之际无有也。"

**大定风珠证案：**于某，女，49岁，教师。2013年3月4日初诊。

患者2013年2月7日突觉头晕，头痛，恶心，手麻木，持物脱手，家人拨打120急至市中心医院就诊，查血压160/100mmHg，颅脑CT示"右侧丘脑区脑出血并破入脑室"，住院治疗26天后好转出院。现意识清，双目略呆滞，无认知障碍，语言可，左侧肢体仍活动不灵，麻木，浅、深感觉减弱，饮水无呛咳，肩部、腰部疼痛，活动后疼痛加重，眠可，二便正常，但不能自理。舌质红，有裂纹，苔薄黄，脉细数。

证属肝肾阴虚，肝阳上亢，正气亏虚，脉络瘀阻。治宜滋阴潜阳，补气养血，通经活络。用大定风珠汤合补阳还五汤化裁。

处方：炙龟甲12g，生龙骨30g（先煎），生牡蛎30g（先煎），玄参15g，炒白芍18g，生地黄18g，麦冬18g，柏子仁15g，阿胶10g（烊化），水牛角15g，枸杞子15g，女贞子30g，旱莲草30g，石决明20g（先煎），地龙15g，穿山甲5g(研冲)，龟甲胶1片（烊化），鹿角胶1片（烊化），天麻15g，钩藤15g，槐角10g，醋大黄15g，玄驹12g，葛根30g，桑寄生12g，蜈蚣2条（研冲），黄芪60g，生姜10g，大枣10g，甘草10g。水煎服。

2013年3月19日：右侧手指仍屈伸不利，下肢可自行屈曲，但屈曲不充分，能左右摇摆。上方醋大黄改为10g，去阿胶，加淫羊藿15g，巴戟天10g，续服。

2013年3月30日：患者在家人的保护下可独自行走约20米，速度较慢，步态不稳。上肢大关节活动可，手指屈伸不利。中药继服，仍守滋阴潜阳、活瘀息风之法，调方如下：

炙龟甲 12g，生龙骨 15g（先煎），生牡蛎 15g（先煎），炒白芍 18g，生地黄 18g，麦冬 18g，柏子仁 15g，月见子 15g，水牛角 15g，枸杞子 15g，女贞子 30g，旱莲草 30g，丹参 30g，淫羊藿 15g，地龙 15g，龟甲胶 1 片（烊化），鹿角胶 1 片（烊化），天麻 15g，黄精 15g，百合 15g，桑寄生 12g，僵蚕 6g（研冲），蜈蚣 2 条（研冲），大全蝎 6 条（研冲），黄芪 90g，白参 10g，大枣 10g，甘草 10g，生姜 10g。水煎服。

2013 年 4 月 30 日：患者现左侧肢体活动可，能独立行走，生活能自理，语言清晰，眼神灵活，纳可，眠好，二便调，舌淡红，苔薄白，脉略沉。予下方以巩固疗效：

炙龟甲 12g，生牡蛎 15g（先煎），炒白芍 15g，生地黄 15g，麦冬 15g，柏子仁 15g，月见子 15g，枸杞子 15g，女贞子 15g，旱莲草 15g，丹参 30g，䗪虫 15g，地龙 15g，龟甲胶 1 片（烊化），鹿角胶 1 片（烊化），天麻 15g，槐米 10g，黄精 15g，百合 15g，桑寄生 12g，蜈蚣 2 条（研冲），大全蝎 6 条（研冲），黄芪 90g，白参 10g，大枣 10g，甘草 10g，生姜 10g。水煎服。[《柳少逸医案选》]

**按：**大定风珠出自《温病条辨》，原为温病后期，重伤阴液而设方。大定风珠由《伤寒论》之炙甘草汤加减衍化而成，今用治此案病人，取其滋阴复脉，平肝息风，任为主方。合入补阳还五汤，取其补气养血，通络祛瘀，以冀中风偏枯而愈。虫类诸药，活血通络化痰。故诸药合用，则肝肾得滋，阳亢得潜，肝风得息，脉络得通，而收效于预期。

**（2）面瘫**

**柴胡牵正汤证案：**孙某，女，58 岁，工人。2012 年 10 月 26 日初诊。

患者 5 天前感冒，3 天前出现左侧口角㖞斜，右侧面部发紧，活动不灵，喝水时水从右侧口角流出，患侧前额无皱纹，眼裂扩大，鼻唇沟变浅，口角下垂，笑时明显。右侧不能皱额、闭眼、鼓腮。舌红苔白，脉沉弦。

证属外感风寒，枢机不利，寒凝筋脉。治宜调达枢机，温经通络。用柴胡牵正汤加味。

处方：柴胡 30g，黄芩 30g，红参 10g，姜半夏 10g，荆芥 30g，防风 20g，白附子 10g，僵蚕 10g，大全蝎 10 条（研冲），蜈蚣 5 条（研冲），炙甘草 10g，生姜 10g，大枣 10g。水、黄酒各半煎服。

2012年10月31日：药后口眼㖞斜若失，再合入桂枝汤，以和营卫，实肌腠。

处方：柴胡30g，黄芩30g，红参10g，姜半夏10g，荆芥30g，白附子10g，防风20g，川芎15g，当归15g，桂枝12g，炒白芍15g，蜈蚣5条（研冲），全蝎6条（研冲），僵蚕10g，炙甘草10g，生姜10g，大枣10g。水、黄酒各半煎服。

2012年11月6日：药后病人欣然相告，病已痊愈。观之五官正，口角、额纹无异常。嘱灸合谷、足三里，以善其后。[《柳少逸医案选》]

**按：**面瘫，俗称"吊线风""㖞嘴风"，《灵枢》称"口㖞""卒口僻"，《金匮要略》称"口眼㖞斜"。《灵枢·经筋》云："卒口僻，急者目不合，热则筋纵，目不开，颊筋不寒，则急引颊移口，有热则筋弛纵，缓不收，故僻。"本患者因外感风寒，风中阳明经筋，而发面瘫。柴胡牵正汤，乃余业师牟永昌公之家传方，方由小柴胡汤合牵正散而成。邪犯经筋，郁于半表半里，故以小柴胡汤合桂枝汤，通达枢机，调和营卫，鼓邪外出；牵正散长于祛头面之风，通经络，止痉挛。

柴胡为伞形科植物柴胡或狭叶柴胡的干燥根，分别习称北柴胡（黑柴胡、硬柴胡）及南柴胡（红柴胡、细柴胡、软柴胡）。南柴胡，虽冠名"南"字，其实南北皆产。华北称软柴胡，东北称香柴胡，江苏称红柴胡，山东称麦苗柴胡。现代研究表明，柴胡中所含的柴胡皂苷有镇静、镇痛、镇咳、解热、抗炎、降胆固醇、降血压之功，还能促进肝细胞细胞核的核糖核酸及蛋白合成。软柴胡中之植物甾醇有升压作用，所含皂苷对肾小管有损害作用。故软柴胡用量过大，可致血压升高、恶心呕吐、水肿、少尿，甚至无尿。此即"医者竟不知药，则药之是非真伪全然不问，医者与药不相谋，而药之误多矣"。故余从不用南柴胡，即使使用北柴胡，若剂量大，或久用，多伍云苓、车前子，以防柴胡致肾毒害。另柴胡有使毛细血管扩张及发汗作用，若剂量过大，可使毛细血管破裂出血，或汗多亡阳虚脱，故临证又常与白及同用。小剂量6～12g，中剂量12～20g，大剂量30g以上。

**滋肾牵正方证案：**单某，女，72岁。2013年5月19日初诊。

左眼转动无力1个月。二十多年前有面瘫史，经余诊治而愈。患者自上月出现左眼外斜、上转、下转、内转均明显受限，外转到位，双眼睑轻度下垂，出现复视，双眼晶状体不均匀浑浊，自觉双眼干涩，于莱阳中心医院、烟台毓璜顶医院就诊，诊断为左眼动眼神经不全麻痹。舌红苔黄，舌下静脉粗长，脉沉细。

证属肝肾亏虚，枢机不利，筋脉瘀滞。治宜调达枢机，濡养肝肾，养血通脉。用滋肾牵正方化裁。

处方：柴胡20g，黄芩15g，红参10g，姜半夏10g，白附子10g，僵蚕6g，全蝎6条（研冲），蜈蚣1条（研冲），生地黄20g，百合10g，谷精草6g，炒决明子

10g，密蒙花 6g，白术 10g，当归 10g，五味子 10g，枸杞子 15g，女贞子 15g，旱莲草 15g，夏枯草 10g，酒制香附 10g，甘草 6g。每日 1 剂，水煎服。

2013 年 5 月 24 日：服药 5 剂，药后症状明显减轻。加桂枝汤调和营卫。

处方：柴胡 20g，黄芩 15g，红参 10g，姜半夏 10g，白附子 10g，僵蚕 6g，全蝎 6 条（研冲），蜈蚣 1 条（研冲），生地黄 20g，百合 10g，谷精草 6g，炒决明子 10g，密蒙花 6g，白术 10g，枸杞子 15g，女贞子 15g，旱莲草 15g，夏枯草 10g，酒制香附 10g，桂枝 12g，炒白芍 15g，炙甘草 10g，生姜 10g，大枣 10g。每日 1 剂，水煎服。

2013 年 5 月 29 日：药后诸症消失，眼球活动灵活，眼睑开闭自如。守方服药巩固疗效。3 个月后追访，未复发。[《柳少逸医案选》]

**按**：面瘫，有因面神经炎而致者，属外风所致；有因内风所致，多见于中风后遗症者。本案为"动眼神经不全麻痹"所致，亦属内风范畴。滋肾牵正方由滋肾生肝饮合柴胡牵正汤组成，滋肾生肝饮乃养肝肾、疏肝气之良剂，柴胡牵正汤由小柴胡汤合牵正散组成。因目为枢之窍，枢机不利，则目之开合失司，故主以小柴胡汤调达枢机，透理三焦；因"动眼神经不全麻痹"，故以牵正散通经活络。

### （3）风疹

《金匮要略》中风篇，有"邪气中经，则身痒而瘾疹"之文。故"风疹"也属中风病范畴。

**消风散证案**：郑某，女，17 岁，栖霞胜利村人。1959 年 1 月 4 日初诊。

脸面、躯干及上下肢起皮疹，而近 1 个月来，以上半身居多，奇痒，用手挠之"暴皮"，汗出则皮疹消退，夜间尤甚。曾注射氯化钙，服消炎药，多次治疗罔效，故请中医诊治。脉浮微数，苔薄微黄。

处方：防风 10g，荆芥 10g，当归 12g，金银花 10g，蒲公英 10g，连翘 10g，生地黄 10g，桂枝 10g，牡丹皮 6g，甘草 10g。水煎服。

1 月 6 日：服药 2 剂，病去大半，夜间可安然入寐。原方续服。

1 月 10 日：续服 1 剂，皮疹几乎全消，再服 2 剂，病告痊愈。[《牟永昌诊籍纂论》]

**按**：1958 年属戊戌年，为火运太过之年。对"五运之化"而致病，《素问·气交变大论》有："岁火太过，炎暑流行，金肺受邪……身热肤痛而为浸淫。"意谓火运太甚之年，火邪刑金伤肺，肌表之宣发失司，火郁而成浸淫疮。1959 年 1 月 4 日，乃戊戌年仲冬 25 日，终之气时，主气为太阳寒水，客气为太阳湿土，主胜客，寒气偏盛，则热邪被寒邪郁于肌表，瘾疹不得透达，此乃仲冬病发之由。夜属阴，寒气盛，故夜间尤甚。综上所述，发病之机理，正如《灵枢·刺节真邪》篇所云："虚邪之中也……搏于皮肤之间，其气外发，腠理开，毫毛摇，气往来行，则为痒。"故永昌公予以《外科正宗》之消风散易汤化裁治之。痒自风来，止痒必先疏风，故方中主以荆芥、防风疏风透表，以祛在肌表之风邪。"治风先治血，血行风自灭。"故辅以当归、生地黄、牡丹皮养血活血，清营润燥；甘草清热解毒，调和诸药，而为佐使。因该年乃火运太过之年，其治当以"火郁发之"为法，故方加金银花、连翘、蒲公英，以增其疏风清热解毒之功。因终之气寒气胜，故入冬加剧，其由正如《诸病源候论·风瘙瘾疹候》所云："邪气客于皮肤，复逢风寒相折，则起风瘙瘾疹。"故永昌公用桂枝，以其辛甘而温之性，而调和营卫，宣发肌腠，俾皮疹透达。故以诸药之效，药仅数剂，则病臻痊愈。此即"药者，钥也，投簧即开"之谓也。

**阳和汤证案：**栾某，男，40岁，栖霞县工人。1963年11月3日初诊。

患慢性荨麻疹两年余，曾用西药罔效，某中医师用消风散8剂亦无效。证见身起大小不等风疹块，疹块色白，瘙痒异常，遇冷则剧，得暖则缓，冬重夏轻，反复发作，劳累则甚。患者形体羸瘦，倦怠乏力，四肢逆冷，舌淡白苔薄，脉沉细。

处方：熟地黄30g，肉桂3g，麻黄6g，白芥子6g，当归15g，鹿角胶6g（烊化），桂枝9g，防风9g，炮姜3g，甘草9g。水煎服。

11月8日：服药4剂，风疹块逐渐消退，瘙痒递减。守方续服。

12月1日：续服10剂，病臻痊愈。[《牟永昌诊籍纂论》]

**按：**此案患者素体虚弱，肾阳不足，卫阳不固，风寒之邪乘虚侵袭，阻于肌肤，郁于血脉，致营卫不和，皮肤损伤，发为风疹块。故永昌公有阳和汤之施。方中重用熟地黄益肾填精，大补阴血，任为主药。鹿角胶为血肉有情之品，生精补髓，养血助阳；且鹿角胶为骨属，"禀纯阳之质，含生发之机"，能开肌腠，为辅药。佐以肉桂、炮姜温阳散寒而通血脉；麻黄、白芥子助姜、桂散寒导滞，化痰开结。甘草生用解毒，并调和诸药，任为使药。方中熟地黄、鹿角胶虽滋腻，然得姜、桂、麻黄、白芥子之宣通，则通而不散，补而不滞，乃寓攻于补之伍，相辅相成之剂。桂枝伍甘草，乃桂枝甘草汤；入当归以助养血通脉之用；防风辛温轻散，润而不燥，能散邪从毛窍出，故有"风药中之润剂"之誉。诸药合用，共奏温阳散寒、化痰开结之功，而成调和营卫、养血通脉之剂，则风邪得祛，虚阳得补，营卫得和，血脉得通，痰湿得除，而风疹消退，病臻痊愈。

**加味消风散证案：**崔某，男，39岁，农民。1974年7月3日就诊。

患者入夏于田间劳作，时值天气闷热，因恐下雨，又想劳作，遂心烦，继而全身皮肤瘙痒,出现风团,遂停止劳作急回家。时一阵凉风,大雨作,顿感神清,瘙痒亦缓。其后则遇热病剧,得冷症减,于是就医。因候诊心急,遂发瘾疹瘙痒。查风团色红,皮损于全身,略高于皮肤,大小形态不一,风团大至巴掌,小如芝麻粒,呈散发性,部分融合成环状、地图状。伴心烦,口渴,咽部不适。舌苔薄黄,脉浮数。

证属血热风燥,营卫失和,风热与气血相搏于肌肤而致瘾疹。宜疏风清热,和营凉血之治。予加味消风散调之。

处方:浮萍 12g、大青叶 12g、蒲公英 12g、荆芥 10g、防风 10g、独活 10g、地肤子 10g、白蒺藜 10g、金银花 12g、当归 12g、川芎 10g、生地黄 12g、赤芍 10g、苦参 10g、苍术 10g、陈皮 10g、蝉蜕 6g、甘草 3g。水煎服。

7 月 9 日,服药 4 剂,心烦口渴悉除,瘾疹偶发 1 次。守方继服。

7 月 13 日,续服 4 剂,诸症悉除,瘾疹未发。予以天王补心丹,早晚服。[《柳吉忱诊籍纂论》]

**按:** 本案之病,因皮肤出现瘙痒性丘疹风团,故有风疹、风疹块之名,又因发病时隐时现,故又名瘾疹,即现代医学所称的"荨麻疹"。究其原因,《素问·四时刺逆从论》有"少阴有余",病"隐轸"的记载。轸,即疹。意谓少阴君火之气有余,即火热之气有余,与人之气血相搏,而起瘾疹;《灵枢·本神》云:"所以任物者,谓之心。""心藏脉,脉舍神。"若心之操持繁重,心思缜密,心血暗耗,心火内盛,此亦"少阴有余"也。火邪搏于营卫,而致血燥生风,即《内经》"诸痛痒疮,皆属于心"之谓。此即清营凉血可治疮痒之理,亦即天王补心丹治瘾疹等皮肤病之理也。

本案之体征,为风热之邪搏于肌表,郁于皮肤致营卫失和,与气相搏,加之其人任物过重,心阴久耗,故起风团、风疹。其治吉忱公化裁《外科正宗》之消风散、《外科证治全书》之四物消风饮用之,名方曰"加味消风散"。方中浮萍、荆芥、防风、独活、白蒺藜疏风透表;大青叶、金银花、蒲公英清热解毒;苦参、苍术、陈皮、地肤子清热燥湿;四物汤清营和血,此即"治风先治血,血行风自灭"之谓也。于是,以其疏风养血,清热解毒,燥湿泻火之功,而收效于预期。天王补心丹乃愈后之施,养血安神,清热除烦之用,解"任物"之劳,俾心火不亢,"少阴有余"之疾不生也。

大凡因风毒之邪犯人,与湿热之邪相搏,内不得疏泄,外不得透达,郁于肌肤而发,则见皮肤瘙痒,或水液流溢。故谓痒自风来,从而有"消风"之治。名"消风散"者,有《外科正宗》方,《医宗金鉴》方同此,药有荆芥、防风、当归、生地黄、苍术、知母、蝉蜕、苦参、胡麻仁、牛蒡子、石膏、木通、甘草，乃湿热风毒蕴于肌肤、血分之用方；有《太平惠民和剂局方》方，药有荆芥、防风、蝉蜕、川芎、人参、茯苓、僵蚕、藿香、羌活、厚朴、甘草，乃主治诸风上攻头目、项背拘急、瘾疹之用方；有《证治准绳》方，药有石膏、荆芥穗、防风、当归、川芎、川羌、甘草、甘菊、羚羊角、大豆卷、甘草，主治妊娠肝热上攻，致头、胸诸症；有《沈氏尊生书》方，为脾热风湿证而设方，药用茯苓、蝉蜕、川芎、僵蚕、人参、藿香、防风、荆芥、甘草。而《外科证治全书》之四物消风饮，药有当归、生地黄、赤芍、川芎、荆芥、薄荷、蝉蜕、柴胡、黄芩、甘草，功于养血和血，通达气机，疏风清热，乃为素体血虚，枢机不利，风热外客，皮肤游风，瘾疹瘙痒，及劳伤冒风而设方。公尤重此方，谓其寓四物汤、小柴胡汤、消风散诸方之效，故名"加味消风散"。

**麻黄连轺赤小豆汤证案：**王某，女，37 岁，教师。1978 年 7 月 11 日初诊。

患者泛发红色豆瓣状风团，扁平隆起，口干怕热，心烦不宁，皮肤灼热，奇痒 3 天，舌红苔黄，脉浮滑。

证属风热郁于肌肤，不能透达。治宜散风清热，透理三焦。

处方：麻黄 6g，杏仁 6g，连翘 12g，赤小豆 30g，桑白皮 30g，蝉蜕 10g，浮萍 6g，防风 6g，荷叶 6g，白蒺藜 15g，当归 12g，赤芍 15g，生地黄 15g，甘草 6g，生姜 3 片，大枣 4 枚。水煎服。

复诊：1978 年 7 月 15 日。服上方 5 剂，诸症大减，仍宗原意，上方加牡丹皮 10g，赤芍 10g。

三诊：1978 年 7 月 20 日。连进 4 剂，诸症悉除，予以升麻 3g，苍耳子 6g，荷叶 6g 煎汤作饮，服用 1 周，以善其后。[《柳少逸医论医话选》]

**按：**此案为风邪郁表而致风疹，故有麻黄连轺赤小豆汤之用，以其外解表邪，内清里热而建功。方加当归、赤芍之属，乃"治风先治血，血行风自灭"之义也。

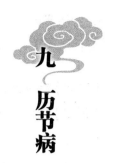

九 历节病

## （一）概说

历节病，病证名，又称历节风、白虎风、白虎历节、痛风。是风寒湿邪侵入经脉，流注关节所致。痛历遍身百节，乃痛痹之甚者。病名首见于《金匮要略·中风历节病脉证并治》篇，并记云："病历节不可屈伸疼痛，乌头汤主之。"该篇又云："诸肢节疼痛，身体尪羸，脚肿如脱，头眩短气，温温欲吐，桂枝芍药知母汤主之。"对历节病之病因病机，尚有"盛人脉涩小，短气，自汗出，历节痛不可屈伸，此皆饮酒汗出当风所致"之论。此乃湿盛阳虚的临证表现。故《圣济总录》记云："历节风者，由血气衰弱，为风寒所侵，血气凝涩，不得流通关节，诸筋无以滋养，真邪相薄，所历之节，悉皆疼痛，故为历节风也。痛甚则使人短气汗出，肢节不可屈伸。"此即《黄帝内经》"邪之所凑，其气必虚""邪之所在，皆为不足"之谓也。

## （二）证候与证治

### 1. 历节病证候

【原文】寸口脉沉而弱，沉即主骨，弱即主筋，沉即为肾，弱即为肝，汗出入水中。如水伤心，历节黄汗出，故曰历节。

【释文】本条表述了历节病的成因及其主要脉证。《灵枢·五色》篇云："肝合筋""肾合骨也"。《素问·痿论》云："肝主身之筋膜"，"肾主身之骨髓"。《素问·调经论》云："肝藏血。"肾主骨，维系人身之元气；肝主筋而藏血。肾气不足，所以脉沉；肝血不足，所以脉弱。寸口脉沉而弱，正为肝肾不足之候。汗出腠理开，因入水中，水气内侵，郁为湿热，伤及血脉，浸淫筋骨，流入关节，阻碍气血畅通，致周身关节皆痛，且痛处出黄汗，故名历节。对此尤在泾有"此为肝肾先虚，而心阳复郁，为历节黄汗之本也"之论。由此可见，肝肾先虚为历节之本，水气内侵为致历节之标。故其治当究其本，不可专治其标。

【原文】趺阳脉浮而滑，滑则谷气实，浮则汗自出。

【释文】《金匮要略广注》云："历节病不独外感风湿，而又有内伤谷气者之所致也。趺阳，胃脉也，诊在冲阳。"故趺阳以候胃气，脉滑为谷气实，谷气实则内热盛；脉浮为风，风性疏泄，则腠理开；而内热盛而腠理亦开，故自汗出。假若汗出当风，或汗出入水中，内外相感，均可发为历节病。

【原文】少阴脉浮而弱，弱则血不足，浮则为风，风血相搏，即疼痛如掣。

【释文】《金匮要略广义》云："此历节病之因血虚而致也。少阴，肾脉也，诊在太溪。"趺阳脉，属胃脉；而太溪脉，属肾脉，以候足少阴经之病候；神门寸口，以候手少阴心之病候。本条表述了气血虚，风邪入侵而发历节病。脉弱是血气不足之象，脉浮为有风邪之兆，乃血气不足，风邪乘虚而入之由，正如《素问·口问》篇所云："邪之所在，皆为不足。"邪气内入，营血愈耗，不能濡养筋骨，风气与血气相搏于其间，所以关节掣痛，不能屈伸。其治当养肝肾，和营卫，益气血，强筋骨，此即"治风先治血，血行风自灭"之谓也。

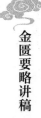

【原文】盛人脉涩小，短气，自汗出，历节疼痛，不可屈伸，此皆饮酒汗出当风所致。

【释文】本条表述了湿盛的体质，饮酒汗出当风，是导致历节病的病因病机之一。肥盛之人，气血一般是旺盛，脉象不应涩小，今见涩小、短气、自汗，是湿盛的表现。盖因湿盛于内，阳气必衰，脉亦搏动无力，故见"脉涩小"状态。阳气不足，故见"短气"。阳虚不能护外，故"汗出"。此乃因饮酒出汗，腠理大开，风邪犯之与湿相合，流注关节，故见"历节疼，不可屈伸"。本条虽未出方，据脉证合参，法当温经复阳，祛风驱湿，故可予桂枝附子汤或甘草附子汤治之。

综观上述三条之病因，尤在泾解云："合三条观之，汗出入水者，热为湿郁也；风血相搏者，血为风动也；饮酒汗出当风者，风湿相合也。历节病因，有是三者不同，其为从虚所得则一也。"此即《素问·评热病论》"邪之所凑，其气必虚"之谓也。故其治当宗《素问·刺法论》："正气存内，邪不可干。"即扶正为本，祛邪为标。

## 2. 历节病证治

### （1）桂枝芍药知母汤证（本虚标实风湿证）

【原文】诸肢节疼痛，身体尪羸，脚肿如脱，头眩短气，温温欲吐，桂枝芍药知母汤主之。

【释文】"尪羸"，《金匮正文》云："尪，弱也，短少也。""羸……瘦也，困也。"《脉经》作"魁瘰"，关节肿大之谓也。本条论述了风湿偏胜的治法。对此，《金匮要略广注》注云："此历节由气血两虚而致者也。风湿相搏，四肢节节皆痛，即历节病也。身体尪羸，邪盛正衰也；脚肿如脱，气绝于下也；头眩短气，气虚于上也；温温欲吐，气逆于中也。此三焦气血两虚，故本汤主祛风湿而温气血。""本汤"，即桂枝芍药知母汤。

【方药】桂枝芍药知母汤方

桂枝四两　芍药三两　甘草二两　麻黄二两　生姜五两　白术五两　知母四两　防风四两　附子二两（炮）

上九味，以水七升，煮取二升，温服七合，日三服。

【按语】对该方之解，《金匮要略心典》谓桂枝芍药知母汤，方中"桂枝、麻黄、防风，散湿于表；芍药、知母、甘草，除热于中；白术、附子，驱湿于下；而用生姜最多，以止呕降逆，为湿热外伤关节，而复上冲心胃之治法也"。

桂枝芍药知母汤，以其温阳通痹，清热益血之功，而适用于阳虚寒湿郁热之痹证，即本虚标实之风湿证。故本方可治疗现代医学之风湿性关节炎，类风湿关节炎而具上证者。

【验案】

例1：胡某，女，18岁，乳山人。1976年8月16日就诊。

患者发病时左手小指痛，后食、中、次指亦痛，继而腕部肿起变硬而痛，右脚踝、右手腕及左脚踝均肿痛，走路蹒跚，持物不便，面色萎黄，月经数月未潮，饮食尚可，大便常稀，发作时局部发热有灼痛感，病程1年。西医诊为类风湿关节炎。舌淡无苔，六脉沉濡而弱。

证属阴血亏虚，风寒湿邪蕴结脉络，湿渍关节发为尪痹。治宜调和营卫，祛风胜湿，温经宣痹，佐以养血清热。师桂枝芍药知母汤意化裁。

处方：黄芪30g，桂枝10g，赤芍10g，麻黄10g，姜黄10g，白芷12g，茯苓15g，独活10g，当归12g，熟地黄15g，知母10g，苍术12g，黄柏10g，薏苡仁30g，防风12g，牛膝10g，威灵仙10g，没药10g，茜草10g，海桐皮12g，木瓜

10g，生姜3片，大枣4枚。水煎服。

另予柏子仁120g，白芷30g，捣为末，淡醋调糊，敷病患处。

8月22日，服药4剂后肿处渐消，舌淡无苔，脉沉涩。予以原方合活络效灵丹加味治之：当归15g，丹参30g，乳香6g，没药6g，羌活10g，川芎12g，皂角刺10g，海风藤20g，鸡血藤20g，络石藤20g。以成活血通络止痛之功。

9月16日，上方续服20剂，诸症悉除，病臻痊愈。[《柳吉忱诊籍纂论》]

**按**：本案患者之临床见证，乃阴血亏虚，风湿兼热之痹，或云为虚实寒热错杂之风湿历节证。故公以《金匮要略》之桂枝芍药知母汤加威灵仙，以成祛风胜湿，温经通痹，滋阴清热之用；辅以四物汤、活络效灵丹、牛膝、茜草，养肝肾，营血脉，以养血通络；二炒散、海桐皮、独活、白芷，清利湿热，而消关节肿痛。诸方诸法施之，则虚实寒热错杂之痹得除。

曹颖甫先生尚云："夫治病者，必先识病，愚者察同，智者察异。"今谓公为智者，在于其临床辨证缜密，理、法、方、药朗然，一丝不苟之谓也，诚如清代张睿所云："欲查病者，务求善方；欲善方者，务求良法。"

**例2**：丁某，男，37岁，海阳人。1994年3月6日就诊。

患者全身小关节游走性疼痛，以双指间关节为著。服止痛片或推拿后略减。于1993年在莱阳中心医院查类风湿因子强阳性，诊为"类风湿关节炎"，予以免疫抑制剂控制症状，停药即疼痛加剧，故求中医治疗。现双手近指端关节肿痛，伴全身小关节游走性灼痛，活动即疼痛加剧，时骨节烦痛，掣痛不得屈伸，触之则痛剧。纳可，二便调，舌绛红中有裂纹，苔薄黄，脉弦。

证属肝肾不足，营卫失和，脉络痹阻，而致历节风。治宜益元荣骨，舒筋通络，调和营卫，予桂枝芍药知母汤加味。

处方：桂枝20g，炒白芍30g，赤芍15g，知母12g，牡丹皮12g，地骨皮12g，鹿角胶10g（烊化），熟地黄20g，当归15g，麻黄10g，炮姜3g，黄芪40g，穿山龙30g，伸筋草15g，透骨草15g，猫爪草12g，雷公藤12g，地龙15g，羌活10g，独活10g，制附子60g（先煮沸60分钟），威灵仙10g，玄驹30g，全蝎10g，炙甘草10g，生姜10g，大枣10g。水煎服。

5月10日，服中药2个月，四肢关节肿胀减轻，晨起或劳累后，双手指关节自觉略肿胀，微痛，休息后好转，舌淡红苔白，脉沉弦。予乌头汤合乌头桂枝汤、当归补血汤、阳和汤意化裁。

处方：麻黄10g，白芍15g，黄芪30g，制川乌12g，当归15g，熟地黄20g，桂枝10g，鹿角胶10g（烊化），玄驹10g，地龙12g，白芥子6g，炮姜3g，猫爪草

10g，伸筋草 15g，透骨草 15g，豨莶草 15g，臭梧桐 10g，穿山龙 12g，炙甘草 10g，生姜、大枣各 10g。水煎服。

6月15日，续服 1 个月，关节肿痛悉除，查类风湿因子阴性。予以独活寄生汤续服，以固疗效。[《柳吉忱诊籍纂论》]

**按**：《灵枢·寿夭刚柔》云："病在阳者，名曰风。病在阴者，名曰痹。"《素问·宣明五气》云："邪入于阴则痹。"此即肝肾亏虚，营卫失和，脉络痹阻之谓也。对此，《景岳全书》云："诸痹者皆在阴分，亦总由真阴衰弱，精血亏损，故三气得以乘之。经曰'邪入于阴则痹'，正谓此也。是以治痹之法，最宜峻补真阴，使气血流行，则寒邪随去。"故药有熟地黄、鹿角胶、黄芪、当归，养肝肾、益气血之用。《素问·痹论》云："风寒湿三气杂至，合而为痹。其风气胜者为行痹，寒气胜者为痛痹，湿气胜者为着痹也。"此案之证，三邪俱存也，故辅以《金匮要略》之甘草附子汤（甘草、附子、白术、桂枝），祛风散寒，燥湿止痛之用。风湿流注关节，气血通行不畅，故肢节疼痛肿大；风寒湿邪外袭，渐化热伤阴，而成寒热杂合之痹，故有桂枝芍药知母汤之治。方中桂枝麻黄祛风通阳，附子温经散寒止痛，白术、防风祛风胜湿，知母、芍药养阴清热，生姜、甘草和胃调中。本案之治方，寓桂枝芍药知母汤、当归补血汤、阳和汤、甘草附子汤四方之效。药加穿山龙、地龙、玄驹、全蝎为舒筋通络止痛之用；羌活、独活、威灵仙乃增其疏风散寒祛湿之功。

经治 2 个月，关节肿痛悉减。故予当归补血汤大补气血以和营卫；阳和汤温阳解凝，蠲痹通络；乌头汤温经散寒，除湿止痛；乌头桂枝汤除寒湿，和营卫为续治之方。

**例3**：路某，男，45 岁，2011 年 7 月 18 日初诊。

全身小关节游走性疼痛 4 年，2007 年始觉肩部疼痛，服止痛片，推拿后略减。2009 年在莱阳中心医院查类风湿因子 628IU/L，诊为"类风湿关节炎"。予以免疫抑制剂来氟米特片控制症状，2010 年冬天因转氨酶升高而停药，今求中医治疗。现手近指间关节肿痛，伴全身小关节游走性灼痛，略活动则疼痛加重，胃脘部有灼热感，无明显反酸、嗳气、胀痛。纳可，眠可，二便调。舌绛红，中有裂纹，苔薄黄，脉弦。

证属肝肾不足，营卫失和，脉络痹阻，而致历节风。治宜益元荣骨，舒筋通络，调和营卫。用桂枝芍药知母汤加味。

处方：桂枝 20g，炒白芍 30g，炒白术 12g，地骨皮 12g，知母 12g，鹿角片 15g，熟地黄 20g，肉桂 10g，麻黄 10g，白芥子 6g，干姜 3g，黄芪 40g，穿山龙 30g，伸筋草 15g，透骨草 15g，猫爪草 12g，雷公藤 12g，地龙 15g，土鳖虫 15g，羌活 10g，独活 10g，制附子 60g（先煎 60 分钟），防风 15g，威灵仙 10g，玄驹 30g，全蝎 10g，甘草 10g，生姜 10g，大枣 10g。水煎服。

10 月 19 日：服中药 3 个月，现四肢关节肿胀轻，晨起或劳累后，双手指间关节略肿胀，微痛，休息后好转。舌淡红，苔白，脉沉弦。调方如下：

桂枝 20g，炒白芍 30g，制附子 15g（先煎），麻黄 20g，赤芍 15g，炒苍术 15g，猫爪草 10g，穿山龙 30g，伸筋草 15g，透骨草 15g，络石藤 15g，鸡血藤 15g，桑枝 30g，豨莶草 15g，臭梧桐 15g，黄芪 30g，熟地黄 20g，肉桂 6g，鹿角片 15g，当归 10g，川芎 12g，炙甘草 10g，生姜 10g，大枣 10g。水煎服。

2012 年 1 月 2 日：症状大幅缓解，关节无肿胀疼痛。予以调方继服：

桂枝 20g，炒白芍 30g，制附子 15g（先煎），麻黄 20g，炒白术 15g，猫爪草 10g，穿山龙 30g，伸筋草 15g，透骨草 15g，络石藤 15g，鸡血藤 15g，桑枝 30g，黄芪 30g，熟地黄 20g，鹿角片 10g，当归 10g，桑寄生 12g，木瓜 12g，地龙 12g，生姜 10g，大枣 10g，炙甘草 10g。水煎服。

2012 年 1 月 18 日，现关节游走性疼痛消失，四肢关节活动自如，实验室检查均正常，以黄芪桂枝五物汤善后。[《柳少逸医案选》]

**按**：类风湿关节炎，属中医"尪痹"范畴，以关节病变为主，为自身免疫性疾病。本案属寒热错杂之风湿历节证，故主以桂枝芍药知母汤祛风除湿，温经宣痹，滋阴清热，辅以阳和汤温阳解凝，蠲痹通络。待其郁热得清，关节灼痛得解，则以黄芪桂枝五物汤治之。药用三草、三藤、二活、二虫，增其祛风胜湿、温经通络之功；桑寄生、木瓜佐熟地黄、鹿角胶，增其养肝肾、濡筋骨之用。因为病因病机错杂之难愈顽疾，故方中套方，乃"使其自累，以杀其势"之连环计用药式。此即"医之用药，如将之用兵，陈年顽疾，若韩信用兵，多多益善也"。

【原文】味酸则伤筋，筋伤则缓，名曰泄。咸则伤骨，骨伤则痿，名曰枯。枯泄相搏，名曰断泄。荣气不通，卫不独行，荣卫俱微，三焦无所御，四属断绝，身体羸瘦，独足肿大，黄汗出，胫冷，假令发热，便为历节也。

【释文】"四属断绝"，意谓四肢得不到气血的营养。本条论述了人因过食酸咸，内伤肝肾所致的历节病的证候，及与黄汗病的区别。对此，《金匮要略心典》解云："此亦内伤肝肾，而由于滋味不节者。枯泄相搏，即筋骨并伤之谓；曰断泄者，言其生气不继，而精神时越也。营不通，因而卫不行者，病在阴而及于阳也。不通不行非壅而实，盖即营卫涸流之意。四属，四肢也。营卫者，水谷之气，三焦受气于水谷，而四肢禀气于三焦，营卫微，则三焦无气而四属失养也。由是精微不化于上，而身体羸瘦，阴浊独注于下，而足胫冷，黄汗出，此病类似历节黄汗，而实非水湿为病，所谓肝肾虽虚，未必便成历节者是也。而虚病不能发热，历节则未有不热者，故曰假令发热，便为历节。"

### （2）乌头汤证（寒湿偏胜证）

**【原文】** 病历节不可屈伸，疼痛，乌头汤主之。

**【释文】** 此条表述了寒湿偏胜之历节病证治。寒气胜者为痛痹，寒湿留注关节，故疼痛不可屈伸，且痛处寒而不热，脉象沉细，形体羸瘦，故有乌头汤以养正祛邪。

**【方药】** 乌头汤方：治脚气疼痛，不可屈伸。

麻黄 芍药 黄芪各三两　　炙甘草　川乌五枚（㕮咀），以蜜二升，煎取一升，即出乌头

上五味，㕮咀四味，以水三升，煮取一升，去滓，内蜜煎中，更煎之，服七合，不知，尽服之。

**【按语】** 方以麻黄通阳开痹，乌头驱寒逐湿，芍药、甘草乃酸甘化阴之伍，开血痹而通经脉，俾营卫和，使阴阳宣通而气血畅行。盖因麻黄发汗力猛，故佐黄芪实卫气以制其太过；乌头有毒，用白蜜之甘以缓之，使寒湿之邪微汗出而解，俾寒湿之邪去而正不伤。对该方之施，李彣记云："麻黄去荣中寒邪，泄卫中风热，更用黄芪实卫，芍药和营，甘草养正泻邪，不用附子而用乌头者，以病在筋骨营卫间，附子温中不若乌头走表也，恐其性烈，故用蜜煎解毒，又取甘以缓之之义。"

乌头汤，乃《金匮要略》为气虚痹证而设方。以其益气蠲痹，宣发营卫，温经通络之功而取效。故可用于风湿痹痛，骨质增生，腰肌劳损诸疾。尤对风湿性关节炎、类风湿关节炎而具上证者尤效。

**【验案】**

潘某，女，57，栖霞朱奎村人。1958年11月8日初诊。

患者于1957年10月，因关节肿痛诊为风湿性关节炎，经西药治疗未见好转，复经针灸治疗亦未见显效。后于1958年4月份延牟师永昌公接诊。查脉沉有力，两膝及右侧肘、腕、指关节皆肿痛，动则痛剧，行走足跛。予《千金方》独活寄生汤、《百一选方》蠲痹汤，先后二十余剂，收微效。患者今日因病剧而复请永昌公诊治。

证见两膝关节肿大，腕、肘关节肿胀挛痛，十指关节皆肿大，不能持物，走路跛行痛剧。寸关脉沉弦，尺脉弱。

证属寒邪偏胜，凝滞经络，气血受阻，而发痛痹，治宜《金匮要略》之乌头汤，温阳散寒，除湿止痛。

处方：制川乌10g，麻黄12g，制白芍18g，黄芪18g，甘草18g，蜂蜜30g。水

煎服。

11月12日：服药4剂，患者主诉上下肢关节疼痛减轻，肿胀消失，走路不跛，病去五分之四。查关节无异常，六脉沉缓。原方继服。

11月15日：续服2剂，症状全消，予独活寄生汤4剂，为善后之治。[《牟永昌诊籍纂论》]

**按：**1957年为丁酉年，阳明燥金司天，清燥大行伤肝，故有养肝肾、调气血之独活寄生汤之治。阳历10月，为农历九月，主气为阳明燥金，客气为厥阴风木，客主之气相加，主气克客气，不相得。"气相得则和，不相得则病"，虽证治之法无误，然因客主之气相临，"不相得"而病加，虽经治收效，然病人未行续治。1958年，太阳寒水司天，太阳湿土在泉，寒湿之气胜，患者病重，复请永昌公续治。且1958年，戊戌岁，乃火运不及之年，火运不及则寒气大行。《素问·举痛论》云："寒气客于脉外则脉寒，脉寒则缩蜷，缩蜷则脉细急，细急则外引小络，故卒然而痛。"此即寒气盛，"寒则皮肤急则腠理闭"，"痛者，寒气多也，有寒故痛"。故有肢节肿胀挛痛之候。永昌公以温经散寒、除湿止痛为治，施以《金匮要略》之乌头汤，服药4剂，诸症减轻，故患者有"病去五分之四"之诉。继用2剂，而告病愈。《素问·通评虚实论》云："邪气盛则实，精气夺则虚。""邪气盛"之实证得解，"精气夺"之虚体须调，故永昌公用独活寄生汤，养肝肾，补气血，和营卫，佐以祛风胜湿，散寒通络。

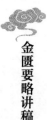

【原文】矾石汤，治脚气冲心。

矾石二两

上一味，以浆水一斗五升，煎三五沸，浸脚良。

【按语】尤在泾注云："脚气之病，湿伤于下，而气冲于上。矾石味酸涩，性燥，能却水收毒解毒，上冲自止。"后藤慕庵《金匮要略方析义》云："盖《伤寒杂病论》有脚气脉证，卷末辑录其方，沿革既久，遂亡其论。林亿等校正之时，逐类附行耳。"大凡仲景方，经证在前而方在后，未有方在前而证在后者，故多为附方。

【验案】阙。

**附方：**

《古今录验》**续命汤**：治中风痱，身体不能自收，口不能言，冒昧不知痛处，或拘急不得转侧。姚云：与大续命同。兼治妇人产后去血者，及老人小儿。

麻黄 桂枝 当归 人参 石膏 干姜 甘草各三两　　芎䓖一两五钱　　杏仁四十枚

上九味，以水一斗，煮取四升，温服一升，当小汗，薄覆脊，凭几坐，汗出则愈，不汗更服。无所禁，勿当风。并治但伏不得卧，咳逆上气，面目浮肿。

《千金》三黄汤：治中风手足拘急，百节疼痛，烦热心乱，恶寒，经日不欲饮食。

麻黄五分　　独活四分　　细辛二分　　黄芪二分　　黄芩三分

上五味，以水六升，煮取二升，分温三服。一服小汗，二服大汗。心热加大黄二分，腹满加枳实一枚，气逆加人参三分，悸加牡蛎三分，渴加栝蒌根三分，先有寒加附子一枚。

《近效方》术附汤：治风虚头重眩，苦极，不知食味，暖肌补中，益精气。

白术二两　　附子一枚半（炮，去皮）　　甘草一两（炙）

上三味，锉，每五钱匕，姜五片，枣一枚，水盏半，煎七分，去滓，温服。

崔氏八味丸：治脚气上入，少腹不仁。

干地黄八两　　山茱萸 薯蓣各四两　　泽泻 茯苓 牡丹皮各三两　　桂枝 附子（炮）各一两

上八味，末之，炼蜜和丸梧子大，酒下十五丸，日再服。

《千金方》越婢加术汤：治肉极，热则身体津脱，腠理开，汗大泄，厉风气，下焦脚弱。

麻黄六两　　石膏半斤　　生姜二两　　甘草二两　　白术四两　　大枣十五枚

上六味，以水六升，先煮麻黄，去上沫，内诸药，煮取三升，分温三服。恶风加附子一枚炮。

【按语】以上所附之方，虽不是本篇之主方，亦可随证选用。

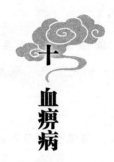

# 十 血痹病

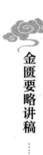

## （一）概说

血痹，病证名，是因气血虚损所致的一类疾病。血痹一词，首见于《黄帝内经》。如《灵枢·九针论》云："邪入于阴则为血痹。"是谓邪不入于阳而入于阴，则邪气有余而为血痹。痹者，闭也，痛也，邪入于阴，经脉闭而不行，则留着而为痛痹。故《诸病源候论》有："血痹者，由体虚邪入阴经故也。血为阴，邪入于血而痹，故名血痹也。"其证如《金匮要略·血痹虚劳病脉证并治》篇所云："夫尊荣人，骨弱肌肤盛，重因疲劳汗出，卧不时动摇，加被微风遂得之。但以脉自微涩，在寸口关上小紧，宜针引阳气，令脉和紧去则愈。"又云："血痹阴阳俱微，寸口关上微，尺中小紧，外证身体不仁，如风痹状，黄芪桂枝五物汤主之。"由此可见，血痹是由营卫气血俱不足所致。而血行不足之因，是阳气不足，阴血凝滞而发。大凡血痹只是肌肉麻痹而无痛感，如受邪较重者，亦可发疼痛，故该篇谓"如风痹状"。

鉴于血痹与虚劳两类疾病，皆因气血虚损所致，故张仲景在《金匮要略·血痹虚劳病脉证并治》篇中合为一篇而论述之。

## （二）证候与证治

### 1. 血痹证候

【原文】问曰：血痹病从何得之？师曰：夫尊荣人骨弱肌肤盛，重因疲劳汗出，卧不时动摇，加被微风，遂得之。但以脉自微涩，在寸口、关上小紧，宜针引阳气，令脉和、紧去则愈。

【释文】"尊荣人"，即富贵之人，口则膏粱，身则安逸，不任其劳之人。此条经文表述了凡不从事劳动及平素食甘肥的人，肌肉虽丰盛，实则筋骨脆弱，腠理不固，因而抵抗病邪的能力至为薄弱，稍为劳动，即体疲汗出，汗出则阳气更虚，虽微风亦足以引起疾病发生。血痹就是感受风邪，血行不畅所致。脉微主阳微，涩主血滞，紧是感受风寒的脉象，由于受邪较盛，故唯现在寸口和关上。盖因血行不畅而成血痹，而造成血行不畅之因，实由阳气痹阻所致，故可针刺法引动阳气，阳气行则邪去，邪去则脉和则不紧，如是血行得畅则血痹自愈。

阳气者，卫气也。《灵枢·卫气行》篇表述了卫气昼夜的运行路线，即昼行于阳二十五周，夜行于阴二十五周。平旦从足太阳经目内眦睛明开始，卫气从足太阳到手太阳、手少阳、足少阳、足阳明、手阳明，循着六阳经一周。每次要通过阳跷脉、阴跷脉交会足少阴肾经一次，然后通过阴跷脉、阳跷脉回来，再到足太阳行于阳，以取得肾精的滋助而续行。二十五周后，又通过跷脉到达于足少阴经入肾，入五脏。从肾到心，从心到肺，从肺到肝，从肝到脾，复从脾入肾为周。夜行二十五周后，平旦又从肾运行到足太阳膀胱，又行于膀胱经，又行于阳经了。本条未列针方，今据卫气行之机理，取足太阳经经穴昆仑，足少阴经原穴、输穴太溪，阳跷之交会穴申脉，阴跷之交会穴照海，或针灸之，或推拿之，可激发卫气之行有序，则血气得畅，"令脉和"，则血痹而愈。

## 2. 血痹证治

### 黄芪桂枝五物汤证（营卫气血亏虚，邪伤血分证）

【原文】血痹，阴阳俱微，寸口关上微，尺中小紧，外证身体不仁，如风痹状，黄芪桂枝五物汤主之。

【释义】血痹本为营卫气血俱不足，邪伤血分之疾。"寸口关上微，尺中小紧"，即阳气不足，阴血涩滞之兆。其证只是肌肉麻痹，无痛感。若受邪较重的，亦可发生疼痛，故谓"如风痹状"。可运用黄芪桂枝五物汤调营卫，补气血，温阳而祛邪气。

【方药】黄芪桂枝五物汤方

黄芪三两　芍药三两　桂枝三两　生姜六两　大枣十二枚

上五味，以水六升，煮取二升，去滓，温服七合，日三服。

【按语】本方黄芪之用，以扶阳气；桂枝通阳而行卫气，共为主药；辅以白芍濡营阴，而舒筋通痹；生姜、大枣以其辛甘酸之味，成辛甘化阳，酸甘化阴之功，而和营卫，调气血，共为佐使药。诸药合用，共成和营卫、调气血、温阳通痹之效，则血痹必向愈。《金匮要略广注》云："沉脉为阴，浮脉为阳，浮沉寸关俱微，则全体俱见不足之脉。又脉有七诊，独小者，病阳气虚也。脉紧如转索无常，又有外感寒邪敛束之状，皆阴脉也。血气即虚，微风外客，故外证不仁，如风痹状，实非风也。五物汤以和阴阳而祛邪气。"

黄芪桂枝五物汤，乃《金匮要略》为血痹证而设方。该方以其和营卫、益气血、温阳通痹之功，而适用于营卫气血亏虚之痹证。尚适用现代医学之风湿性关节炎，类风湿关节炎，周围血管病，面神经麻痹，末梢神经炎，中风后遗症而见上述证候者。

**【验案】**

**例1**：谢某，男，51岁，苏家店供销社职工。1974年11月22日就诊。

头目眩晕，左侧上下肢麻木，上肢尤甚，左胸膺闷，短气，自汗，晚眠，二便调。血压130/90mmHg。舌质暗，苔薄白，脉沉缓，左寸弱。

证属气血亏虚，筋骨失濡，心营不足，脉络不畅之血痹证。治宜益气荣脉，调和营卫，通络行痹。予黄芪桂枝五物汤化裁。

处方：桂枝12g，制白芍20g，当归15g，黄芪30g，鸡血藤30g，桑枝20g，片姜黄12g，怀牛膝15g，桃仁10g，红花10g，海桐皮20g，茜草10g，远志10g，柏子仁20g，茯苓15g，白术12g，炙甘草10g，生姜3片，大枣4枚。水煎服。

11月29日，服药8剂，诸症豁然。予原方加地龙10g，䗪虫12g，续服8剂。

12月7日，药后诸症若失，为固疗效，调方继服。

处方：当归15g，黄芪30g，桂枝12g，制白芍15g，鸡血藤20g，片姜黄10g，怀牛膝15g，地龙10g，䗪虫12g，炙甘草10g，生姜3片，大枣4枚为引。水煎服。

[《柳吉忱诊籍纂论》]

**按**：《金匮要略·血痹虚劳病脉证并治》云："血痹，阴阳俱微，寸口关上微，尺中小紧，外证身体不仁，如风痹状，黄芪桂枝五物汤主之。""阴阳俱微"，乃营卫气血不足之证，本案之病属此。"寸口关上微，尺中小紧"，乃阳气不足，阴血涩滞之证，本案之脉亦为营卫失和，气血不足之候。故吉忱公予黄芪桂枝五物汤治之。此即《灵枢·邪气脏腑病形》篇，"阴阳形气俱不足而调以甘药"之意。黄芪甘温，具生发之性，故能补气升阳生血，黄宫绣《本草求真》谓其"味甘性温"，"为补气诸药之最，是以有耆之称"。桂枝辛甘而温，《本草便读》称其"体用可通肢，由卫入营宣腠理，辛甘能入血，温经达络散风寒"。陶弘景《辅行决脏腑用药法要》谓仲景方"但以某药名之，亦推主为识之义耳"。故仲景以二药名其方，乃"推主为识之义"也。方中黄芪佐以大枣，以固表和卫补中；桂枝伍生姜治卫升阳，佐白芍入营理血，共成厥美。五物荣卫兼理，气血并补，则血痹可除，肢麻可解。本案方加当归一味，同黄芪乃《内外伤辨惑论》之当归补血汤，药简力宏，为补气生血之良方；入鸡血藤、桑枝、片姜黄、怀牛膝、茜草、桃仁、红花、海桐皮，乃和血通络之用。清代俞森尝云："久病之余，其神必伤。"故方加茯苓、白术、柏子仁、远志，乃健脾益气，宁心安神之伍，而"自汗，晚眠"之症得瘳。二诊时，加地龙、䗪虫，以其为血肉有情之品，而活血通络疗痹。

公谓医者临证"辨本草之功效，乃医学之根基，实致知之止境"。今观此案，公之处方用药，乃宗医圣张仲景撰方之要，但以某药"推主为识之义"。故公复以清代周岩《本草思辨录》语训之："人知辨证之难甚于辨药，孰知方之不效，由于不识证者半，由于不识药者亦半，证识矣而药不当，非特不效，抑且贻害。"

**例2**：陈某，男，46岁，电业公司职工。1981年3月5日就诊。

患者长期野外高空作业，1个月前右侧髂后上棘处疼痛，放射至右下肢腓肠肌，右下肢屈伸不利，活动受限，遇天冷气候变化加剧，舌淡无苔，六脉沉涩而紧。

证属寒凝经脉，营卫失和，络脉不通，而成痹证（坐骨神经痛）。予黄芪桂枝五物汤化裁。

处方：黄芪30g，桂枝10g，制川乌10g，当归15g，赤白芍各10g，陈皮12g，延胡索10g，没药10g，牛膝10g，麻黄6g，独活12g，鸡血藤30g，茜草12g，炙甘草10g，生姜3片，大枣4枚，细桑枝尺长1支为引。水煎服。

3月11日，服药5剂，痛减。原方加威灵仙12g，伸筋草15g，地龙10g。水煎服。

3月22日，续服中药10剂，腰腿痛悉除，病臻痊愈。予以服用十全大补丸、伸筋丹以善其后。[《柳吉忱诊籍纂论》]

**按**：《素问·宣明五气》篇云："邪入于阴则痹。"意谓血气受寒则凝而留聚，聚则为痹。故大凡痹证，公均予当归补血汤，以益气血，则邪难入阴也；同时入桂枝汤和营卫，调气血，亦邪难侵也；二方合用，则成黄芪桂枝五物汤以御血痹。《灵枢·寿夭刚柔》篇云："寒痹之为病也，留而不去，时痛而皮不仁。"《灵枢·贼风》篇云："此皆尝有所伤于湿气，藏于血脉之中，分肉之间，久留不去，其开而遇风寒，则血气凝结，与故邪相袭，则为寒痹。"均表述了风寒湿邪杂致则为痹证。此案腰痛，放射至下肢，活动受限，又以其脉沉涩而紧，乃寒邪痹阻经脉之谓也。此即《金匮要略·中风历节病脉证并治》之"病历节不可屈伸，疼痛，乌头汤主之"之谓也。方中麻黄发汗宣痹；乌头祛寒止痛；芍药、甘草缓急舒筋；方中妙在黄芪一味，在此方中益气护卫，可助麻黄、乌头温经止痛，又可防麻黄过于发散伤津；白蜜甘缓，以解乌头之毒。故乌头汤以其温经祛寒，除湿止痛之功以除痹证。该处方用药至此，尚寓《金匮要略》乌头桂枝汤之伍。本案药用延胡索、没药、茜草、鸡血藤，乃活血通脉之伍，药用独活、牛膝乃养血柔筋，逐寒燥湿于下肢之义。

陈皮味辛苦而性温，气芳香入脾肺，功于健脾和胃，理气燥湿。《本草求真》谓："陈皮同补剂则补，同泻剂则泻，同升剂则升，同降剂则降，各随所配，而得其宜。"脾恶湿为生痰之源，脾健则无内湿之扰。陈皮之用，尚在于佐乌头、桂枝汤，外可祛风寒湿之痹痛；内可防寒气内结之腹痛寒疝。《金匮要略·腹满寒疝宿食病脉证并治》篇有"寒疝，腹中痛，逆冷，手足不仁。若身疼痛，灸刺诸药不能治，抵当乌头桂枝汤主之"之治。在该篇附方中，又有"《外台》乌头汤：治寒疝腹中绞痛，赋风入攻五脏，拘急不得转侧，发作有时，使人阴缩，手足厥逆"之论。乌头桂枝汤，即乌头加桂枝汤而成，方中乌头，诸典籍均缺枚数。考《金匮要略》之乌头汤，川乌为5枚，故与乌头桂枝汤之枚数大致相同。《外台》乌头汤与《金匮》乌头桂枝汤药味相同，因较之病情较重，故药量亦大。由此可见，公于本案处方之臻妙。

综上所述，本案之处方，主以黄芪益气护卫，伍当归名当归补血汤，以益气血；伍桂枝汤，名黄芪桂枝五物汤，调气血，和营卫；伍乌头诸药，名乌头汤，乃扶正祛邪之剂。桂枝汤伍乌头，或云《金匮要略》之乌头桂枝汤，或谓《外台》之乌头汤。由此可见，该处方是由黄芪、桂枝汤伍当归、乌头诸药而成，故本案称"黄芪桂枝五物汤证案"。

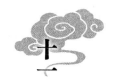

# 十一

# 虚劳病

## （一）概说

虚劳病，病证名。语出《金匮要略》，即《脏腑经络先后病脉证》篇所说的"五劳七伤六极"之候。"五劳"，亦称"五劳所伤"。系指久视、久卧、久坐、久立、久行等五种病因所致的疾病。如《灵枢·九针论》云："五劳：久视伤血，久卧伤气，久坐伤肉，久立伤骨，久行伤筋，此五久劳所病也。"故虚劳是以脏腑元气亏损，气血不足，精神困惫为主要证候的一类疾病。《素问·通评虚实论》云："邪气盛则实，精气夺则虚。"《灵枢·决气》篇云："精脱者，耳聋；气脱者，目不明；筋脱者，腠理开，汗大泄；液脱者，骨病屈伸不利，色夭，脑髓消，胫酸，耳数鸣；血脱者，色白，夭然不泽，其脉空虚。此其候也。"而在《金匮要略·血痹虚劳病脉证并治》篇，列举了食伤、忧伤、饮伤、房劳伤、肌伤、劳伤、内有干血、亡血失精、风气百病引起诸不足，导致虚劳之证。

## （二）证候与证治

### 1. 虚劳证候

【原文】夫男子平人，脉大为劳，极虚亦为劳。

【释义】《金匮玉函要略辑义》云："本篇标'男子'二字者，凡五条，未详其意，诸家亦置而无说。盖妇人有带下诸病，产乳诸疾，其证似虚劳而否者，不能与男子无异，故殊以'男子'二字别之欤？""平人"即不病之人。《素问·金匮真言论》云："夫精者，身之本也。"《素问·经脉别论》云："食气入胃，散精于肝，淫气于筋。食气入胃，浊气归心，淫精于脉。脉气流经，经气归于肺，肺朝百脉，输精于皮毛。毛脉合精，行气于府。府精神明，留于四藏，气归于权衡，权衡以平，气口成寸，以决死生。"由此可见，脾胃为后天之本。虽说肾为先天之本，然其尚需后天以补充之。对此条之解，《金匮要略广注》云："平人者，形如无病之人，经云：脉病人不病者是也。劳则体疲于外，气耗于中，脉大非气盛也，重按必空濡，乃外有余而内不足之象。脉极虚，则精气竭矣。盖大者，劳脉则外暴者也；极虚者，劳脉之内衰者也。故劳脉虚易治，大者难知，以脉性似实也。其论可谓详尽精辟。

【原文】男子面色薄者，主渴及亡血，卒喘悸，脉浮者，里虚也。

【释文】"面色白"，指面色㿠白无神。"卒"，同猝。"卒喘悸"，谓病人动则突然气喘。《素问·五藏生成》篇云："心之合脉也，其荣色也。"《素问·六节藏象论》云："心者，生之本，神之变也，其华在面，其充在血脉。"故心血亏虚，血不荣于面，故面㿠白少神，又因精血同源，心肾阴亏，必阴虚生内热，热耗津液，故口渴。血少则面色无华，故示主亡血。肾气虚，肾不纳气，故喘。《素问·调经论》云："心藏神。"《灵枢·大惑论》云："心者，神之舍也。"《灵枢·本神》篇云："所以任物者谓之心。"心营亏虚，心不任物，"心藏神"之功失司，神不守舍故心悸。脉浮者，非外感也，乃是大而无力，阴虚而阳无所依，阳浮所致。故谓"脉浮者，里虚也"。

此证之"喘悸"，当与因痰饮之水气凌心证不同，临床当详辨之。

【原文】男子脉虚沉弦，无寒热，短气，里急，小便不利，面色白，时目瞑，兼衄，少腹满，此为劳使之然。

【释文】脉虚沉弦是谓沉取滞弦而少力的脉象。此乃气血两虚的脉象。对其证候，李彣解云：《内经》云：脉者血之府也。劳则气血俱虚，故见沉弦不足之脉。无寒热，以无表邪也。短气里急，气虚不接续也。小便不利有二，一属肺金气虚不能生水，一属膀胱内竭不能化气而出也。面白者，面不华色也。目得血而能视，血虚故目瞑也。衄者，劳则虚火上炎，气不摄血也。少腹者，肝肾之部，满者，肝肾两虚即里急不足之意。此虚劳在肺肝肾三经也。"

【原文】劳之为病，其脉浮大，手足烦，春夏剧，秋冬瘥，阴寒精自出，酸削不能行。

【释文】此条经文表述了阴虚虚劳的转归，每与气候有关。对此李彣解云："脉浮大者，里虚而气暴于外也。四肢者，诸阳之本，劳则阳耗阴虚而生内热，故手足烦。凡劳伤多属阴虚，宜收敛而忌张散，春夏木火盛炎之际，且气浮于外，则里愈虚，故剧。秋冬金水相滋，且气敛于内则外不扰，故瘥也。阴寒者，命门火衰也，精自出，肾水不藏也，肾主骨，故酸削不能行。经云：强力举重则伤肾，此虚劳之病在肾者也。"削"，弱也。

【原文】男子脉浮弱而涩，为无子，精气清冷。

【释文】真阳不足，则脉浮而弱，精少血衰，则脉涩，是精气亏虚的表现，所以精清不温，不能授胎。对此《金匮要略广注》云："脉浮者，气耗于外，弱者，血亏于内，涩者，阴气不足也。《经》云：丈夫二八，肾气盛，精气溢泻，故能有子。夫生子者精也，而言精兼言气者，以精中有气，女气盛而精足，始得温暖，生化而有子。若精冷则生化之源已绝，此一为肾虚水竭，一为命门火衰也。"

### 2. 虚劳证治

### （1）桂枝龙骨牡蛎汤证（阴阳两虚证）

【原文】夫失精家，少腹弦急，阴头寒，目眩，发落，脉极虚芤迟，为清谷、亡血、失精。脉得诸芤动微紧，男子失精，女子梦交，桂枝龙骨牡蛎汤主之。

【释文】本条表述了虚劳病属于阴阳两虚的证候和治法。对此《金匮要略心典》解云："脉极虚芤迟者，精失而虚及其气也，故少腹弦急，阴头寒而目眩；脉得诸芤动微紧者，阴阳并乖而伤及其神与精也，故男子失精，女子梦交。"又云："劳伤心气，火浮不敛，则心肾不交，阳浮于上，精孤于下，火不摄水，不交自泄，故病失精，或精虚心相内浮，扰精而出，则成梦交者是也。"又云："桂枝汤外证得之，能解肌去邪气，内证得之，能补虚调阴阳，加龙骨、牡蛎者，以失精梦交为神精同病，非不足以敛其浮越也。"

【方药】桂枝龙骨牡蛎汤方

桂枝 芍药 生姜<sub>各三两</sub>　甘草<sub>二两</sub>　大枣<sub>十二枚</sub>　龙骨 牡蛎<sub>各三两</sub>

上七味，以水七升，煮取三升，分温三服。

【按语】《素问·阴阳应象大论》云："阴在内，阳之守也；阳在外，阴之使也。"营属阴，卫属阳，阴阳两虚，故用桂枝汤调和营卫，而达阴平阳秘之治。加龙骨、牡蛎潜镇摄纳，如此则阳能固，阴也能守，精亦不致外泄。此即《素问·生气通天论》"凡阴阳之要，阳密乃固"之谓也。

桂枝龙骨牡蛎汤，乃《金匮要略》为阴阳两虚之虚劳证而设方。功于调阴阳，和营卫，补气血，固摄心肾之功。故有主治因阴阳失调，营卫失和，气血亏虚，心肾不固所致之心悸，心烦，眩晕，耳鸣，少腹拘急，阴头寒，男子失精，女子梦交，脉虚或芤或迟而无力之候。现代医学研究表明，本方有镇静，镇痛，催眠，抗惊厥，增强抗病能力的作用。故可用于治疗精神、神经系统之癫痫，神经衰弱，癔病等；循环系统之病毒性心肌炎，功能性早搏，心肌劳损等；消化系统之消化道出血，胃溃疡，慢性胃炎，肠炎等；内分泌系统之甲状腺功能亢进，特发性多汗症等；男科之前列腺肥大，遗精等；妇科之产后血崩，带下，梦交等。尚可用于斑秃，荨麻疹，奔豚病等而具上述证候者。

**【验案】**

**自汗案：** 牟某，女，46岁。1986年3月6日初诊。

月经不调数年，去年冬季闭经。近两个月来，不因寤寐，亦不因劳作，自汗出，伴肢体困乏，心悸惊惕，短气烦倦，目眩发落，性急则汗出剧。舌淡红，脉沉细。

证属肝肾亏虚，冲任失调，营卫失和，气虚不固而致自汗。治宜和营卫，养肝肾，固表敛汗。方选桂枝龙骨牡蛎汤加味。

处方：桂枝12g，制白芍15g，龙骨20g，牡蛎20g，炙龟甲10g，远志10g，石菖蒲10g，浮小麦30g，炙甘草10g，生姜10g，大枣10g，水煎服。

服药5剂，汗出心悸止，仍有肢体困乏感，上方加黄芪20g，黄精15g，赤灵芝10g，水煎服。

续服10剂，诸症豁然，身健神悦。予以左归丸、乌鸡白凤丸调冲任、养肝肾以善后，并煎服浮小麦大枣饮，以益气和血。[《柳少逸医案选》]

**按：** 桂枝龙骨牡蛎汤，方出《金匮要略》，乃为清谷亡血失精证而设方。今用此方，盖因本案患者年过六七，闭经半年，示其肝肾亏虚，精血不足，故予桂枝汤和营卫、调气血而固表止汗。龙骨、牡蛎有收敛固涩之功而有敛汗之用。辅以《千金方》之孔圣枕中丹易汤以调补冲任，交通心肾，宁心安神，育阴潜阳，则肾气充，精血足，营卫调和，自无汗出之虞。

### （2）天雄散证

**【方药】天雄散方**

天雄三两（炮）　白术八两　桂枝六两　龙骨三两

上四味，杵为散，酒服半钱匕，日三服，不知，稍增之。

**【按语】**《金匮要略心典》云："此疑亦后人所附，为补阳摄阴之用。"

**【原文】**男子平人，脉虚弱细微者，喜盗汗也。

**【释义】**本条表述了属阴阳两虚之盗汗证。阳虚不固，阴虚不守，故见盗汗。阴阳气血皆虚，故脉虚弱细微。未述其治，若证轻者可选用桂枝龙骨牡蛎汤，证重者可选薯蓣丸。

【原文】人年五六十，其病脉大者，痹侠背行，若肠鸣，马刀挟瘿者，皆为劳得之。

【释文】"痹侠背行"，即背痹。营血凝滞，与邪侠背行之谓。此条表述了人年至五六十岁，精气内衰，而脉反大，唯见脊背麻木不适，这不属虚劳，而属于风气。若脉大而兼有肠鸣，是阳气外张，寒动于中使然。脉大而兼马刀挟瘿者，是虚火上炎，与血相搏所致，皆属虚劳的范围。"马刀挟瘿"，病证名，又称瘰疬。生于腋下的名"马刀"，生于颈旁名"挟瘿"。病名首见于《黄帝内经》，如《灵枢·经脉》篇云："是主骨所生病者。""缺盆中肿痛，腋下肿，马刀挟瘿。"《灵枢·痈疽》篇云："其痈坚而不溃者，为马刀挟瘿。"

【原文】脉沉小迟，名脱气，其人疾行则喘喝，手足逆寒，腹满，甚则溏泄，食不消化也。

【释文】"脉沉小迟，名脱气"，是脾胃虚弱的征象。《正字通》云："喝"，"气塞不得言，喉中声也"。脾胃虚弱必是肾气亦虚，故疾行则气喘。阳虚生寒，寒盛于外，则手足逆冷；寒盛于内，则脾运化功能减退，以致腹胀腹泻、便溏。其治未述，后世医家有附子理中丸之用。家父吉忱公谓此条亦理中汤证也。方由理中丸（人参、干姜、白术、炙甘草）加附子而成。

【原文】脉弦而大，弦则为减，大则为芤，减则为寒，芤则为虚，虚寒相搏，此名为革。妇人则半产漏下，男子则亡血失精。

【释文】此乃精血亏损而致虚劳的脉象。对此，《金匮要略广注》解云："脉弦为减，气衰于外也。大为芤，血失于内也。气衰则阳不足而寒，血失则阴不足为虚。革脉者，浮取有余，重按不足。丹溪云：如按鼓皮。外绷急而内空虚，以鼓为革者，脉形象之，故名为革。阴阳气血，男妇俱有之，故半产漏下，亡血失精，总是气虚不能摄血，血虚不能壮气，皆阴阳气血之乖也。"此亦理中汤证也。

### （3）小建中汤证（阴阳两虚证）

【原文】虚劳里急，悸，衄，腹中痛，梦失精，四肢酸疼，手足烦热，咽干口燥，小建中汤主之。

【释文】本条表述了虚劳病属于阴阳两虚的证候及治法。对此《金匮要略广注》

解云："脾主四肢，其经入腹，里急腹痛，四肢酸疼，脾虚不能荣养中外也。悸者，气虚；衄者，血热也。梦失精者，阴虚不守也。手足烦热者，脾为至阴，阴虚生内热也。脾经挟咽连舌本，开窍于口，咽干口燥者，脾虚津液不布也。此虚劳病之在脾也。"对何以用小建中汤，《金匮要略心典》记云："中者，脾胃也，营卫流行而不失其和；又中者，血运之轴，而阴阳之枢也，故中气立，则阴阳相循，如环无端，而不极于偏。是方甘与辛合而生阳，酸得甘助而生阴，阴阳相生，中气自立，是故阴阳之和者，必于中气，求中气自立，必从建中也。"故有小建中汤之施。

【方药】小建中汤方

桂枝三两（去皮）　甘草二两（炙）　大枣十二枚　芍药六两　生姜三两　胶饴一升

上六味，以水七升，煮取三升，去滓，内胶饴，更上微火消解，温服一升，日三服。呕家不可用建中汤，以甜故也。

【按语】本方用甘温质润之饴糖益脾气而善脾阴，温补中焦，兼以缓肝脉之急，润肺经之燥，任为主药；桂枝温阳气，芍药益阴血，共为辅药；炙甘草甘温益气，既助饴糖、桂枝益气补中，又合芍药配酸甘化阴而益肝滋脾，是谓佐药；生姜温胃，大枣补脾，合而用之，升腾中焦生发之气而行津液，和营卫行气血而为使药。此皆"从阳引阴"之谓也，故六味合用，于辛甘化阳之中，又见酸甘化阴之用，共奏温中补虚、和里缓急之效。中气健，化源充，营卫和，以成安和五脏之功，则虚劳里急腹痛诸候得解。对此，《金匮要略广注》记云："或问虚劳诸病杂乘，独用小建中汤补脾，何也？答曰：《经》云：脾者土也，孤脏以灌四旁者也。盖土为万物之母，土旺则木火金水循序以生。故《易》云：坤厚载物，万物资生。又《经》云：四时百病，胃气为本。此东垣补肾不如补脾也。今据本方解之，则桂枝行阳气，芍药养阴血，甘草、大枣、胶饴俱甘味入脾，归其所喜，以鼓舞脾气，升腾灌溉而为胃行其津液焉。又生姜佐桂枝以行阳气，而辛以润之，且与大枣合用，以行脾之津液而和营卫也。此建中州，全其母气，功洵巨矣。"其表述可谓概而全也。"呕家不可用建中汤，以甜故也"，以过食甘甜易生内满故也。

小建中汤，以其健中气，和营卫，益心脾之功，而安和五脏，用以治虚劳诸疾。现代研究表明，该方具有保肝，抗溃疡，提高机体免疫功能，故适用于神经官能症，神经衰弱，心律不齐，缺铁性贫血，再生障碍性贫血，血小板减少性紫癜，过敏性紫癜，胃及十二指肠球部溃疡，慢性胃炎或肠炎，胃下垂，胃酸过多或减少，肠系膜淋巴结核，及妇女闭经、痛经等病而具本方证者。

【验案】

姜某，女，42岁。1974年11月16日初诊。

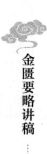

素有胃脘痛史，每至经期必发。近因食冷而发，又值行经期，证见胃脘隐痛，喜温喜按，空腹痛剧，纳呆，神疲乏力，大便溏薄，舌淡苔白，脉弦。

辨证为脾胃虚寒，经期阴血趋下灌注胞宫，而冲脉之气浮越于上，夹胃气上逆，气机不畅，而发胃脘痛。治当温阳健中，和冲降逆。方选小建中汤加味。

处方：白芍 30g，桂枝 12g，小茴香 6g，炙甘草 10g，大枣 12 枚，生姜 10g，饴糖 15g（烊化）。水煎服。

服药 3 剂，诸症若失，续服 3 剂，病愈。嘱其平时服益母草膏和良附丸，经前二周续服加味小建中汤。续调 3 个月，再未复发。[《柳少逸医案选》]

**按**：本案为中焦虚寒，化源不足，气血亏虚，营卫不和，冲任失调而致经来脘痛。小建中汤方由桂枝汤倍芍药加饴糖而成。方中桂枝汤和营卫，补气血，安和五脏，以调冲任；倍用芍药乃酸甘化阴之用，重用饴糖乃甘温补中之施。诸药合用，温中健脾，平秘阴阳，调和营卫。王晋三云："建中者，建中气也。名之曰小，酸甘缓中，仅能健中焦营气也。前桂枝汤是芍药佐桂枝，今建中汤是桂枝佐芍药，义偏重于酸甘，专和血脉之阴。芍药甘草有戊己相须之妙，胶饴为稼穑之甘，桂枝为阳木，有甲乙化土之义，使姜枣助脾与胃行津液者，血脉中之柔阳，皆出于胃也。"

### （4）黄芪建中汤证（阴寒内盛证）

【原文】虚劳里急，诸不足，黄芪建中汤主之。

【释文】"里急"，指中焦虚寒所致腹中拘急之候。"诸不足"，指气血阴阳俱不足。故予以温中补虚，缓急止痛之黄芪建中汤。

【方药】黄芪建中汤方于小建中汤内黄芪一两半，余依小建中汤法。

【按语】黄芪建中汤证较小建中汤证为尤重，故于小建中汤中加黄芪。盖因黄芪建中汤证于"虚劳里急"候外，加"诸不足"三字，是虚的程度更甚，故宗《内经》"虚者补之""劳者温之"之旨，加甘温益气升阳之黄芪，以增其益气建中之力，俾阳生而阴长，而诸虚不足之证得解。就阴阳气血诸不足及方药功效而论，或当见自汗，身重不仁，脉大而虚之候，故于小建中汤加黄芪而成黄芪建中汤。

黄芪建中汤以其温中补虚，缓急止痛之功，而适用于因脾胃虚寒而致诸候。临床多见胃脘或腹部隐隐作痛，喜温喜按，纳食呆滞，四肢乏力，身体倦怠，或自汗，或盗汗，或手足不仁，面色不荣或萎黄，或大便溏，舌淡苔薄，脉弱。

现代研究表明，本方可抑制胃肠运动，抑制胃酸分泌，提高机体免疫机能等。故可用以治疗消化系统之胃下垂、胃黏膜脱垂，慢性肝炎等；循环系统之室性早搏，心绞痛，再生障碍性贫血等；妇科之带下症、崩漏、痛经等；五官科之过敏性鼻炎等而见上述证候者。

**【验案】**

孙某，男，42岁，栖霞县委干部。1960年10月12日初诊。

既往有十二指肠球部溃疡，近日参加婚宴，因酒食不节而致脘痛加剧。证见脘腹冷痛，上冲及胸，喜按喜暖，空腹痛甚，得热饮痛减，四肢欠温，纳呆腹胀，面色不荣，神疲乏力，大便溏薄，舌淡红，苔薄白，脉沉弦而细。

处方：黄芪12g，桂枝10g，白芍20g，炙白术15g，甘松10g，枳壳6g，炙甘草6g，生姜3片，大枣4枚，饴糖30g（烊化）。水煎两遍，取汁，入饴糖，分两次早晚服。

经治3日，诸症悉减，加赤石脂10g，党参10g，续治1周，症状消失。[《牟永昌诊籍纂论》]

**按**：清代林佩琴《类证治裁》云："凡痛有虚实，按之痛止者为虚，按之痛反甚者为实。"本案证见"脘腹冷痛""喜按喜暖"，故其胃痛当为虚证。宋代钱乙《小儿药证直诀》云："面㿠白色弱，腹痛得热饮则止，胃阳困耳。"据此可知，脾阳困则失运，胃阳困则失纳。本案乃脾胃虚寒之证也，故永昌公用《金匮要略》黄芪建中汤治疗。黄芪建中汤即小建中汤加黄芪而成，主治"虚劳里急，诸不足"。昔成无己云："脾者，土也，应中央，处四脏之中。为中者，治中焦，生育营卫，通行津液。一有不调，则营卫失所育，津液失所行，必以此汤温建中脏，是以建中名焉。"饴糖味甘性温，质润不燥，能补能润能缓，故脾胃气虚用之，能补虚建中，虚寒腹痛用之，能缓急止痛。斯方为甘润缓急之剂，故饴糖任为主药。桂枝温阳气，芍药益阴血，并为辅药。生姜温胃，大枣补脾，且二者具辛、甘、酸之味，合而用之，可升腾中焦生发之气，行津液，和营卫，生气血，而为佐药。炙甘草甘温益气，既助饴糖益气建中，又合桂枝辛甘化阳，名桂枝甘草汤，以益气温中；并合芍药酸甘化阴，名芍药甘草汤，而益肝滋脾，而为使药。六味合用，乃仲景之小建中汤，以其辛甘化阳、酸甘化阴之用，共奏温中补虚、和里缓急之功。俾中气建，化源充，则五脏有所养，里急脘痛诸证得解。《金匮要略》云："虚劳里急，诸不足，黄芪建中汤主之。""里急"谓腹中拘急，乃里气虚寒所致；"诸不足"谓气血阴阳俱不足。里急者缓之必以甘，不足者补之必以温，故用小建中汤加黄芪，补中益气而缓急止痛。尤在泾云："欲求阴阳之和者，必求于中气；求中气之立者，必以建中也。"王晋三云："建中者，建中气也。""前桂枝汤是芍药佐桂枝，今建中汤是桂枝佐芍药，义偏重于酸甘，专和血脉之阴。芍药甘草有戊己相须之妙，胶饴为稼穑之甘，桂枝为阳木，有甲乙化土之义，使姜枣助脾与胃行津液者，血脉中之柔阳，皆出于胃也。"二公之论，均表述了在阴阳两虚诸不足的病情下，补阴碍阳，补阳必损阴，唯有用甘温之剂，方可恢复中焦的健运功能，俾脾胃复健，则气血自生，营卫得和，而虚寒之证得除。《本草求真》谓："补脾之药不一，白术专补脾阳。"《本草便读》谓：白术"刚中有柔，故脾阴不足者，可蜜炙用之"。故永昌公有蜜炙白术之用，取其甘温补中而不燥。药用炒枳壳，取其理气宽中、消胀除满之功。二者相伍，乃《金匮要略》之枳术汤，共成健脾消痞，而解腹胀、纳呆之候。甘松入脾胃经，虽具甘温之性，然其既不燥热，亦不腻滞，以其温通止痛之功，而除"胃阳困"而致虚寒胃痛之证。二诊时加赤石脂，以其甘温偏补，酸涩收敛之性，佐白术共成健脾涩肠之功，以治"大便溏泻"之症。药用10剂，而收大功。

《灵枢·逆顺肥瘦》篇云："匠人不能释尺寸而意长短，废绳墨而起平木也；工人不能置规而为圆，去矩而为方。"而为医者亦然。蔡陆仙先生云："经方者，即古圣发明，有法则，有定例，可为治疗之规矩准绳，可作后人通常应用，而不能越出其范围，足堪师取之方也。"永昌公乃"堪师取"经方之医也。

### （5）八味肾气丸证（肾阳不足证）

【原文】虚劳腰痛，少腹拘急，小便不利者，八味肾气丸主之。

【释文】腰为肾之外府，故肾虚则肾之外府络脉失濡而腰痛。肾阳不足，膀胱气化失司，故少腰拘急，小便不利。故有八味肾气丸之用。对此证之治，《金匮要略心典》解云："下焦之分，少阴主之，少阴虽为阴脏，而中有元阳，所以温经脏，行阴阳，司开合者也。虚劳之人，损伤少阴肾气，是以腰痛，少腹拘急，小便不利，程氏所谓肾间动气以损者是矣。八味肾气丸补阴之虚，可以生气，助阳之弱可以化水，乃补下治下之良剂也。"

【方药】八味肾气丸方

干地黄八两　　山药 山茱萸各四两　　泽泻 丹皮 茯苓各三两　　桂枝 附子各一两

上八味，末之，炼蜜和丸梧子大，酒下十五丸，加至二十五丸，日在服。

【按语】本方为肾阳虚，命门之火不足之证。对此方之用，李彣解云："肾为水脏，而命门属火以温益肾水，此一阳藏于二阴之间，以成坎体，所谓两肾之间，一点阳是也。今用六味丸补水，则阴虚内热之症息矣，所谓壮水之主以制阳光是也。盖以干地黄补肾为主，山茱萸补肝佐之，此癸乙同归一治，而腰痛少腹拘急可愈矣。山药补脾，防水气之泛溢，牡丹皮去相火，茯苓、泽泻利水以泻肾邪，则小便自利矣。又加桂附补命门相火，以取沉寒虚怯之患，所谓益火之源，以消阴翳是也。"

八味肾气丸，又名肾气丸、崔氏八味丸。《金匮要略》以其补肾益元、和阳益气之功，而用于"虚劳腰痛，少腹拘急，小便不利者"。其舌淡，质胖，苔白，脉多见沉或沉细。故该方为治疗肾阳虚证之首方。现代研究表明该方具增强免疫机能，改善糖代谢，降低血糖，促进睾丸酮产生，改善脂质代谢，改善微循环，防治动脉硬化，改善肾上腺功能，抑制白内障，降低脑组织过氧化水平等作用。故适用于循环系统之高血压，冠心病，高血脂症，中风后遗证，脑血管病等；泌尿生殖系统之急、慢性肾炎，肾功能不全，尿毒症，神经性膀胱炎，膀胱颈部硬变；男科之前列腺肥大，造精机能低下症，精子减少症，性神经衰弱；妇科之更年期综合征，子宫肌瘤等；消化系统之肝硬化失代偿等；呼吸系统之慢性气管炎；老年性白内障，荨麻疹，溃疡性口疮，多发性脊髓炎而具肾阳虚证者。

**【验案】**

**眩晕案：**丁某，女，46岁。1976年12月22日就诊。

往有低血压病史，近来眩晕加剧，伴精神萎靡，健忘，腰膝酸软，耳鸣，四肢不温，形寒肢冷，闭经3个月。舌质淡，脉沉细而弱。血压85/60mmHg。

证属肾阳虚弱，肾精不足，髓海失养，而致眩晕。治宜益元荣肾，添精补髓之法。予以肾气丸易汤合桂枝甘草汤加味。

处方：熟地黄15g，山药12g，山萸肉15g，茯苓15g，牡丹皮10g，泽泻15g，鹿茸6g（研冲），怀牛膝10g，天麻10g，桂枝12g，肉桂6g，炙甘草10g。5剂，水煎服。

12月27日，服药后，眩晕诸候悉减，耳鸣仍作。加磁石10g，五味子10g，续服。乃寓耳聋左慈丸意。

1977年1月8日，续服10剂，眩晕、耳鸣息，神悦体健。血压110/70mmHg。予以原方去重镇之磁石续服。1个月后复诊，欣然相告：眩晕诸候未作，血压正常。1周前月经来潮。嘱服金匮肾气丸、乌鸡白凤丸，以益肾元、调冲任。[《柳吉忱医案》]

**按：**精髓不足，髓海失荣而发眩晕，此即"无虚不作眩"之谓也。方中六味地黄丸滋阴益肾，养肝健脾；加怀牛膝补肝肾，益气血；鹿茸血肉有情之品，补督脉，壮元阳，生精髓。诸药合用，以成《证治准绳》补肾地黄丸之治。如是则气充血足，肾强髓密，俾眩晕可息。《伤寒论》桂枝甘草汤，乃辛甘化阳之伍，辅以肉桂以补火助阳，俾清阳得以上升，浊阴得以下降，故六味地黄丸合附桂，乃八味肾气丸之治。故服药5剂而眩晕止。二诊时，耳鸣仍作，加磁石，乃镇肝潜阳、聪耳明目之用；五味子五味具备，然以酸咸之味而补肾水。故六味地黄丸伍二药之用，又成耳聋左磁丸之治，则肝肾得养，肾窍得聪，眩晕耳鸣可解。因肝肾得养，故冲任得调，虽

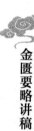

主调眩晕，皆因肾元得补，气充血足，而月经得以复潮。

**尿频案：**黄某，女，63 岁。2012 年 3 月 5 日初诊。

患者多年前出现小便频，未曾诊治。两年前自觉症状加重，双眼睑浮肿，无尿痛，腰部疼痛，双下肢疼痛。平素偶有鼻塞、流涕，无头痛。时心烦，记忆力减退，颈项、肩部板硬不适，头晕，无恶心、呕吐。入睡困难，多梦，时心悸。舌质红，苔白，脉沉细。

辨证为肾元亏虚，气化失司。治当益元健脾，温阳化气。方选肾气丸易汤加味。

处方：熟地黄 15g，山萸肉 15g，炒山药 15g，鹿茸 3g（研冲），炒泽泻 15g，云苓 15g，炒白术 15g，肉桂 6g，枸杞子 15g，制附子 10g(先煎)，黄芪 60g，桑螵蛸 10g，炙五味子 15g，覆盆子 15g，杜仲 12g，菟丝子 15g，升麻 6g，柴胡 6g，红参 10g，陈皮 10g，当归 15g，巴戟天 10g，淫羊藿 15g，炙甘草 10g，生姜 10g，大枣 10g，核桃 15g。水煎服。

3 月 12 日：药后诸症减轻，上方改黄芪 90g，水煎服。

3 月 19 日：小便正常，晨起眼睑轻微浮肿，余症明显减轻，予下方以巩固疗效。

处方：熟地黄 15g，山萸肉 15g，炒山药 15g，炒泽泻 15g，炒白术 15g，党参 30g，肉桂 6g，制附子 10g(先煎)，黄芪 120g，炙五味子 15g，五倍子 10g，覆盆子 30g，葫芦巴 12g，菟丝子 15g，升麻 10g，柴胡 6g，炒枳壳 3g，当归 15g，桑螵蛸 15g，淫羊藿 15g，益智仁 15g，生姜 10g，大枣 10g，炙甘草 10g。水煎服。

3 月 26 日：药后诸症悉除，为固疗效，予以金匮肾气丸续服。[《柳少逸医案选》]

**按：**尿频一证，多因脾肾气虚，而膀胱气化不利，则小便频而余沥。治宜温阳化气，补中益气，益肾缩泉。方由肾气丸合补中益气汤、《类证治裁》菟丝子丸（菟丝子、炙桑螵蛸、泽泻）组成，其温肾固涩之功倍增，诸药合用，则中气足，肾元充，而病臻痊可。

### （6）薯蓣丸证（气血虚损证）

【原文】虚劳诸不足，风气百疾，薯蓣丸主之。

【释文】《金匮要略广注》云："因虚劳不足而致风气者，《经》云：邪之凑，其气必虚是也。然风者，善行而数变，故言百疾统之。"表述了虚劳病人气血虚损，容易受到外邪的侵袭。

【方药】**薯蓣丸方**

薯蓣三十分　当归 桂枝 麹 干地黄 豆黄卷各十分　甘草二十八分　人参七分

芎䓖 芍药 白术 麦门冬 杏仁各六分　柴胡 桔梗 茯苓各五分　阿胶七分　干姜三分

白蔹二分 防风六分　大枣百枚，为膏

上二十一味，末之，炼蜜和丸如弹子大，空腹酒服一丸，一百丸为剂。

【按语】人身之元气，主于肺而根于肾，一经亏损，不易恢复，全赖后天水谷之气以资生长。因脾胃为营卫气血生化之源，非饮食无由而补充，故谓"虚劳诸不足，风气百疾，薯蓣丸主之"。对此方之解，《金匮要略心典》云："虚劳证多有挟风者，正不可独补其虚，亦不可着意去风气。仲景以参、地、芎、归、苓、术补其气血，胶、麦、姜、枣、甘、芍益其营卫，而桔梗、杏仁、桂枝、防风、柴胡、白蔹、黄卷、神曲去风行气，其用薯蓣最多者，以其不寒不热，不燥不滑，兼擅补虚去风之长，故以为君，谓必得正气理而后风气可去耳。"细辨之，该方寓后世之八珍汤合阿胶、麦冬以补气血，桂枝汤以和营卫；理中丸以温中健脾；减味之柴胡桂枝干姜汤以和解散结，温里去寒。薯蓣，即山药，其味甘性平，既能补气，又能养阴。补而不滞，养阴不腻，为培补中气最为平和之剂。

薯蓣丸，以其扶正达邪，平补三焦，安和五脏之功，而具攘外和内之治，故《金匮要略》用治"虚劳诸不足"之证。现代研究表明，该方有抗氧化作用，能提高机体免疫功能。故可用于治疗呼吸系统之肺结核，及肺炎后期等；尚可用于消化系统之慢性胃炎，胃及十二指肠溃疡等；循环系统之冠心病，血液病等；泌尿系统之慢性肾炎，慢性膀胱炎，前列腺肥大等；以及内分泌系统、神经系统、免疫机制等疾病而见虚劳证候者。家父吉忱公对五脏虚损之疾病多用此方，辨证并辅以时方而施治，每收卓效，而余亦"效颦"之，亦收卓功。

【验案】

何××，男，40岁。

患虚劳有年，咳嗽痰少，食欲不振，体重减轻，精神疲劳，手足烦热，舌淡无苔，脉象细弱，经X线照片，诊断为浸润性肺结核。曾口服雷米封、肌注链霉素，病情得以稳定。

此肺脾劳伤，气血虚损，拟健脾理肺、益气补血，用薯蓣丸化裁

处方：陕西党参15g，白术10g，茯苓10g，干地黄15g，当归10g，白芍10g，麦冬10g，柴胡10g，杏仁10g，桔梗6g，黄豆卷12g，炙草6g，大枣5枚，鳖甲15g，百部12g，川贝母6g，百合10g，知母6g，桑皮10g，文火浓煎去滓，再下淮山药末30g，胎盘粉30g，阿胶10g，冰糖30g，白蜜30g，和匀熬膏，每服二汤匙，日三服。

调理年余，X线复查肺部病灶钙化，身体亦渐康复。[《金匮要略浅述》]

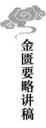

## （7）酸枣仁汤证（阴虚内热证）

**【原文】**虚劳虚烦，不得眠，酸枣仁汤主之。

**【释文】**"虚烦"，《金匮要略疏义》云："胸中无物而烦之谓，对实烦之辞也。"《伤寒明理论》云："虚烦者，心中郁郁而烦也。"本条表述了阴虚内热引起心烦失眠的证治。对此，《金匮要略广注》解云："虚烦不得眠者，血虚生内热而阴气不敛也。《内经》云：卫气行于阳，阳气滞不得入于阴，阴气虚，故目不得瞑。酸枣仁汤养血虚而敛阴也。"

**【方药】**酸枣仁汤方

酸枣仁<sub>二升</sub>　甘草<sub>一两</sub>　知母<sub>二两</sub>　茯苓<sub>二两</sub>　芎劳<sub>二两</sub>（深师有生姜二两）

上五味，以水八升，煮酸枣仁，得六升，内诸药，煮取三升，分温三服。

**【按语】**《金匮要略心典》记云："人寤则魂寓于目，寐则魂藏于肝，虚劳之人，肝气不荣，则魂不得藏，魂不藏，故不得眠。酸枣仁补肝敛气，宜以为君。而魂既不归容，必有浊痰燥火乘间而袭其舍者，烦之所由作也，故以知母、甘草清热润燥；茯苓、川芎行气除痰。皆所以求肝之治，而宅其魂也。"酸枣仁甘酸性平，酸收甘补，故具益肝胆，养心脾，以疗血虚肝旺，虚阳上扰之证，故为治虚烦惊悸不眠之良药，是谓主药，故汤名之。且川芎乃足厥阴肝经之引经药，引领诸药入肝，而"宅其魂"。

酸枣仁汤，《金匮要略》以其养血安神，清热除烦之功，而除"虚劳虚烦不得眠"之候。大凡阴虚内热而致虚烦不得眠，必兼见心悸盗汗，头目眩晕，咽干口燥，舌红，脉细弦等证。故施以酸枣仁汤，则心肝之血滋养有源，阴升阳潜，而阴虚阳浮之证得解。

该方适用于现代医学之神经衰弱，心脏神经官能证，神经兴奋证，更年期综合征，及心动过速等病而具阴虚内热之证者。

**【验案】**

郝某，女，32岁，栖霞松山人。1981年2月7日初诊。

心烦意乱，不寐，纳呆，大便微结，舌淡无苔，脉沉若无力，余均正常，西医诊为神经衰弱。

证属枢机不利，肝郁化火，扰动心神。

处方：炒枣仁30g，远志10g，桑椹30g，柴胡10g，白芍12g，枳壳10g，木香10g，白术12g，栝蒌12g，陈皮12g，知母10g，菖蒲12g，党参30g，夜交藤20g，川芎10g，龙骨、牡蛎各20g，三仙各10g，茯神10g，甘草10g，生姜3片，大枣3

枚。水煎服。

3月9日复诊，经治1个月，诸症悉减，然仍偶有心烦不得眠之证。

处方：柴胡10g，桂枝9g，龙骨、牡蛎各20，白芍12g，炒枣仁30g，桑椹30g，磁石30g，神曲15g，郁金10g，党参15g，白术10g，茯苓12g，夜交藤20g，麦芽10g，龙胆草6g，甘草10g，生姜3片，大枣5枚，小麦1把。10剂，水煎服。

4月16日，药后睡眠可，心烦、纳呆诸症悉除。为固药效，嘱服天王补心丹。

[《柳吉忱诊籍纂论》]

**按：**此案患者，始病时因心情不舒，致枢机不利，肝气郁结，郁久化火，扰动心神而发不寐。胸阳被郁，不能通达四末，而见脉沉弱无力。故吉忱公予《伤寒论》之四逆散以理气导滞，透达郁阳，而脉复如常。经云："热淫于内，治以咸寒，佐以甘苦，以酸收之，以苦发之。"对此，成无己注云："枳实、甘草之苦，以泻里热；芍药之酸，以收阴气，柴胡之苦，以发表热。"并谓"四逆散以散传阴之热也"。此即四逆散透解郁热，疏肝理脾，以除"心烦不得眠"之理也。以《金匮要略》之酸枣仁汤伍茯神、桑椹、夜交藤、石菖蒲，养血安神，以救其本，并兼清热除烦之功；方尚寓桂枝汤，药加龙骨、牡蛎，又成桂枝龙骨牡蛎汤，乃镇惊安神，以敛"不守舍"之神，尤药用牡蛎，乃"治以减寒"之谓也。诸药合用，公谓方名"加味酸枣仁汤"。药入栝蒌，乃清热散结，润肠通便之伍；方入党参、白术，与茯苓、甘草，乃四君子汤之伍，以成健脾和胃之用，而纳呆之候可解。故经治月余诸证悉除，病臻痊愈。该案之处方乃吉忱公经方头时方尾之用也。

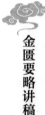

### （8）大黄䗪虫丸证（虚劳瘀血证）

**【原文】**五劳虚极，羸瘦，腹满，不能饮食，食伤、忧伤、饮伤、房室伤、饥伤、劳伤、经络荣卫气伤，内有干血，肌肤甲错，两目暗黑，缓中补虚，大黄䗪虫丸主之。

**【释文】**"五劳虚极"，《金匮要略方析义》云："五劳者，志思心忧瘦。又肺心脾肝肾。""极"，《方言》郭注云："极，疲也。"本条表述了虚劳而有瘀血的证治。"羸瘦，腹满不能饮食"，是五劳七伤导致的极虚的结果。当人体受到这些致病因素影响后，经络的濡养和气血的运行均受阻，因而产生瘀血停留，即所谓的"干血"。内有瘀血，则影响新血的生成，于是肌肤失养，而致肌肤甲错，两目暗黑之候，此亦瘀血的特征。大黄䗪虫丸功于祛瘀生新，则营卫气血得补，此即"缓中补虚"之法也。

**【方药】大黄䗪虫丸方**

大黄十分（蒸）　黄芩二两　甘草三两　桃仁一升　杏仁一升　芍药四两　干地黄十两

干漆一两　虻虫一升　水蛭百枚　蛴螬一升　䗪虫半升

上十二味，末之，炼蜜和丸小豆大，酒饮服五丸，日三服。

【按语】《金匮要略广泛》云："《经》：留者攻之，燥者濡之。苦走血，咸胜血，干漆、虻虫、水蛭、蛴螬、䗪虫之苦咸以攻干血；甘缓结，苦泄热，桃仁、大黄、黄芩之苦甘以下结热；血干则气滞而荣竭，故用杏仁利气，地黄润燥，芍药和荣。又恐药力猛峻，甘草缓之，干血坚凝，酒饮行之也。"此解可谓言简意赅。酒，当用今之黄酒。

大黄䗪虫丸，乃《金匮要略》以其祛瘀生新之功，专治虚劳而有瘀血干结之证候。即肝血瘀脉之重证，尚兼见形体消瘦，腹满或腹痛，纳食呆滞，肌肤甲错，面色灰滞无华，舌质暗或有滞点或紫斑，脉涩或结之候。

现代研究显示，该方具保肝，抑制血小板聚集，抗血栓形成，降血脂及抗动脉粥样硬化，促进肠蠕动及减轻肠粘连，抗肿瘤等作用。故适用于慢性活动性肝炎，肝硬化，慢性胆囊炎，晚期血吸虫病之肝脾肿大，慢性粒细胞白血病，原发性血小板减少性紫癜，真性红细胞增多症，骨髓增殖性疾病，血栓闭塞性脉管炎，大动脉炎，高血压病，脑梗死，脑血栓，病毒性脑膜炎，中风及其后遗症，输卵管结核，卵巢囊肿，闭经，慢性盆腔炎，慢性肾小球肾炎，颈淋巴结核，牛皮癣，顽固性荨麻疹，神经性皮炎，高血脂，糖尿病等病而见瘀血干结证候者。

【验案】

马某，男，56岁，小马夼人。1960年10月14日初诊。

既往有左下肢静脉曲张史。1周前晨起见左腿肿胀疼痛，发热，皮肤有烧灼感，外科诊为"左下肢血栓性静脉炎"。病人要求中医治疗。查皮色潮红，中度浮肿，按无凹陷，大便秘结，小便黄赤，舌质暗，舌尖有瘀点，苔薄黄，脉滑数。

处方：大黄10g，黄芩6g，䗪虫20g，虻虫10g，水蛭10g，蛴螬10g，桃仁10g，杏仁10g，赤芍12g，当归20g，忍冬藤30g，生地黄20g，甘草10g。黄酒与水各半煎服。

10月18日：服药3剂，左下肢肿痛悉除，大便通，小便亦正常，脉象和缓。以下瘀血汤巩固疗效。

处方：大黄10g，桃仁10g，䗪虫15g，当归15g。水煎服。[《牟永昌诊籍纂论》]

按：本案证属瘀血内留，脉络蕴热而致脉痹，治宜清热通脉，逐瘀生新，故永昌公师《金匮要略》大黄䗪虫丸意化裁用之。原方为因虚劳而导致"经络营卫气伤"而设。因瘀血内留，久郁化热，故见下肢肿胀疼痛，皮肤有烧灼感，大便秘结，小便黄赤，舌尖有瘀点，舌苔黄，脉滑数。方中大黄苦寒沉降，气味俱厚，力猛善走，能清泄血分实热；䗪虫咸寒，能入血脉以软坚，功专破瘀血，消肿块，通脉痹，故共为主药。水蛭、虻虫、蛴螬、桃仁，助䗪虫以活血通络，功逐瘀血，共为辅药。黄芩苦寒，清热燥湿，佐大黄以清血中瘀热；杏仁味苦而辛，功专苦泄润降，间能辛宣疏散，佐桃仁以润燥结，兼以破血降气，与活血攻下药相伍，则有活血散郁之效；生地黄、赤芍养血滋阴，共为佐药。甘草和中补虚，调和诸药，可缓和诸破血药过于峻猛，且与芍药相伍，名芍药甘草汤，乃酸甘化阴之剂，可益营血。黄酒煎服，以行药势，为使药。当归甘补辛散，苦泄温通，入心、肝、脾三经，既能补血，又能活血，且兼行气止痛之功，可补血、活血、行气而通血脉。忍冬藤清热解毒，通行经络，而解经脉中之郁热火毒。诸药合用，则瘀血得除，郁热得清，阴血得补，燥结得滋，营卫得和，脉络得通，而病臻痊愈。而二诊时予《金匮要略》下瘀血汤（大黄、桃仁、䗪虫）合当归。可称减味大黄䗪虫丸，永昌公作"固效"之用，实乃"治未乱"防复发之施也。

## 附方：

《千金翼》炙甘草汤—云复脉汤：治虚劳不足，汗出而闷，脉结悸，行动如常，不出百日，危急者十一日死。

甘草四两（炙） 桂枝 生姜各三两 麦门冬半升 麻仁半升 人参 阿胶各二两 大枣三十枚 生地黄一斤

上九味，以酒七升，水八升。先煮八味，取三升，去滓，内胶消尽，温服一升，日三服。

《肘后》獭肝散：治冷劳，又主鬼疰一门相染。

獭肝一具

炙干，末之，水服方寸匕，日三服。

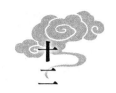

# 十二 肺痿、肺痈、咳嗽上气病

## （一）概说

肺痿，病证名，一作肺萎，肺脏枯萎而不振之证也，有虚热与虚寒之分。前者是热在上焦，因咳为痿；后者是肺中虚冷，气沮为痿。《金匮要略·肺痿肺痈咳嗽上气病脉证治》篇云："问曰：热在上焦者，因咳为痿，从何得之？师曰：或从汗出，或从呕吐，或从消渴，小便利数，或从便难，又被快药下利，重亡津液，故得之。""寸口脉数，其人咳，口中反有浊唾涎沫者何？师曰：为肺痿之病。"又云："肺痿吐涎沫而不咳者，其人不渴，必遗尿，小便数，所以然者，以上虚不能制下故也。此为肺中冷，必眩，多涎唾。"大凡虚热者，证见咳声不扬，吐稠黏涎沫，口干咽燥，气急喘促，形体消瘦，或见潮热，皮毛干燥，舌干红，脉虚数。虚寒者，证见形寒，神疲，唾涎沫，口不渴，小便频，舌质淡，脉虚弱。

肺痈，病证名，是指肺部发生痈疡一类的疾病。对其证候，《素问·大奇论》有"肺之雍，喘而两胠满"之记。而《金匮要略·肺痿肺痈咳嗽上气病脉证治》篇将此病分为两个阶段，初期与成脓期。初期多实证，成脓期有虚有实。

咳嗽上气，病证名。在《金匮要略》中，有邪正虚实之分。上气属虚者，有肺肾两种病情，如《金匮要略·肺痿肺痈咳嗽上气病脉证治》篇云："火逆上气，咽喉不利，止逆下气，麦门冬汤主之。"意谓乃津伤虚火上炎所致者。又如篇中所云："上气面浮肿，肩息，其脉浮大，不治，又加利尤甚。"此乃肾不摄纳，真气上脱之候。上气属实者，又有痰与饮之别。属于痰浊上壅者，治宜涤痰化浊。属于饮者，因外邪内饮，闭塞肺气，成为肺胀，可分为外内皆寒与饮邪夹热两类。前者祛寒化饮，治以辛温；后者宜祛邪蠲饮，治宜辛凉与辛温并施。至于水饮内停，又兼正气虚而发咳嗽上气者，治当一边逐水，一边安正。

## （二）证候与证治

### 1. 肺痿、肺痈、咳嗽上气证候

鉴于肺痿、肺痈、咳嗽上气诸病的病证，皆属于肺，且诸病之间，多有联系和转化关系，故张仲景将三者并为一篇讨论。

【原文】问曰：热在上焦者，因咳为肺痿，肺痿之病，从何得之？师曰：或从汗出，或从呕吐，或从消渴，小便利数，或从便难，又被快药下利，重亡津液，故得之。曰：寸口脉数，其人咳，口中反有浊唾涎沫者何？师曰：为肺痿之病。若口中辟辟燥，咳即胸中隐隐痛，脉反滑数，此为肺痈。咳唾脓血，脉数虚者为肺痿，数实者为肺痈。

【释文】本条设为问答，表述了肺痿、肺痈的成因、主证和鉴别诊断。全文分成三部分，第一部分叙述了肺痿的成因，第二部分指出肺痿、肺痈的主症，第三部分从脉象上对肺痿、肺痈进行鉴别诊断。

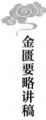

肺痿之病，由于热在上焦熏灼于肺，气逆为咳，咳久伤肺而成。导致肺痿的直接原因很多，或汗出过多，或因呕吐频作，或由消渴引发，或由小便过多，或因便秘攻伐太过，进而造成津液过度损伤，而致阴虚，继而因阴虚生内热，内热熏灼肺部，从而形成肺痿。由于上焦有热，肺为所灼，肺气上逆，故见"寸口脉数，时常咳嗽"之候。"浊唾"，即今之稠痰。"涎沫"，即今之痰涎。阴虚肺痿，本当干咳无痰，现反吐浊唾涎沫之候，这是因为肺气不振，宣降失司，津液为热所灼，随肺以上逆，故多浊唾涎沫。"若口干辟辟燥，咳即胸中隐隐痛，脉反滑数"者，则为肺痈之疾，其人必"咳唾脓血"。盖因实热在肺，津液不能上布，壅塞腐溃所致。

肺痿是阴虚有热，枯萎不用证；肺痈是热聚肺溃，壅塞不通。二者一虚一实，前者是脉数而虚，后者是脉数而实。

【原文】问曰：病咳逆，脉之，何以知此为肺痈？当有脓血，吐之则死，其脉何类？师曰：寸口脉微而数，微则为风，数则为热；微则汗出，数则恶寒。风中于卫，呼气不入；热过于荣，吸而不出；风伤皮毛，热伤血脉；风舍于肺，其人则咳，口干喘满，咽燥不渴，多唾浊沫，时时振寒。热之所过，血为之凝滞，蓄结痈脓，吐如米粥。始萌可救，脓成则死。

【释文】本条表述了肺痈的病因及病理变化。脓之成因，多因风热病毒所侵袭。"脉之"，即诊脉。咳逆通过脉诊而诊查肺痈。大凡肺痈之由，多为风热蓄留不解所致。对此尤在泾解云："凡言风脉多浮或缓，此云微者，风入营而增热，故脉不浮而反微，且与数俱见也。微则汗出者，气伤于热也；数则恶寒者，阴反在外也；呼气不入者，气得风而浮，利出而艰入也；吸而不出者，血得热而壅，气亦为之不伸也。肺热而壅，故口干而喘满；热在血中，故咽燥而不渴。且肺被热迫，而反以热化，为多唾浊沫；热盛于里，而外反无气，为时时振寒。由是热病不解，血凝不通，而痈脓成矣，吐如米粥，未必便是死证，至浸淫不已，肺叶腐败，则不可治矣，故曰始萌可救，脓成则死。""始萌"，指病处初发阶段。

【原文】上气，面浮肿，肩息，其脉浮大，不治；又加利，尤甚。

上气，喘而躁者，属肺胀，欲作风水，发汗则愈。

【释文】上二条表述了上气有正虚气脱和邪实气闭两种病情。对此，尤在泾注云："上气面浮肿，肩息，气但升而不降矣。脉复浮大，则阳有上越之机，脉偏盛者，偏绝也。又加下利，是阴复从下脱矣，阴阳离决，故当不治。肩息，息摇肩也。上气喘而躁者，水性润下，风性上行，水为风激，气凌于肺，所谓激而行之……故曰欲作风水。发汗令风去，则水复润下之性矣，故愈。""肺胀"，即后世哮喘之病。

### 2.肺痿、肺痈、咳嗽上气证治

### （1）甘草干姜汤证（肺痿虚寒证）

【原文】肺痿，吐涎沫而不咳者，其人不渴，必遗尿、小便数。所以然者，以上虚不能制下故也。此为肺中冷，必眩，多涎唾，甘草干姜汤以温之。若服汤已渴者，属消渴。

【释文】本条表述了肺痿之属于虚寒者的治法。对此尤在泾解云："此举肺痿之属虚寒者，以见病变之不同。盖肺为娇脏，热则气灼，故不用而痿；冷则气沮，故亦不用而痿也。遗尿、小便数者，肺金不用而气化无权，斯膀胱无制而津液不藏者。头眩、多涎者，经云上虚则眩，又云上焦有寒，其口多涎也。甘草、干姜，甘辛合用，为温肺复气之剂。服后病不去而加渴者，则属消渴，盖小便数而渴者为消，不渴者，非下虚即肺冷也。"

【方药】**甘草干姜汤方**

甘草四两（炙）　干姜二两（炮）

上㕮咀，以水三升，煮取一升五合，去滓，分温再服。

【按语】干姜大辛，大热，入心、肺、脾、胃经。故以其辛热性燥，善除里寒以温脾胃之阳，故为温中回阳药，凡阴寒内盛证皆可用之；辛热之性又能温肺化饮，故又适用于肺痿虚寒证者。甘草味甘，入十二经，生用偏凉，能清热解毒；炙用性温，能益气补虚。故炙甘草与干姜合用，乃辛甘化阳之伍，具补肺气祛里寒之功，又有温阳化饮之力，以其温肺复气之治而愈肺痿。

甘草干姜汤，《金匮要略》以其温肺复气之功，而除阴寒内盛之肺痿证。该证多见咳吐涎沫，且清稀而量多，或不咳，或不渴，多伴眩晕，畏寒，小便数，或遗尿，神疲乏力，心悸，短气不足以息，其舌淡，苔薄白，脉虚弱，或濡数。方中甘草量要倍于干姜之量，方可成补虚散寒之效。

本方可用以治疗现代医学之慢性胃肠炎及溃疡、支气管炎及肺炎、肺气肿、肺不张等病而见阴寒内盛证者。

### 【验案】

**慢性支气管炎并咯血案**：张某，女，40岁。

患慢支咳嗽五年，冬春发作严重，咳嗽吐痰稀薄带血，血色暗淡不鲜，胸闷，后背畏寒，舌淡苔白，脉细濡。曾用止咳化痰、凉血止血剂，咳不止而咯血愈肾。

证属寒饮蕴肺，肺失肃降，久咳肺虚，络伤血溢。

处方：炙甘草5g，炮干姜5g，茯苓12g，炙黄芪12g，煅花蕊石15g（先煎），侧柏叶15g，水煎服。

3剂后咳减，咯血消失。继用涤痰化饮、肃肺之剂调理而愈。[《黑龙江中医药》1985；（5）:21]

### （2）射干麻黄汤证（寒饮壅肺结喉证）

【原文】咳而上气，喉中水鸡声，射干麻黄汤主之。

【释文】风寒外袭，水饮内发，内外合邪，闭塞肺气，以致咳嗽喘急。"水鸡"，《金匮要略注解》云："水鸡，蛙也。"喉中水鸡声者，为喉中痰声漉漉，乃痰碍其气，气触其痰，此为寒饮咳喘常见之候。其治有射干麻黄汤以祛寒解表，温肺化饮，止咳定喘。

### 【方药】射干麻黄汤方

射干十三枚，一法三两　麻黄四两　生姜四两　细辛　紫菀　款冬花各三两　五味子半升

大枣七枚　半夏大者八枚（洗）

上九味，以水一斗二升，先煮麻黄两沸，去上沫，内诸药，煮取三升，分温三服。

【按语】射干麻黄汤，是由小青龙汤去桂枝、芍药、甘草，加射干、紫菀、款冬花、大枣而成。以麻黄、细辛辛热之性，以祛寒解表；款冬花、紫菀温肺止咳；射

干、五味子下气；半夏、生姜开痰。诸药合用，外解表邪，内祛里寒。大枣一味调和诸药，安和五脏。于是咳喘上气之疾得解。对此方之用，《金匮要略广注》解云："喉中水鸡声，痰气壅塞而作声也。麻黄、细辛开壅塞而泄风痰，射干、半夏、紫菀、款冬花皆保肺定喘之药，生姜辛以散之，大枣甘以缓之。"此汤近似小青龙汤，亦证挟停饮者，以不烦躁，故不如前加石膏。

射干麻黄汤，乃《金匮要略》为寒饮郁肺结喉证而设方。功于祛寒解表，温肺化饮，止咳定喘，清咽利膈。现代研究该方具镇咳、祛痰、平喘及抗过敏等作用，故适用于支气管哮喘，急、慢性支气管炎，肺气肿，肺心病及过敏性鼻炎，急、慢性咽炎等而见寒饮郁肺结喉证者。

**【验案】**

辛某，男，54岁，干部，1974年12月7日就诊。

往有支气管哮喘经年，每年入冬辄发。近因天气突变寒冷，故感冒风寒而咳喘病复发。证见胸闷憋气，呼吸困难，面色苍白，咳而上气，喉间痰鸣如水鸡声。舌苔薄白，脉浮紧。

证属寒饮郁肺，痰气交阻，气逆而致咳喘。治宜温阳化饮，宣肺平喘，予射干麻黄汤加味。

处方：射干10g，麻黄6g，制半夏10g，细辛3g，五味子10g，炙紫菀10g，炙款冬花10g，炙枇杷叶6g，炙甘草10g，生姜3片，大枣4枚为引，水煎服。

服药4剂诸症悉减。二诊时原方加炙百部10g，以润肺止咳，加炙白前10g，以宣肺降气。续服4剂，病趋愈可。予以射干10g，沙参10g，桔梗10g，川贝母6g，梨2个榨汁同煎温服以善后。[《柳吉忱医案》]

**（3）皂荚丸证（痰浊咳嗽上逆证）**

**【原文】** 咳逆上气，时时唾浊，但坐不得眠，皂荚丸主之。

**【释文】** 本条表述了痰浊咳喘的证治。"唾浊"，吐出稠黏的浊痰之谓。全句意谓咳嗽气喘，频频吐出浊痰，气逆痰壅，以致但坐不得平卧而眠。此乃素有痰饮，外感风寒，肺失肃降，痰气交阻之谓，故有皂角丸以祛痰止咳。

**【方药】皂荚丸方**

皂荚八两（刮去皮，用酥炙）

上一味，末之，蜜丸如梧子大，以枣膏和汤服三丸，日三夜一服。

**【按语】** 皂荚辛散走窜，以涤痰启闭去垢；肺为贮痰之器，脾为生痰之源。故佐蜜丸枣膏兼顾脾胃，以健脾益气，以杜生痰之源，又防皂荚辛散伤正之弊。

皂荚丸，乃《金匮要略》为痰浊咳嗽上逆证而设方。该方以其利肺祛痰、止咳平喘之功，而治因痰浊壅肺而发咳嗽，气喘，时吐浊唾，咳痰不爽，胸闷，气逆，喘满不得眠，苔腻，脉滑之候。多用于现代医学之慢性支气管炎及肺炎、慢性支气管哮喘、肺脓肿及慢性肺炎而见痰浊咳嗽上逆证者。

【验案】

例1：郑左，住方浜路口，年八十二岁。湿痰之体，咳嗽，四肢浮肿，病情属溢饮，原当发汗利小便。但以浊痰阻于胸膈，咳而上气，但坐不眠，痰甚浓厚。病急则治其标，法当先用皂荚丸以下胸膈之痰，俾大小便畅行，得以安睡，方是转机。今按两脉结代，结代之脉，仲景原以为难治。药有小效，方议正治。[《经方实验录》]

例2：余尝自病痰饮，喘咳，吐浊，痛连胸肋，以皂荚大者四枚炙末，盛碗中，调赤砂糖，间日一服。连服四次，下利日二三度，痰涎与粪俱下，有时竟全是痰液。病愈后，体亦大亏。于是知皂荚之攻消甚猛，全赖枣膏调剂也。夫甘遂之破水饮，葶苈之泻痛胀，与皂荚之消胶痰，可称鼎足而三。惟近人不察，恒视若鸩毒，弃良药而不用，伊谁之过欤？[《经方实验录》]

### （4）厚朴麻黄汤证（寒饮迫肺咳嗽上气证）

【原文】咳而脉浮者，厚朴麻黄汤主之。

【释文】"咳而脉浮者"，是寒饮迫肺，上逆咳喘的证候。肺脉主浮，乃寒饮上迫趋表之证，多见咳喘气逆，肺胀胸满，咽喉不利，痰声漉漉，但头汗出，倚息不得平卧，脉浮，舌苔滑之候。若饮郁化热，尚可见烦躁之证。故有厚朴麻黄汤之施，以成祛寒化饮、利气降逆之治。对此方之治，《金匮要略广注》解云："咳者，水寒射肺也，脉浮者，停水而又挟风以祛之也。麻黄去风，散肺逆，与半夏、细辛、干姜、五味子同用，即前小青龙加石膏，为解表行水之剂也。然土能制水，而地道壅则水亦不行，故用厚朴疏敦阜之土，使脾气健运而水自下泄矣。杏仁下气去逆，小麦入心经，能通火气，以火能生土助脾，而共成决水之功也。""敦阜之土"，指脾土。

【方药】厚朴麻黄汤方

厚朴五两　麻黄四两　石膏如鸡子大　杏仁半升　半夏半升　干姜二两　细辛二两　小麦一升　五味子半升

上九味，以水一斗二升，先煮小麦熟，去滓，内诸药，煮取三升，温服一升，日三服。

【按语】《金匮要略心典》记云："厚朴麻黄汤与小青龙加石膏汤大同，则散邪蠲饮之力居多。而厚朴辛温，亦能助表，小麦甘平，同五味敛安正气者也。"方中厚朴、麻黄、杏仁宣肺利气降逆；细辛、干姜、五味子、半夏祛寒化饮止咳；石膏沉降镇逆，小麦甘平养正，且二者均有清热除烦之功。合而用之，成寒饮迫肺挟热致肺胀、咳嗽上气病之治方。

厚朴麻黄汤，乃《金匮要略》为寒饮迫肺挟热咳嗽上气证而设方。该方以温肺化饮、降逆宽胸、清热化痰之功，而除咳嗽，气喘，胸满短气，烦躁不宁，口干引饮，咽喉不利，痰多，气逆不得平卧，舌淡红，苔白滑或黄白相兼，脉浮数或浮滑诸候。故适用于现代医学之支气管炎、支气管肺炎、支气管哮喘、肺气肿、肺心病等而见寒饮迫肺咳嗽上气证者。

【验案】

李某，男，13岁。患支气管哮喘，发作时胸满烦躁，咳痰黄稠，呼吸不利，喉间有哮鸣音，口渴苔黄，脉象浮数。此饮郁化热，塞迫气道，宜宣肺利气，清热化饮，曾用定喘汤，咳痰转清，哮喘仍发，后用厚朴麻黄汤，厚朴10g，麻黄3g，杏仁10g，生石膏10g，法半夏10g，干姜3g，细辛1.5g，五味子1.5g，小麦10g，服3剂，咳喘均止。[《金匮要略浅述》]

### （5）泽漆汤证（水饮内停咳嗽上气证）

【原文】咳而脉沉者，泽漆汤主之。

【释文】"脉沉者"，是水饮内停，咳喘身肿之证候。脉沉主里，亦主有饮，多见咳嗽上气之候，知为水饮迫肺之证。因肺主皮毛，主宣发肃降，若肺失肃降宣发，必外兼身肿。故有泽漆汤以逐水通阳，止咳平喘。

【方药】泽漆汤方

半夏半升　紫参五两（一作紫菀）　泽漆三斤（以东流水五斗煮取一斗五升）　生姜五两　白前五两

甘草 黄芩 人参 桂枝各三两

上九味，㕮咀，内泽漆汁中，煮取五升，温服五合，至夜尽。

【按语】泽漆汤，方中泽漆行水，桂枝通阳，半夏、生姜散水降逆，紫菀、白前止咳平喘。脾为生痰之源，脾虚湿盛，聚湿成痰饮。故水饮泛溢，中土必先损伤，故有人参、紫参、甘草扶正培土，健脾渗湿，以杜生痰之源，又可俾土旺而制水；水饮久留，每挟郁热，故佐以黄芩清热。于是诸药合用，以成健脾渗湿，通阳行水，止咳化痰之治，而水饮内停、咳喘身肿之证得解。对此，《金匮要略广注》解云："脉沉为水，以泽漆为君者，因其功专于消痰行水也。水性阴寒，桂枝行阳气以导之。然所以停水者，以脾衰不能制水，肺气逆不能通调水道，故用人参、紫参、白前、甘草补脾顺肺，同为制水利水之方。黄芩苦以泄之，半夏、生姜辛以散之也。"泽漆，大戟科植物泽漆的茎叶，山东全省均产，各小枝顶端生环状聚伞花序，花黄绿色，形似猫眼，故又名"猫眼草"。泽漆味苦，微寒，有毒，入肺、大肠、小肠经。功于逐水消肿，散结解毒，故适用于腹水胀满，全身浮肿之候。家父吉忱公多用之熬膏服之，亦作膏外敷之，以治淋巴结核，疗效尚可。因其有毒，故内服每日剂量宜4.5～10g为宜。

泽漆汤，乃《金匮要略》为水饮内停咳嗽上气证而设方。该方以其逐饮通阳，止咳平喘之功，而用以治疗咳喘，胸闷气短，痰鸣有声，喘息不得卧，烦躁，大便或干，小便或黄，舌尖红，苔黄，脉沉或滑之候。又适用于现代医学之急性支气管炎、大叶性肺炎、百日咳、肺结核、颈淋巴结核及慢性肾炎而见水饮内停证者。

**【验案】**

**支饮咳喘案**：许某，女，65 岁。咳喘有年，日夜屈膝跪卧，食少便溏。脾虚不能运化，肺伤不能通调，则饮居胸阳而胸满心悸，水泛肌肤而面浮身肿。况年逾花甲，阴盛阳衰。故拟泽漆汤加减。

处方：泽漆9g，桂枝9g，炙麻黄6g，杏仁9g，党参9g，法半夏9g，炙甘草6g，炙紫菀9g，生姜3片。先煮泽漆，滤汁代水煎药。

服4剂后，喘平肿消，胃开能食。此饮去阳复之兆，嘱其早服香砂六君子丸，晚用济生肾气丸以善后。[《中医杂志》1986；(4)：19]

### （6）麦门冬汤证（伤津咳嗽上气证）

**【原文】** 火逆上气，咽喉不利，止逆下气者，麦门冬汤主之。

**【释文】** 本条表述了虚火喘逆的证治。肺胃津液耗损，故咽喉干燥不利。津伤液耗虚火上炎，故咳逆上气。除此当有咳痰不爽，口干欲得凉饮，舌红少苔，脉虚数等候。故有麦门冬汤，以清养肺胃，止逆下气之治。对此《金匮要略广注》云："咽喉，肺系也，即会厌所在，为气之道路。大逆上气，咽喉不利，则肺虚矣。方内补虚益气之品，即所以止逆下气也。"

**【方药】麦门冬汤方**

麦门冬七升　半夏一升　人参二两　甘草二两　粳米三合　大枣十二枚

上六味，以水一斗二升，煮取六升，温服一升，日三夜一服。

**【按语】** 本病见证在肺，而其源实本于脾胃。其理，诚如李彣所云："肺主气，大逆上气者，脾土不能生肺金，东垣所谓脾胃一虚，肺气失绝是也。人参、甘草、大枣、粳米同为补土生金之剂，麦冬清润咽喉，半夏解散痰饮，皆所以止逆下气也。"

麦门冬汤，乃《金匮要略》为伤津咳嗽上气证而设方。该方以其清养肺胃，止逆下气之功，而用于因虚火上逆而见咳喘，证见咳痰不爽，或咳吐涎沫，口干咽燥，五心烦热，舌红少苔，脉虚数；或因胃阴亏虚而见胃脘隐痛或刺痛，口干唇燥，饥不欲食，或干呕，或大便干，舌红少苔，脉细数者。本方尚适用于现代医学之慢性支气管炎、支气管哮喘、支气管扩张、肺结核、慢性咽喉炎、慢性萎缩性胃炎或浅表性胃炎及十二指肠溃疡等病而具肺胃津伤证者。

**【验案】**

**外感咳嗽案**：盖某，女，工人，42岁。1975年10月17日就诊。

时值深秋，咳嗽周余，证见咳逆上气，伴口干咽燥，咳痰不爽，饮食尚可，大便干燥，小便短少，舌红少苔，脉虚数。经X光透视，唯见肺纹理增粗。

证属肺胃津液亏耗，致肺失宣发肃降，而致咳逆上气。治宜生津止咳，滋养肺胃之法，师麦门冬汤治之。

处方：麦门冬15g，人参10g，沙参12g，桔梗10g，粳米10g，炙甘草10g，大枣四枚，水煎服。

服药4剂，咳嗽逆气，口干咽燥诸候悉除，二便调，舌淡红苔薄白，脉浮缓。

时值金秋，莱阳茌梨以熟，予日每日梨一个，桔梗6g，小贝母3g，入冰糖6g蒸之，吃梨喝汤以预后。[《柳吉忱医案》]

**按**：方用麦门冬汤，因半夏辛温行散，与虚火咳喘证不利，故去之。沙参味甘微苦，微寒，入肺、胃经，甘能生津，寒能清热，功能补肺阴，又能养胃阴，生津液，故用之，以解肺热伤阴燥咳之证，又治热病伤阴，胃燥咽干口渴之候。桔梗具开肺利咽之功，合炙甘草，《伤寒论》名桔梗汤，原为少阴客热咽痛之治方，后世名甘桔汤，为治疗咽喉肿痛之方，亦适用口干咽燥之证，故合入。

**咯血案**：唐某，女，25岁，1978年6月22日就诊。

1978年，岁戊午年，炎暑流行，遂感火热之邪，致发身痛，胸中痛，咳嗽而短气，咽燥而干，继而咯血，痰壅，耳聋，胸胁满，痛连肩背，舌红苔黄，脉洪数。西医内科诊为"支气管扩张"。

证属炎暑流行，热甚则燥，肺金受邪，而致咯血咳嗽诸疾。师麦门冬汤意予之。

处方：麦门冬12g，白芷10g，清半夏6g，淡竹叶10g，桑白皮15g，炙紫菀12g，红参10g，钟乳石10g，炙百部10g，炙款冬花10g，炙甘草10g，生姜3片，大枣4枚，为引。水煎饭前服。

6月27日，服药5剂，发热、咳嗽诸症悉减，咯血咽痛不减。予以原方加三七6g，桔梗10g，穿心莲15g，水煎服。

7月3日，续服5剂，病愈。予以紫菀百花汤续服5剂，以固疗效。[《柳吉忱诊籍纂论》]

**按：** 戊午岁，乃为岁火太过之年，《素问》又称赫曦之纪。《素问·气交变大论》云："岁火太过，炎暑流行，金肺受邪……民病疟……咳喘，血溢……耳聋，中热……甚者胸中痛，胁支满胁痛，膺肩背胛间痛，两臂内痛，身热骨痛。"此乃火邪乘金，肺失清肃而见咳嗽诸症；肺热灼津而见咽燥而干；肺络受损，故见咯血；邪犯肌腠，故有胸胁肢体疼痛之症。其治一在抑火，一在救金，故公予以麦门冬汤加味治之，实又为《三因方》之麦门冬汤。其治必阴阳并补，麦门冬养肺之阴，人参益肺之气，故无金败水竭之弊；桑白皮甘寒，紫菀微辛，开其膹郁则咳喘可除，并借以止血之功，而除咯血；半夏、甘草益脾土燥湿化痰；白芷辛芳，缪问谓其"能散肺家风热，治胁痛称神"；淡竹叶性升，引药上达；钟乳石性通达，入肺经而治咳嗽喘息。方加百部、款冬花、紫菀，乃紫菀百花汤之用，增其润肺止咳之功，故5剂诸症悉减。二诊时，因咯血、咽痛之症不减，故加三七、桔梗、穿心莲三味，增其清热利咽，润燥止血之功，故续服5剂，而病臻痊愈。

### （7）葶苈大枣泻肺汤证（肺痈邪气闭阻证）

**【原文】** 肺痈，喘不得卧，葶苈大枣泻肺汤主之。

肺痈胸满胀，一身面目浮肿，鼻塞清涕出，不闻香臭酸辛，咳逆上气，喘鸣迫塞，葶苈大枣泻肺汤主之。

**【释文】** 前条表述了肺痈初期，因风热病毒侵袭，邪实气闭，浊唾涎沫壅滞于肺，气机被阻，因而喘咳不能平卧，而予葶苈大枣泻肺汤以开肺逐邪。

后条详细地表述肺痈应用葶苈大枣泻肺汤的临床症状。热毒壅肺，故肺之宣发肃降失司，气机壅滞，故"胸胀满"。因肺为水之上源，肺失肃降，通调水道功能失司，水气逆行，故"一身面目浮肿"。《素问·阴阳应象大论》认为"肺主鼻"，即鼻为肺之窍，肺失宣发，鼻窍不通，故见"鼻塞清涕出，不闻香臭酸辛"。肺失宣发肃降，故"咳逆上气，喘鸣迫塞"。凡此诸症，皆肺痈未成脓时的病变，邪气闭阻壅实，故有葶苈大枣泻肺汤之用，以泻肺启闭而利肺气。

**【方药】葶苈大枣泻肺汤方**

葶苈_熬令黄色，捣丸如弹子大_  大枣_十二枚_

上先以水三升，煮枣，取二升，去枣，内葶苈，煮取一升，顿服。

**【按语】** 葶苈子辛苦性寒，为肺家气分药，李时珍谓"肺中水气膹郁满急者，非此不能除"。故为治疗痰饮喘咳，肺气壅塞，水肿胀满候之要药。因其苦寒滑利，恐其峻猛易损伤正气，故佐以大枣，安中而调和药性。故二药相伍，以药物组成及功效名方，以其泻肺启闭，止咳定喘之功，而疗肺痈脓未成者。

葶苈大枣泻肺汤，乃《金匮要略》为肺痈邪实闭阻证而设方。故以其泻肺启闭，止咳定喘之功，用治痈之始萌而未成者。证见咳嗽气急，胸满，胸痛，继而壮热不寒，汗出烦躁，咳吐浊痰，痰有腥味，甚则咯吐脓血，气喘不得卧，咽燥，或渴或不渴，舌红，苔黄腻，脉浮数或滑数。还可治疗肺痈水逆证，或支饮属热证者。现代医学研究表明，该方可用于慢性支气管肺炎、支气管哮喘、大叶性肺炎、肺脓肿、肺不张、渗出性胸膜炎、胸腔积液及水肿等病而见上述证候者。

【验案】

**大叶性肺炎案：**柳某，女，32岁，1965年12月6日就诊。

患感冒一周，咳逆上气，喘不得卧，服西药效不显，遂请中医会诊，查咳嗽频作，咳黏痰不爽，痰中带有血丝，咳剧则胸痛如刺，咽喉肿痛，发热恶寒，全身酸痛。自昨日咳嗽加剧，夜间吐出铁锈色痰涎，口干渴，咽痛，吞咽困难，小便黄赤，大便干燥，舌红绛，苔黄少津，脉数有力。体温39.5℃，X线胸透示：肺纹理增粗，右肺下叶成大片均匀致密阴影，诊为大叶性肺炎。

证属热毒壅肺而致肺痈，治宜开泄肺气，佐以清热解毒。予以葶苈大枣泻肺汤加味治之。

处方：葶苈子30g，大枣10枚，败酱草30g，金银花30g，连翘15g，桑白皮15g，三七10g，水煎服。

3剂后肺气得以宣发，而诸候悉减，予葶苈大枣泻肺汤加炒栀子10g，炙百部10g，炙紫菀10g，以成清热泻火，润燥止咳之治，水煎服。续服6剂诸候悉除，X线胸透示胸部阴影完全吸收。[《牟永昌医案》]

## （8）桔梗汤证（肺痈成脓证）

【原文】咳而胸满，振寒，脉数，咽干不渴，时出浊唾腥臭，久久吐脓，如米粥者，为肺痈，桔梗汤主之。

【释文】本条表述了肺痈的证治。"咳而胸满"，是肺痈的主证之一。"振寒"，说明外邪侵入，正气抗邪争于表之候。"脉数"，是热在上焦。"咽干不渴"，是表明热伤血脉。"时出浊唾腥臭，久久吐脓如米粥者"，是痈脓已成。故有桔梗汤以排脓解毒。

【方药】桔梗汤方

桔梗一两　甘草二两

上二味，以水三升，煮取一升，分温再服，则吐脓血也。

**【按语】**桔梗汤，在《伤寒论》中乃为"少阴咽痛证"而设方，后世医家又称其为甘桔汤。《金匮要略》用治肺痈，取其排脓解毒之治。对此《金匮要略广注》解云："肺痈脓成则死，然既有脓血，又宜吐出。《本草》云：甘草吐肺痈之脓血者，以甘能泻热也。桔梗色白，味辛苦，入肺经，苦以泄之，辛以散之，能升提气血，为舟楫之剂，所以载甘草上升而使之以也。"此解可谓精辟。甘草以其味甘，入十二经，为脾胃之正药，取其甘缓之性而调合药性，解百药之毒，同热药用之可缓其热，同寒药用之可缓其寒，使补而不致于骤，使泻而不致于速，故有"国老"之称。然医家忽略其清热解毒之功。盖因甘草生用偏凉，功于清热解毒；炙用性温，能益气补虚。桔梗汤中之甘草为生者，故以其清热解毒之功，伍桔梗共成清热解毒、泻热排脓之治。

桔梗汤，以其清宣肺气，排脓解毒之功，而用以治疗肺痈成脓证者。现代研究表明，尚可用于治疗急、慢性咽炎，肺脓肿，大叶性肺炎，支气管肺炎等病而具热伤肺络证者。

**【验案】**

李某，女，59岁，栖霞城镇人。1960年2月29日初诊。

1周前发热恶寒，未行治疗，继而咳嗽加剧，时出腥臭浊痰，如米粥样，伴胸胁满闷作痛，转侧不利，气喘不得卧，口干咽燥，苔黄腻，脉滑数而实。

处方：桔梗24g，甘草18g，金银花10g，桑白皮10g，芦根10g，冬葵子10g，麦冬10g，沙参10g。1剂，水煎服。

3月1日：药后诸症豁然，原方续服。

3月4日：继服3剂，病人诉病去大半，胸痛减，呼吸畅，已能转侧，然仍不得卧，痰量减少，舌苔黄薄，脉滑而缓。

处方：桔梗30g，甘草18g，金银花15g，连翘10g，栀子10g，蒲公英10g，黄芩10g，浙贝10g，沙参10g，麦冬10g。水煎服。

3月7日：服药3剂，诸症悉除，呼吸顺畅，咳痰清爽，无异味，已能平卧，唯咽部微干。舌淡红，苔薄白，脉缓。

处方：桔梗6g，甘草6g，麦冬6g，沙参6g，射干6g，山豆根6g，捣碎，每日1剂，代茶饮。[《牟永昌诊籍纂论》]

**按：**《素问·五脏生成》篇云："诸气者，皆病于肺。"《素问·阴阳应象大论》云："天气通于肺。"《医原》谓：肺"一呼一吸，于天气相通"。表述了肺为五脏六腑之华盖，主管呼吸的功能。故《素问·灵兰秘典论》云："肺者，相傅之官，治节出焉。"治节，即治理、调节之谓。对此，张介宾释云："节，制也。肺之气，气调则营卫脏腑无所不治，故曰治节出焉。"《素问·至真要大论》云："诸气膹郁，皆属于肺。"膹郁，张介宾注云："膹，喘急也；郁，痞闷也。"肺属娇脏，故外感风寒，首先犯肺，肺之制节失司，肺之宣发肃降功能失调，而致"诸气膹郁"。先是咳喘胸闷，继而肺失宣发肃降之功，肺气郁久化热，搏于血分，蕴结成痈。继而积热不散，血败为脓。对此，《金匮要略》有"风舍于肺，其人则咳，口干喘满，咽燥不渴，多唾浊沫，时时振寒。热之所过，血为之凝滞，留结痈脓，吐如米粥"之记，此案即此。因外邪郁肺，肺气不利，而见诸症。故永昌公宗遵《金匮要略》"咳而胸满，振寒脉数，咽干不渴，时出浊唾腥臭，久久吐脓如米粥者，为肺痈，桔梗汤主之"意，予以加味桔梗汤，此乃清肺化痰、排脓去壅之治也。

《本草求真》谓："桔梗，味苦气平，质浮色白，系开提肺气之圣药，可为诸药之舟楫，载之上浮，能引苦泄峻下之剂，至于至高之分成功，俾清气既得上升，则浊气自克下降。"故《金匮要略》有主以桔梗宣肺祛痰、排脓消痈之桔梗汤（桔梗、甘草）之用。甘草味甘，入十二经，生用偏凉，能清热解毒。《本草便读》谓："甘草，色黄味甘属土，为脾胃之正药，能补诸虚，善解百毒。"故《伤寒论》有"少阴病二三日，咽痛者，可与甘草汤（独甘草一味），不差者，与桔梗汤"之施。意谓客热咽痛，法当清热利咽，生甘草清热解毒，咽部轻微肿痛者，可以一味甘草治之，若效不显，可加桔梗以开肺利咽，名桔梗汤，后世名甘桔汤，为治咽痛之基础方。张仲景在《金匮要略·肺痿肺痈咳嗽上气病脉证治》中，尚以此方治因风热郁肺，热伤血脉，热毒蕴蓄，肺痈成脓者。《本草求真》谓金银花"入肺散热，能治恶疮肠澼，痈疽痔漏，为外科利治毒通行要剂"。金银花伍甘草，名"忍冬汤"，乃《医学心悟》为治"一切内外痈痛"而设方。故永昌公伍以金银花，以增清热解毒之功。芦根，《本草便读》谓其"清肃上焦，肺痈可愈"。《本草备要》云："芦中空，故入心肺，清上焦热，热解则肺之气化行，而小便复其常道也。"永昌公谓芦根甘寒质轻，可导肺部热毒下行，且具清热不伤胃、生津不恋邪之特点，为千金苇茎汤之主药，而用治肺痈。桑白皮，永昌公谓《神农本草经》用以"补虚益气"，实乃泻肺平喘、利水消肿之用。汪昂《本草备要》云：桑白皮"甘辛而寒，泻肺火。罗谦甫曰：是泻肺中火邪，非泻肺气也。火与元气不两立，火去则气得安矣，故《本经》又云益气。东垣曰：甘因元气不足而补虚，辛泻肺气之有余而止嗽"。药用沙参、麦冬，共成润肺止咳之效，兼行生津利咽之功，二药相伍，名"沙参麦冬饮"，为《温病条辨》沙参麦冬汤之主药。《神农本草经》云："冬葵子，味甘，寒，无毒，治五脏六腑寒热，羸瘦，五癃，利小便。久服坚骨，长肌肉，轻身，延年。"《本草求真》云：

冬葵子"甘寒淡滑，润燥利窍，通营和卫，消肿利水"。为利尿通淋、通乳催生之要药。而永昌公谓冬葵子乃清热利湿、通脉化气之要药，为治肺痈、乳痈常用之药。诸药合用，永昌公名之"加味桔梗汤"，药仅1剂，则诸症减轻。续服3剂，而病去大半。"然仍不得卧"，故三诊时，方加蒲公英、黄芩、栀子、连翘，以增其清热解毒之功；加浙贝母润肺化痰，消痈散毒。续服3剂，诸症悉除，呼吸顺畅，咳痰清爽，无异味。

冬葵子为锦葵科越年草本植物冬葵的成熟种子。李时珍曰："按《尔雅翼》云：葵者，揆也。葵叶倾足，不使照根，乃智以揆之也。"张锡纯云："古之言葵，乃'卫足花'，俗称'守足花'是也。"四季有叶丛生护于地上根部，故名卫足花。孔子谓："鲍庄子之智不如葵，葵犹能卫其足。"其茎高一丈，花多红色，又名一丈红。高丽人咏一丈红诗云："花与木槿花相似，叶共芙蓉叶一般；五尺栏杆遮不住，犹留一半与人看。"其子名冬葵子。张氏又云："不卫足者，即是蜀葵，其茎叶花与葵无异，皆治痈。"永昌公所用之冬葵子，乃"卫足花"之种子，即锦葵科之冬葵也。其子呈肾形，中央凹陷，两端凸起，直径约3mm，灰褐色，一端长而尖，另一端短而略圆，质坚，破开外壳有黄色种仁，富有油性。无臭，味淡微甘。而目前中药材所用的冬葵子，大多为锦葵科植物苘麻的成熟种子，始载于唐代《新修本草》，名为苘实。其味苦，平，无毒，主治赤白冷热痢。散服饮之，破痈肿。两者原不相混，功效亦不一样。而今以其作冬葵子入药，是否得当，尚无药理及临床验证。

### （9）越婢加半夏汤证（饮热肺胀证）

**【原文】**咳而上气，此为肺胀，其人喘，目如脱状，脉浮大者，越婢加半夏汤主之。

**【释文】**本条表述了饮热肺胀的证治。风热外袭，水饮内作，内外合邪，气机不畅，肺失宣肃，而致"咳而上气"，"其人喘，目如脱状，脉浮大"。其治当宣肺泄热，降逆平喘，故有越婢加半夏汤之用。

**【方药】越婢加半夏汤方**

麻黄六两　石膏半斤　生姜三两　大枣十五枚　甘草二两　半夏半升

上六味，以水六升，先煮麻黄，去上沫，内诸药，煮取三升，分温三服。

**【按语】**方中重用麻黄、石膏，辛凉配伍，可以发越水气，兼清里热；生姜、半夏，散水降逆；甘草、大枣，安中州而调和诸药。对越婢加半夏汤之解，《金匮要略广注》云："脾运水谷，主为胃行津液，取卑如婢，汤名越婢者，取发越脾气，通行津液之义也。今治肺胀，则麻黄散表邪，石膏清内热，甘草、大枣养正缓邪，半夏生姜散逆下气也。"

越婢加半夏汤，《金匮要略》以其宣肺泄热，降逆平喘之功，而用治饮热肺胀证。其证见咳嗽，气喘，双目胀突，烦躁，口渴，欲饮水而量不多，或面目浮肿，痰多或黄或白，苔白或黄白相兼，脉浮大等候。现代研究表明，本方尚适用于现代医学之急、慢性支气管炎，慢性肺心病急性发作，慢性肾炎急性发作等具饮邪郁肺挟热之水饮证者。

【验案】

米某，女。47岁。1960年12月17日就诊。

素有咳喘病，每感风寒则辄发。5日前患感冒，服银翘解毒丸，未见显效。自昨日加剧，证见发热恶寒，继而喘逆上气，胸胀满闷，时痛，息粗，其喘剧，睛外突，咳痰不爽，身痛无汗，目窠与下肢略见浮肿。舌红苔黄白相兼，脉浮大。

证属外感风寒，寒邪束肺，郁而发热，热郁于肺，引动内饮，而致肺胀、咳喘上气之候。治宜宣肺泄热，降逆平喘。师越婢加半夏汤加味治之。

处方：生麻黄10g，石膏30g，桑白皮15g，生姜皮10g，姜半夏10g，生甘草10g，大枣四枚。水煎服。

服药1剂汗出热退；服药2剂，咳止喘息。续服2剂诸症若失。予以原方石膏减半续服5剂病愈。[《牟永昌医案》]

**按：**此案以越婢加半夏汤用治饮热肺郁之候。本案加生姜皮辛散水饮，桑白皮肃降肺气，通调水道，一解喘逆之肺胀；一解目窠、下肢浮肿之候。

### （10）小青龙加石膏汤证（寒饮挟热咳喘证）

【原文】肺胀，咳而上气，烦躁而喘，脉浮者，心下有水，小青龙加石膏汤主之。

【释义】本条表述了寒饮挟热咳喘的证治。本条与前条越婢加半夏汤病理机制相同，俱属内外合邪，肺气胀满之证。所异者，前条是外感风热，而本条为外感风寒；前条是热甚于饮，本条饮甚于热。且前条是其人喘，目如脱状，是喘甚于咳，本条是烦躁而喘，喘咳并重。故在证候表现上，前者较重，故主以越婢汤加半夏汤，重任麻黄、石膏之辛凉配伍，以解饮热咳喘证；本条之治以小青龙加石膏汤，兼用桂枝、细辛、干姜之辛温，而除寒饮挟热之证。至于散邪蠲饮，止咳定喘，则是两者的共同之处。

【方药】**小青龙汤加石膏汤方**

麻黄 芍药 桂枝 细辛 甘草 干姜各三两　　五味子 半夏各半升　　石膏二两

上九味，以水一斗，先煮麻黄，减二升，去上沫，内诸药，煮取三升，去滓。强人服一升，羸者减之，日三服，小儿服四合。

【按语】对小青龙汤加石膏汤之解，《金匮要略广注》云："龙能变化施雨水，《经》云：阳之汗以天地之雨名之。故发汗用大青龙，行水用小青龙，此命名制方之本意也。心下有水（即痰饮），麻黄、桂枝发汗，以泄水于外；半夏、干姜、细辛温中，以散水于内；芍药、五味子收逆气，以平肺；甘草益脾土以制水；加石膏以去烦躁，兼能解肌出汗也。"

小青龙加石膏汤，乃《金匮要略》以其散邪蠲饮、止咳定喘之功，为寒饮挟热咳喘证而设方。证见咳嗽，气喘，胸胀闷塞，咳痰量多而黏稠，或咳痰黄稠，呼吸不畅，烦躁，心悸，苔白滑，或黄白相兼，脉浮，或滑，或沉紧。

现代研究表明，本方具止咳、平喘、祛痰、抗过敏、增强机体免疫机能等作用，故适用于过敏性哮喘、支气管炎、肺炎、肺气肿、肺心病、过敏性鼻炎、荨麻疹等病而具寒饮挟热证者。

【验案】

衣某，女，52岁，1964年1月6日就诊。

既往患咳喘病经年。二日前"走亲戚"，傍晚返家顶风寒而行，遂咳喘复发，归家当晚就咳喘剧，故今日急来就诊。证见恶寒发热，咳痰黏稠，呼吸急促，咳逆上气，烦躁而喘，口干不欲饮。舌淡红，苔白薄，脉浮。X线胸透示慢性支气管炎、轻度肺气肿。

证属素有痰饮咳喘病，复感寒，引动内饮、内外合邪，致肺气不宣，肃降失司而致肺胀。烦躁者，乃热扰胸膈之候。治宜散邪蠲饮，止咳平喘之法，佐以清热除烦。师小青龙加石膏汤调治之。

处方：麻黄6g，制白芍10g，桂枝10g，细辛3g，干姜6g，姜半夏10g，五味子10g，石膏15g，甘草10g。水煎服。

服药3剂，诸证悉减，烦躁已无。予原方去石膏，乃以小青龙汤之治，续服3剂，病臻痊可。[《牟永昌医案》]

**附方：**

《外台》炙甘草汤：治肺痿涎唾多，心中温温液液者。方见虚劳中。

《千金》甘草汤

甘草

上一味，以水三升，煮减半，分温三服。

《千金》生姜甘草汤：治肺痿咳唾，涎沫不止，咽燥而渴。

生姜五两　人参三两　甘草四两　大枣十五枚

上四味，以水七升，煮取三升，分温三服。

《千金》桂枝去芍药加皂荚汤：治肺痿吐涎沫。

桂枝　生姜各三两　甘草二两　大枣十枚　皂荚一枚（去皮子，炙焦）

上五味，以水七升，微微火煮取三升，分温三服。

《外台》桔梗白散：治咳而胸满，振寒，脉数，咽干不渴，时出浊唾腥臭，久久吐脓如米粥者，为肺痈。

桔梗　贝母各三分　巴豆一分（去皮熬，研如脂）

上三味，为散，强人饮服半钱匕，羸者减之。病在膈上者，吐脓血；膈下者泻出；若下多不止，饮冷水一杯则定。

《千金》苇茎汤：治咳有微热，烦满，胸中甲错，是为肺痈。

苇茎二升　薏苡仁半升　桃仁五十枚　瓜瓣半升

上四味，以水一斗，先煮苇茎得五升，去滓，内诸药，煮取二升，服一升，再服，当吐如脓。

附方均非《金匮要略》原著之方，后世注家多不注之。家父吉忱公有《千金》苇茎汤之用，今附验案于后。

**苇茎消毒饮证案：** 赵某，女，37 岁，教师。1975 年 7 月 6 日就诊。

自前天发热 39.3℃，咳喘不得卧，咳嗽痰黏，不易咳出，咳则胸满痛，继而咽干咳黄脓样腥臭痰。X 线胸片示：肺右上叶后段肺脓肿。理化检查示：白细胞总数 $17\times10^9$/L，中性粒细胞 0.84，舌红苔薄黄，脉滑数。

证属外感风热之邪，热毒郁肺，血败肉腐而成肺痈。予以清热化痰、活血排脓之法。师加味《千金》苇茎汤之意。

处方：芦根 30g，薏苡仁 15g，桃仁 12g，冬瓜仁 30g，葶苈子 15g，鱼腥草 30g，穿心莲 15g，金银花 30g，野菊花 15g，蒲公英 30g，紫花地丁 30g，天葵子

10g，桔梗 12g，大枣 12 枚，生姜 3 片，生甘草 10g。水煎服。

7 月 12 日，身热已退，咳痰腥臭味已减，胸满痛已缓。效不更方，原方加杏仁 10g，续服。

7 月 18 日，咳嗽未作，胸闷痛、咳痰亦除，X 线胸片示：肺脓肿已吸收。白细胞总数为 $7.2×10^9/L$，中性粒细胞 0.6。舌苔薄黄，脉弦细。予桔梗甘草汤清热化痰，润肺生津之小剂，以固疗效。

**按：**"肺痈"一证，《金匮要略》记云："咳即胸中隐隐痛，脉反滑数，此为肺痈，咳唾脓血。"对其发病之有"肺痈，喘不得卧，葶苈大枣泻肺汤主之"《千金》苇茎汤，治咳有微热，烦满"之记。故吉忱公有清热化痰，活血排脓之治。方用《千金》苇茎汤合葶苈大枣泻肺汤，《医宗金鉴》之五味消毒饮加味，今名"苇茎消毒饮"，乃公为肺痈病之立方。盖因浊唾涎沫壅阻于肺，气机不畅，咳喘不得卧，故有葶苈大枣泻肺汤之用，以开泄肺气，俾肺中壅胀得解；苇茎汤中之苇茎（芦根），以其清肺泻热之功，以除咳吐腥臭脓痰之症；薏苡仁、冬瓜仁清热利湿，以下气燥湿排脓；桃仁以其活血祛瘀之功，而行化腐生新之用。五味消毒饮中金银花、紫花地丁、野菊花、天葵子、蒲公英五味，均为清解湿热火毒之常药；桔梗、甘草，《伤寒论》名桔梗汤，以治少阴病，咽痛者；《金匮要略》名桔梗甘草汤，为治肺痈之剂，伍之鱼腥草、穿心莲，功于排脓解毒。故诸药合用，则肺清毒解，而肺痈以愈。

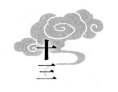

十三 奔豚气病

## （一）概说

奔豚气，病证名，首见《黄帝内经》，如《灵枢·邪气脏腑病形》篇云："肾脉……微急为沉厥奔豚。"而《难经·五十六难》对其证候尤有精论："肾之积，名曰奔肠，发于小腹，上至心下，若奔豚。"故《内经》《难经》将此病名为五积之一，曰肾之积。由此可见"肾积奔豚"，是少腹素有积块，在发作时，其痛从病部上至心下，或上下无时，发作后积块仍在。而《金匮要略·奔豚气病脉证治》篇之奔豚与之不同，是气"从少腹起，上冲咽喉，发作欲死，复还止"。并谓"皆从惊恐得之"。意谓本篇之奔豚气并无积块、发作时有气从少腹突然上冲胸咽，发作后即如常人。

## （二）证候与证治

### 1. 奔豚病证候

【原文】师曰：病有奔豚，有吐脓，有惊怖，有火邪，此四部病，皆从惊发得之。

【释文】本条表述了奔豚、吐脓、惊怖、火邪四种病，均是因惊而发病。

【原文】师曰：奔豚，病从少腹起，上冲咽喉，发作欲死，复还止，皆从惊恐得之。

【释文】对本条之解，《金匮要略广注》云："前云惊发，此兼恐者，肾伤于恐，而奔豚为肾病也。豚，水畜也；肾，水脏也。肾气内动，上冲胸喉，如豚之突，故名奔豚。亦有从肝病得者，以肝肾同属下焦，而其气并善上逆也。"惊者，为自不知故也，恐者为自知也。

### 2. 奔豚病证治

#### （1）奔豚汤证（肝热上冲证）

【原文】奔豚，气上冲胸，腹痛，往来寒热，奔豚汤主之。

【释义】本条表述了奔豚气的主证和治法。因情志受到惊恐，致肝气郁结，化热上冲，而发奔豚病，证见"气上冲胸""腹痛""往来寒热"等候。其治当予奔豚汤，以疏肝解郁，解热降冲。

【方药】奔豚汤方

甘草 芎䓖 当归<sub>各二两</sub> 半夏<sub>四两</sub> 黄芩<sub>二两</sub> 生葛<sub>五两</sub> 芍药<sub>二两</sub> 生姜<sub>四两</sub>
甘李根白皮<sub>一升</sub>

上九味，以水二斗，煮取五升，温服一升，日三夜一服。

【按语】奔豚汤方中主以李根白皮下气降冲，甘草缓解急迫，当归、川芎、芍药和血调肝，黄芩、生葛清热，生姜、半夏降逆。对此方之解，《金匮要略心典》记云："此奔豚气发于肝邪者，往来寒热，肝脏有邪而气通于少阳也。肝欲散，以姜、夏、生葛散之；肝若急，以甘草缓之；芎、归、芍理其血；黄芩、李根下其气。桂、苓为奔豚主药，而不用者，病不由肾发也。"此解非但解其方药功效，尚明辨其病在肝。

奔豚汤，方出自《金匮要略》，仲景以其疏肝理气，解郁降冲之功，而主治奔豚气病。其证见腹痛，往来寒热，气从少腹上冲致胸，或至喉部，发作欲死，复还止，舌红，苔薄黄，脉弦。现代研究显示，该方可用于治疗植物神经紊乱、胃肠神经官能症、精神抑郁症、慢性肝炎、慢性胃肠炎等病候而见肝热上冲证者。

【验案】张某，女，43 岁，1961 年 3 月 21 日就诊。

胁肋不适，少腹重坠，活动时腹痛，若有响动，则发惊悸。发作时尤似奔豚，伴往来寒热。舌淡苔薄白，舌边苔微黄，六脉沉涩而紧。月经量少色暗。

证属肝气不疏，化热上冲而作奔豚，治宜疏肝理气，解郁降冲，师奔豚汤意化裁。

处方：甘草 10g，川芎 10g，当归 10g，杭白芍 12g，姜半夏 10g，黄芩 10g，葛根 15g，生姜 10g，醋延胡索 6g，川楝子 6g，李根白皮 20g。水煎服。

服药 5 剂，病豁然，只于就诊当日夜发作一次，效不更方，原方续服。半月后欣然相告，心悸、胁胀、腹痛诸症悉除，五日前值经期，经色经量正常。[《牟永昌医案》]

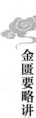

### （2）桂枝加桂汤证（心阳虚证）

【原文】发汗后，烧针令其汗，针处被寒，核其而赤者，必发奔豚，气从少腹上至心，灸其核上各一壮，与桂枝加桂汤主之。

【释义】此乃心阳虚而发奔豚的证治。《伤寒论·辨太阳病脉证并治》有同样的记载。汤熨、酒醪、灸疗、针石，乃古代医家常用之治疗技术，至汉代仍广为应用，故有烧针发汗法。若太阳表证未解，而误以烧针取汗而损及心阳，寒邪乘虚侵袭，引动冲气，从少腹上冲至胸，而发奔豚。治疗时外灸核上以解寒邪，内服桂枝加桂汤，助阳气以止冲逆。

【方药】**桂枝加桂汤方**

桂枝五两　芍药三两　甘草二两（灸）　生姜三两　大枣十二枚

上五味，以水七升，微火煮取三升，去滓，温服一升。

【按语】对此方之用，李彣《金匮要略广注》解云："汗者，心之液，汗后又加烧针，则损阴血而惊心气，心虚则肾气凌心而上逆，发为奔豚。因针处被寒，先灸核上以散寒。芍药养阴；生姜散邪；桂枝导引阳气，以泄肾邪；甘草、大枣补土以克水也。"

桂枝加桂汤，乃《金匮要略》以其温阳平冲之功，为心阳虚而发奔豚证而设方。证见恶寒，气从少腹上冲于胸或咽喉，多见少腹不仁，或遇寒即发奔豚病，舌淡，苔薄，脉沉。现代研究表明，该方可用于植物神经功能紊乱、神经衰弱、慢性肾炎、冠心病、风湿性心脏病而具心阳虚证者。

【验案】

宋某，女，35岁，栖霞臧家庄人。1956年8月20日初诊。

1个月前，天冷夜行，心里害怕，逐发心口痛，剧时气从少腹上冲至咽，伴两胁痛，呼吸亦痛，呼声不断，号叫不住，发作四五天，亦可自已。昨天病又作，今日来诊，查腹部、胃脘无包块，舌淡，苔薄白，脉沉微紧。

处方：桂枝60g，杭白芍12g，肉桂6g，甘草12g，大枣12枚（去核），生姜6片。水煎服。

8月29日：服药4剂，而告病愈。

两年后因其母病而来诊，告云其病未再发。[《牟永昌诊籍纂论》]

**按**：奔豚一病，首载于《内经》。《灵枢·邪气脏腑病形》篇云："肾脉……微急为沉厥奔豚，足不收，不得前后。"又云："诸急者多寒。"表述了脉急而微，则为"沉厥奔豚"，继而表述了阴寒内盛，乃"微急为沉厥奔逐"之病机，亦蕴含了温经散寒为治疗奔豚之大法。

本案之病，多因素体心肾阳虚，因天冷夜行。心里害怕而发，又据其脉沉，乃辨为阴寒之证。病为心肾阳虚，阴寒内盛，上凌心阳，以致气从少腹上冲，直至心下，而作奔豚。故永昌公用桂枝加桂汤调治之。方以桂枝汤调阴阳，益气血，和营卫，安和五脏，以成温经散寒、平逆降冲之功。永昌公之加桂，一为加重桂枝之用量，药达60g，其药用为枝梢，其体轻味辛色赤，故能入肺而利气，横行利胁而调营卫；而特加肉桂，入肾补火以助阳，亦"桂枝加桂"之谓也，其可温阳散寒，乃肾阳衰微，下元虚冷之良药，脉沉微紧，乃《内经》"沉厥奔豚"之病脉。《金匮要略心典》谓此乃肾气乘外寒而发为奔豚，而以桂枝汤外解寒邪，加桂以内泄肾之浊气，此加桂枝之用也。其目的在于以桂枝汤原方，缓解在内之寒气，另加肉桂，以温散少腹之积寒。冉雪峰云："凡大病须用大药，药果得当，力愈大而功愈伟。"

永昌公在此案笔录之后，还附以说明："在同年（1956年）用此方尚治愈奔豚三例，因工作忙未能记载。只记有一妇人年三十许，夜间由担架抬着就诊。病发三天，当地西医予以肌注吗啡，服止痛药无效。经询问，得知其因受惊、生气所得，病发则从少腹上冲而痛，以桂枝加桂汤，一剂痛解，二剂痊愈。"

### （3）茯苓桂枝甘草大枣汤证

**【原文】** 发汗后，脐下悸者，欲作奔豚，茯苓桂枝甘草大枣汤主之。

**【释文】** 本条说明脐下跳动，欲作奔豚的证治。此条亦见于《伤寒论·辨太阳病脉证并治》。大凡发汗后脐下跳动者，盖人下焦素有水饮，发汗后心阳不足，水饮内动，以致脐下筑筑然有上冲之势。故予以苓桂甘枣汤通阳利水，以防冲逆。

**【方药】茯苓桂枝甘草大枣汤方**

茯苓半斤　甘草二两（炙）　大枣十五枚　桂枝四两

上四味，以甘澜水一斗，先煮茯苓，减二升，内诸药，煮取三升，去滓，温服一升，日三服。（甘澜水法，取水二斗置大盆内，以杓扬之，水上有珠子五六千颗相逐，取用之。）

**【按语】** 此方之解，《金匮要略广注》云："汗多亡阳，汗后脐下悸者，阳气虚而肾邪上逆，脐下为肾气发源之地也。茯苓泄水以伐肾邪，桂枝行阳以散逆气，甘草、大枣甘温，助脾土以平肾水。煎用甘澜水者，扬之无力，全无水性，取其不助肾邪也。"

合二方观之，前因烧针发汗，阴阳两虚，故用桂枝加桂行阳，芍药养阴。此发汗不加烧针，但亡阳耳，不伤阴分，而不用芍药养阴也。本方之现代应用，同桂枝加桂汤而具阳虚证者。

**【验案】**

于某，女，49 岁，1974 年 3 月 22 日就诊。

形体肥胖，心下痞，胸胁支满，目眩，口干不欲饮，纳食呆滞，心神不定。半月前感受风寒，自用生姜、红糖煎服，汗大出。其后每有响声则心悸动，自觉阴部有一股气，上冲窜达腹部，上下冲动。查：面色㿠白，语音低微，腹部未见肿块，亦无腹痛，舌淡红，苔薄白，根部微腻，脉沉细而滑。

证属脾阳不振，气化无力而致痰饮，盖因感冒发汗太过，心阳不足，水饮内动，欲作奔豚。治宜通阳利水，以防冲逆。

处方：茯苓 20g，桂枝 12g，泽泻 15g，炒白术 12g，炙甘草 10g，大枣 4 枚。水煎服。服药 4 剂，诸症豁然，未发悸忡。继服 4 剂，诸症若失，续服 4 剂，自觉体健神爽，纳谷渐馨，体重减轻，病瘥痊可。[《柳吉忱医案》]

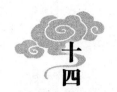

# 十四　胸痹、心痛、短气病

## （一）概说

胸痹是以胸膺部窒塞、疼痛为主的一种病证。《灵枢·本脏》篇云："肺大则多饮，善病胸痹喉痹逆气。"详论则见《金匮要略·胸痹心痛短气病脉证治》篇："夫脉当取太过不及，阳微阴弦，即胸痹而痛，所以然者，责其虚极也。今阳虚知在上焦。所以胸痹、心痛者，以其阴弦故也。"意谓脉浮取而微，主阳不足，胸阳不振；沉取而弦，主阴邪盛，多为痰饮为患；邪正相搏，心胸痹阻而发胸痹。心痛包括心胸和上脘部疼痛证，短气也是一个证候，系指呼吸急促，常见于胸痹证。鉴于胸痹和心痛两病的部位相近，且互相影响，短气又为胸痹的并发症，故张仲景在《金匮要略》中，合为一篇论述之。

## （二）证候与证治

### 1.胸痹、心痛、短气病证候

【原文】师曰：夫脉当取太过不及，阳微阴弦，即胸痹而痛，所以然者，责其极虚也。今阳虚知在上焦，所以胸痹心痛者，以其阴弦故也。

【释文】本条表述了胸痹、心痛、短气的病理机制。"脉当取太过不及"，关键是"取"字。《金匮要略注解》云："取犹治也。谓太过取之实而泻之，不及取之虚而补之也。"同时，这里指出诊脉首先关注的是太过与不及，二者均为病态。脉浮取而微，主胸阳不足；脉沉取而弦，主阴邪盛，大多为水饮或痰饮为患；邪正相搏，故主胸痹或心痛。"所以然者"，主要是胸阳不足，阴邪搏击所致。故尤在泾解云："阳微，阳不足也；阴弦，阴太过也。阳主开，阴主闭，阳虚而阴干之，即胸痹而痛。痹者，闭也。夫上焦为阳之位，而微脉为虚之甚，故曰责其极虚。以虚阳而受阴邪之击，故曰心痛。"

【原文】平人，无寒热，短气不足以息，实也。

【释文】本条表述了"短气不足以息"的证候。"平人"，指平常无病之人。"短气"，《金匮要略注解》云："短气者，气不达上者也。"若忽然发生胸膈痞塞气短，甚至呼吸困难，气不达上之候，既无恶寒发热的表证，又不见阳微阴弦的脉象，这是痰饮阻滞胸中所致。故胸痹证的病因为虚，见证似实，而本条"短气不足以息"则是纯实无虚之候，故曰"实也"。

**2. 胸痹、心痛、短气病证治**

**（1）栝蒌薤白白酒汤证（胸阳不振证）**

【原文】胸痹之病，喘息咳唾，胸背痛，短气，寸口脉沉而迟，关上小紧数，栝蒌薤白白酒汤主之。

【释文】本条表述了胸痹病的典型证候和主要方剂。寸口脉主上焦心肺，寸口脉沉取而迟，是胸阳不振之候，最易导致水饮停留。关上脉主中焦脾胃，"小紧数"，乃指脉细小而紧，是胃脘有水饮结聚之候，无论"寸口脉而迟"，还是"关上小紧数"，皆是阳气不足之象。阳气不足，水饮停聚，所以发生"喘息咳唾，胸背痛，短气"等候。治宜栝蒌薤白白酒汤以通阳散结，行气祛痰而疗胸痹。

【方药】**栝蒌薤白白酒汤方**

栝蒌实一枚（捣）　薤白半斤　白酒七升

上三味，同煮，取二升，分温再服。

【按语】方中栝蒌开胸中痰结，薤白辛温通阳，豁痰下气，白酒轻扬以行药势，三药合用，故有通阳散结，豁痰下气之效。对此方之治，《金匮要略广注》云："痹在胸中，气道窒碍，故喘息咳唾短气也；胸背痛者，背为阳，胸中阳气虚，则其背亦虚，寒邪外彻，故牵引而痛也；寸脉主上焦，脉沉而迟者，经云：沉为在里，迟为在脏也，胸痹为阳虚，关脉小者，阳气不充，又紧则为寒，数则为虚也。"又云："薤白辛而滑，能散结气；栝蒌甘而润，能荡涤胸中垢腻痰饮；不用冽酒而用白酒者，虚人饮冽酒力不能胜，多致气逆而喘，今胸痹短气，不可再令气喘，故但用白酒，取其通行痹气足矣。《内经》所谓气薄则发泄，厚则发热，味厚则泄，薄则通是也。"

白酒者何？仲景未明，而历代医家众说不一，《外台秘要》作白酨酒，酨音再，酢，浆也。《金匮要略笺注》谓"白酒，米醋始熟未酾而酌取上清者"。考仲景业医于南阳，当为酿糯米为酒者，今可用黄酒，非今蒸馏之白酒。

《金匮要略》立栝蒌薤白白酒汤，以其通阳散结，豁痰下气之功，用以治疗胸阳不振，痰盛瘀阻之胸痹证。临证多见胸痛引背，胸闷，短气，喘息咳唾，痰多黏稠而白，舌质紫暗或有瘀点，苔薄或滑或腻，脉结或迟。

现代研究表明，本方具有扩张冠状动脉，增加冠状动脉血流量，减慢心率，抗缺氧，抑制血小板聚集作用。故适用于冠心病、心绞痛、高血脂、动脉粥样硬化、肋间神经痛、非化脓性肋骨炎、风湿性心脏病、肺心病等病而具胸阳不振证者。

【验案】

李某，男，50岁。1977年3月7日初诊。

患阵发性左膺胸痛数年，曾于县医院诊为冠心病，近期胸闷加剧。心前区疼痛频发，且波及背部，肢体麻木，形寒肢冷，倦怠乏力。自寒冬始，阴雨天则"背与心相控而痛"。舌淡，苔薄白，脉沉迟。心电图示冠状动脉供血不足。

证属寒邪壅盛，阻遏心阳。治宜宣痹散寒，温心通阳。用栝蒌薤白白酒汤合失笑散化裁。

处方：栝蒌30g，薤白10g，桂枝12g，丹参30g，五灵脂10g，蒲黄10g，淫羊藿10g，降香10g，郁金12g，炙甘草10g，黄酒、水各半煎服。

服药5剂，胸膺闷痛减，仍纳呆脘痞。守原法，佐以健脾益气之剂。

处方：栝蒌12g，薤白10g，桂枝10g，淫羊藿10g，红参10g，白术12g，丹参30g，川芎10g，降香12g，炙甘草10g，黄酒、水各半煎服。

续服5剂，药后诸症悉减，心绞痛未发。仍宗原意，加当归12g，黄芪30g，水煎服。

3月30日，患者欣然相告：经服中药二十余剂，胸痹悉除，心绞痛未发，纳食渐馨。查心电图恢复正常，复做运动负荷试验亦明显改善。[《柳少逸医案选》]

**按**：《素问·调经论》云："血气者，喜温而恶寒。寒则泣而不流，温则消而去之。"《素问·举痛论》云："经脉流行不止，环周不休。寒气入经而稽迟，泣而不行。客于脉外则血少，客于脉中则气不通，故猝然而痛。"夫寒为阴邪，戕伐阳气；寒性凝滞，阻塞经隧；寒性收引，寒则心脉缩蜷而绌急。经血瘀阻心络，心脏缺血缺氧，致部分心肌坏死，产生剧痛，形成真心痛（心肌梗死）。本案患者，每值寒冬或阴雨之日，必发病，病因即寒邪所致也，加之素体阳虚，内寒亦盛，故寒凝心脉而发，此即栝蒌薤白白酒汤之证也。药加桂枝、甘草，乃桂枝甘草汤辛甘化阳通脉之用；淫羊藿甘温补肾助阳，火旺土健，俾脾运以化湿浊；君火相火同气相求，故肾阳充而心阳得健，心气得行。药用失笑散加川芎、丹参乃活血通脉之资；郁金辛开苦降，芳香宣达，行气解郁，为血中之气药；降香辛散温通，通脉行瘀，入心经之血分。诸药合用，心脉通，胸痹解。

### （2）栝蒌薤白半夏汤证（痰涎壅胸证）

【原文】胸痹不得卧，心痛彻背者，栝蒌薤白半夏汤主之。

【释文】胸痹的主症是喘息咳唾，胸背痛。对《伤寒论》结胸证与本证，《金匮要略广注》解云："胸痹阳虚气逆，故不得卧也，心痛彻背，寒气相引也。伤寒结胸病，二三日，不得卧，但欲起，心下必结，脉微弱者，此本有寒分也。胸痹、结胸，名虽不同，而俱不得卧，总之邪在胸中，胸痹为阳虚，即结胸之有寒分也。结胸有寒分，即胸痹之阳虚也。二证正可互相发明。"

【方药】栝蒌薤白半夏汤方

栝蒌实一枚（捣）　薤白三两　半夏半斤　白酒一斗

上四味，同煮，取四升，温服一升，日三服。

【按语】因本条之证候较上条，是为过多的痰涎壅塞所致。故于栝蒌薤白白酒汤中加半夏以逐饮降逆。《金匮要略心典》解云："胸痹不得卧，是肺气上而不下也；心痛彻背，是心气塞而不和也。其痹为尤甚矣。所以然者，有痰饮以为之援也，故于胸痹药中，加半夏以逐痰饮。"

栝蒌薤白半夏汤，以其通阳蠲痹、豁痰宽胸之功，而用于痰盛瘀阻于胸而成胸痹者。证见胸痛不得卧，心痛彻背，胸闷，短气，或痰多黏稠色白，舌质暗或有瘀点、瘀斑，苔白或滑或腻，脉结或迟。

鉴于本方有减慢心率、抗缺氧、扩张冠状动脉等作用，故适用于冠心病、心绞痛、风湿性心脏痛、室性心动过速、肋间神经痛等病而具痰盛瘀阻之证者。

【验案】

于某，男，57岁，职工，1974年9月12日就诊。

患冠心病5年之久，于昨日开始左胸膺部刺痛，心痛彻背，胸闷痛不得卧，舌强，双下肢麻木，易烦躁，食欲尚可，头晕，健忘，舌暗苔薄白，脉沉而弱。血压150/100mmHg，心电图示：左心房心肌劳损，冠状动脉硬化。

证属心营不畅，心脉痹阻而成胸痹。治宜温阳化饮，益气通脉，佐以理气导滞，活血化瘀。师栝蒌薤白半夏汤意化裁。

处方：栝蒌12g，薤白12g，柴胡12g，枳壳10g，川芎10g，当归12g，赤芍10g，桃仁10g，红花10g，降香10g，茯苓15g，姜半夏6g，细辛3g，郁金12g，桂枝 10g，炙甘草 10g，生姜 3 片，大枣 4 枚。水煎服。

10 月 30 日，服药四十余剂，胸闷基本消失，双下肢麻木已除，仍宗原意续服。

处方：栝蒌 12g，薤白 12g，红参 10g，赤芍 15g，枳壳 10g，白术 15g，茯苓 15g，柴胡 12g，当归 12g，桃仁 10g，红花 10g，降香 10g，姜半夏 10g，细辛 3g，郁金 10g，桂枝 12g，炙甘草 10g，生姜 3 片，大枣 4 枚。黄酒、水各半煎服。续治以防复发。[《柳吉忱诊籍纂论》]

**按：**《精校医案类录》记云："夫天地交而为泰，天地不交而为否。人病胸膈胀满，闭塞中宫，亦由否之天地不交也。故善治气痹者，必使上下相交。然地下之气，非辛温不足以上升，天上之气，非甘寒不足以下降，此栝蒌半夏之所以能建殊功也。"此案属寒邪痰浊壅盛，阻遏心阳使然，继而气血运行不畅而成胸痹。治方为栝蒌薤白半夏汤。方以栝蒌开胸涤痰，薤白疏滞散结，酒以温通上焦阳气之用，半夏逐饮化痰开结；盖因有痰饮阻塞气机，故入《金匮要略》苓桂术甘汤，以温阳化饮，益气通脉。清代何梦瑶尝云："须知胸为清阳之分，其病也，气滞为多。"故心营不畅，气机壅滞，瘀血内停，胸膺部刺痛，辅以柴胡疏肝散加减，以理气导滞，活血化瘀，通络止痛。细辛乃手足少阴经之引经药，以其扶阳通心肾之功，而振奋胸阳；降香辛温，以其活血散瘀、理气止痛之功，为冠心病、心绞痛之效药；郁金苦辛，以其行气祛瘀之效，为胸痹证常用之品。诸药合用，则胸阳得振，瘀滞得祛，而病臻痊愈。

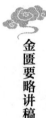

### （3）枳实薤白桂枝汤证（胸痹虚寒证）

### （4）人参汤证（中焦虚寒证）

**【原文】**胸痹，心中痞气，气结在胸，胸满，胁下逆抢心，枳实薤白桂枝汤主之，人参汤亦主之。

**【释文】**本条表述了胸痹之属于虚寒的证治。"抢"，《金匮正文》云："争取也，实也。"又云："拒也，集也，飞也，掠也。"本条除喘息咳唾、胸背疼痛之外，又增加了"心中痞气，气结在胸，胸满，胁下逆抢心"之候，这不但说明病势由胸膺部向下扩展到胃脘两胁之间，而且胁下之气又逆而上冲。若阳气未虚者可用枳实薤白桂枝汤，通阳开结，泄满降逆。若上述症状又见四肢逆冷，倦怠无力，语言低微，脉象沉细之阳虚证时，应舍标治本，用人参汤补中助阳，阳气振奋，则阴邪自散。

## 【方药】

### 枳实薤白桂枝汤方

枳实四枚　厚朴四两　薤白半斤　桂枝一两　栝蒌实一枚（捣）

上五味，以水五升，先煮枳实、厚朴，取二升，去滓，内诸药，煮数沸，分温三服。

### 人参汤方

人参 甘草 干姜 白术各三两

上四味，以水八升，煮取三升，温服一升，日三服。

【按语】对二方之解，《金匮要略广注》云："枳实、厚朴所以去痞泄满，薤白辛以散之。胁下逆抢心者，肝邪也，肝属木，木得桂而枯，故用桂枝伐肝。"而枳实薤白桂枝汤实由栝蒌薤白白酒汤去白酒，加导滞消痞之枳实，除满消胀之厚朴，助阳化气、降冲逆之气之桂枝组成。诸药合用，而成通阳开结、消满降逆之功。

人参汤，即理中汤，《伤寒论》名理中丸。对人参汤之解，《金匮要略广注》云："此即理中汤也。人参、白术补虚，甘草和中，干姜温中行气，此养正邪自消也。"大凡胸痹由上焦阳气不足，阴寒之邪上乘，胸中之气痹而不通所致。若证见心中痞坚，气结在胸，胸满而胁下有逆气上抢心，是中焦阳气亦虚，又有痰饮水寒之气上犯，不宜开破，可用人参汤调之。方中以辛热之干姜，温中焦脾胃而去里寒；人参大补元气，助运化而正升降；白术健脾化饮；炙甘草益气和中。诸药合用，以成温中祛寒，益气健脾之力，使中焦气旺，俾上焦之气开发，则逆气可平，胸痹可愈。

枳实薤白桂枝汤，《金匮要略》以其通阳开结，消满降逆之功，而治胸痹虚寒证。证见胸痛，胸闷，胸满之候，或见胸中痞痛，或喘，或喉中有痰，舌质暗或有滞点瘀斑，苔白而腻，脉弦或涩或沉紧。

现代研究表明，该方有强心、增加冠状动脉及脑血流量、抑制血栓形成的作用。故可治疗冠心病、心绞痛、肺源性心脏病、风湿性心脏病、心律不齐、心音低弱等而见胸痹证者。

人参汤，亦适用胸痹之虚寒证者，故其与枳实薤白桂枝汤之主治范围相侔。而人参汤以其温中散寒，益气健脾之功，而适用于上焦阳气不足，中焦阳气亦虚之证。用之，使中焦气旺，俾上焦之气畅达，则逆气以平，胸痹可愈。

## 【验案】

**枳实薤白桂枝汤案：**衣某，男，50岁，干部，1973年10月9日就诊。

于 1973 年 4 月份确诊为冠心病，近期胸背彻痛日剧，三日前胸中痞满，两胁胀痛，自觉气逆冲心，纳食呆滞，大便微溏，小便清长，舌略暗，苔白而腻，脉沉迟。

证属胸阳不振，气结中焦，治宜通阳开结，消满降逆之法。师枳实栝蒌桂枝汤意化裁。

处方：枳实 10g，厚朴 10g，当归 10g，栝蒌 15g，桂枝 10g，降香 6g，制半夏 6g，丹参 30g，川芎 10g，炙甘草 10g，水煎服。

服药 8 剂，胸膺闷痛悉减，然纳呆、脘痞之症不减，予原方加炒麦芽、神曲、焦山楂各 10g，续服。

续服 8 剂，诸症豁然，胸膺痛、彻背痛若失。予枳实薤白桂枝汤原方续服以固疗效。[《柳吉忱医案》]

**按：** 胸背彻痛，乃胸痹虚寒证，故有枳实薤白桂枝汤之施；舌暗，乃心脉瘀阻之象，故于方中加丹参活血养血，川芎、降香活血化瘀。因苔白而腻，故加制半夏以化痰降浊。二诊时加焦三仙，乃和胃消食之用。

**人参汤证案：** 赵某，男，67 岁。1973 年 10 月 26 日初诊。

既往有冠心病史，胸膺痛数年，近日胸闷隐痛，时作时止，伴腹满，短气心悸，汗出，畏寒，肢冷，腰酸乏力，嗜卧，面色苍白，唇甲淡白，舌淡苔白，脉微细。

证属胸阳虚衰，气机痹阻。此即《素问·痹论》篇"心痹者，脉不通"之谓也。心以血为用，以阳为本，心血运行，依赖心阳温煦，心气推动。人中年以后，阳气日损，阴气日增。治宜益气温阳，佐以养血通脉。方选人参汤加味。

处方：红参 10g，干姜 10g，白术 10g，炙甘草 10g，地龙 10g，丹参 10g，水煎服。

服药 5 剂，胸闷、肢冷、汗出悉减。为启下焦生气，原方加制附子 10g，又服 5 剂，诸症豁然，感胸畅心舒，活动有力，要求续服。遂以上方制成水丸，常年服之，乃淳曜敦大，光照三焦之谓。[《柳少逸医案选》]

**按：** 成无己云："心肺在膈上为阳，肾肝在膈下为阴，此上下脏也。脾胃应土，处在中州，在五脏为孤脏，属三焦曰中焦，自三焦独治在中，一有不调，此丸专治，故名曰理中丸。"其为温中祛寒、补气益脾，治疗四逆证之要剂。理中丸在《金匮要略》中称人参汤，今多以汤入药。《内经》云："脾欲缓，急食甘以缓之。"缓中健脾，必以甘为主，故人参为君。《内经》又云："脾恶湿，甘胜湿。"故温中胜湿，必以甘为助，故又以白术为臣。于是方中人参、炙甘草补气益元，白术健脾燥湿，干姜温中散寒，诸药合用，以收辛温通阳、开痹散寒之功。脾阳得运，胸阳得振，阴寒得除，而胸痹得解。病缓需久服者用丸剂，病情急者用汤剂，乃理中丸一方二法

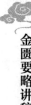

也。故本案有人参汤之施。而药加丹参、地龙，以活血通脉，佐人参汤共成益气温阳、活血通脉之功，而"心痹者，脉不通"之证可除。

### （5）茯苓杏仁甘草汤证（饮停胸膈证）

### （6）橘枳姜汤证（饮停于胃证）

【原文】胸痹，胸中气塞，短气，茯苓杏仁甘草汤主之，橘枳姜汤亦主之。

【释文】本条表述了胸痹轻证的治法。胸痹本有喘息咳唾、胸背疼痛等候，而本条仅有"胸中气塞、短气"之候，示意病势较轻，但属于饮邪为害。若饮停胸膈，证候偏重于呼吸迫促者，可予以茯苓杏仁甘草汤，以宣肺化饮为法。若饮停于胃，证候偏重于心下痞塞，伴有胀满之感者，可予以橘枳姜汤，和胃化饮之法。

【方药】

**茯苓杏仁甘草汤方**

茯苓三两　杏仁五十个　甘草一两

上三味，以水一斗，煮取五升，温服一升，日三服，不差更服。

**橘皮枳实生姜汤方**

橘皮一斤　枳实三两　生姜半斤

上三味，以水五升，煮取二升，分温再服。

【按语】肺主气，其脉起于中焦，正当胸中部分，胸痹气塞短气，则肺气不利矣，故有茯苓杏仁甘草汤之施。方中茯苓淡渗水气，杏仁肃降肺气，甘草以和胃气，三药合用，共成宣肺化饮、下气和中之治。

若饮停胃中，证见心下痞塞，腹部胀满者，而有橘枳姜汤之施。方中橘皮理气和胃，化痰逐饮，枳实消痞导滞，生姜散寒行水气，三药合用，共成和胃化饮，消痞除满之治。《本草求真》云："橘皮味辛而温"，"主脾脏，调中快膈，导痰消滞"，"宣五脏理气燥湿"。又云："同补剂则补，同泻剂则泻，同升剂则升，同降剂则降，各随所配，而得其宜。"故同枳实则降逆消痞，同生姜则宣发散寒。故任为主药，其药量之大，是枳实的5倍、生姜的2倍。

茯苓杏仁甘草汤，乃《金匮要略》以其宣肺化饮，下气和中，通达气机之功，用以治疗饮停胸膈之胸痹证。证见胸部满闷而隐痛，短气，临床以闷为主，或咳吐白痰，舌淡，苔薄，脉弦或紧或滑。本方多用于现代医学之冠心病、肺心病、风心病、支气管炎、支气管哮喘、肋间神经痛及膀胱炎等病而见饮邪停滞证者。

橘皮枳实生姜汤，以其和胃化饮，消痞除满之功，用治气郁痰阻胸痹证。其证及主治同茯苓杏仁甘草汤，证见胸闷、胸痛、短气，亦以闷为主。前者为饮邪阻胸证，后者为痰气阻胸证。

**【验案】**

**茯苓杏仁甘草汤案：** 丁某，男，41岁，工人，1973年10月21日就诊。

往有冠心病史，主诉心前区闷痛，时及臂内，每日2～5次。证见形体肥胖，胸闷憋气，动则胸闷喘促，短气。咳痰清稀且多，头晕，苦冒眩，形寒肢冷，面色暗滞，舌淡体胖，苔薄白，脉虚弱。

证属饮停胸膈之证，治宜宣肺化饮，师茯苓杏仁甘草汤意调治之。

处方：茯苓15g，制杏仁10g，丹参30g，栝蒌12g，人参10g，炒白术12g，琥珀3g，炙甘草10g。水煎服。

服药4剂，诸症若失。继服4剂，诸症悉除。[《柳吉忱医案》]

**按：** 清代林佩琴《类证治裁》云："寒气客于五脏六腑，因虚而发，上冲胸间，则胸痹。"此案患者因脾肾阳虚，内生寒湿，形成饮停胸膈之候。故有茯苓杏仁甘草汤，合四君子汤之施。因"心前区闷痛，时及臂内""面色暗滞"，故入丹参以养血通脉，此即"一味丹参散，功同四物汤"之谓也。

**橘皮枳实生姜汤案：** 刘某，女，49岁，干部。1974年9月27日就诊。

往有冠心病史，头晕目眩年余，胸闷短气，心下痞闷，腹胀，纳呆。血压120/84mmHg。舌淡苔薄白，脉濡滑。

证属心脾两虚，饮停于胃之候。治宜益气健脾，和胃化饮。予橘皮枳实生姜汤加味调之。

处方：陈皮20g，枳实10g，炒白术15g，茯苓15g，人参10g，丹参20g，炙甘草10g，大枣4枚，生姜4片为引，水煎服。

服药5剂，胸闷、短气、心下痞闷诸候豁然。续服5剂，病臻痊可。[《柳吉忱医案》]

**按：** 此乃胸痹之轻证者，因饮停于胃，故有橘皮枳实生姜汤、枳术汤健脾和胃之用。大凡脾虚失运，痰浊内生，故辅以四君子汤治其本，入丹参者，意在养血通脉而益心也。

### （7）薏苡附子散证（阳虚阴逆证）

**【原文】** 胸痹缓急者，薏苡附子散主之。

**【释文】** 本条表述了胸痹急证的治法。对"缓急"二字，应着眼"急"字。而

"缓"字，意谓缓解之意。大凡言"胸痹"二字，当具典型胸痹的证候，即喘息咳唾，胸背、内臂疼痛，证属沉寒痼冷，病急而有肢冷汗出之重证。故有薏苡附子散行温阳通脉，缓急解痛之治。

【方药】薏苡附子散方

薏苡仁十五两　大附子十枚（炮）

上二味，杵为散，服方寸匕，日三服。

【按语】对此方之用，《金匮要略广注》解云："胸痹者，中气虚寒痞塞所致。缓急者，或缓而痛暂止，或急而痛复作也。薏苡仁入脾以和中，入肺而利气；附子温中行阳。为散剂，则其效更速矣。"

胸痹急证，说明阳虚寒湿证较盛者。方中薏苡仁渗湿舒络，散结宽胸乃治之常也。妙在附子，辛热燥烈，走而不守，通行十二经，功于峻补下焦之元阳，故能追复散失之亡阳，又能资助不足之元阳，其与薏苡仁相伍，而成温阳通脉，缓急止痛之治，而愈"胸痹缓急"之候。故为典型冠心病、心绞痛、心肌梗死病者之良方。

【验案】

贾某，男，61岁。1973年12月27日就诊。

患胸痹经年，近因隆冬寒盛而发。证见心前区剧痛，频繁发作，痛掣肩背及手臂内侧，心悸短气，汗出肢冷，喘息不能平卧，舌淡苔薄白，脉微细，入中医科住院治疗。

证属阳虚阴逆，心脉痹阻而致胸痹。治以宜温阳救逆，益气通脉之法。急调附子薏苡散冲服，续以茯苓四逆汤施之。

处方：①薏苡仁30g，制附子20g，共为散，日三次分服。②茯苓20g，人参10g，制附子10g，干姜12g，薏苡仁15g，丹参20g，炙甘草10g。水煎服。

服药三日，胸痛若失，停用散剂，汤剂加地龙10g，巴戟天10g，淫羊藿10g。

续治两周，痊愈出院。[《柳吉忱医案》]

### （8）桂枝生姜枳实汤证（痰饮留胃证）

【原文】心中痞，诸逆心悬痛，桂枝生姜枳实汤主之。

【释义】本条表述了水饮或寒邪停留于胃的证候。《金匮要略方析义》云："心悬痛，其痛如悬坠而攀之者。"大凡饮留于胃，向上冲逆，致心下痞闷，冲上牵引胸部疼痛。故有桂枝生姜枳实汤之施。

【方药】桂枝生姜枳实汤方

桂枝　生姜各三两　枳实五枚

上三味，以水六升，煮取三升，分温三服。

【按语】对桂枝生姜枳实汤之治，《金匮要略心典》解云："诸逆，该痰饮、客气而言；心悬痛，谓如悬物动摇而痛，逆气使然也。桂枝、枳实、生姜，辛以散逆，苦以泄痞，温以祛寒也。"家父吉忱公临床带教，有一处桂枝生姜枳实汤证者，众徒茫然，公笑云："有其证施其方，此经方应用之大法也。"其用多合方用之，并引《吴鞠通医案》之案解之：年八旬，五饮俱备，兼之下焦浊阴，随肝上逆，迫心火不得下降，以致胸满愦愦然无奈。两用通阳降逆，丝毫不应，盖年老真阳大虚，一刻难生难长，故阴霾一时难退也，于前方加香开一法。桂枝18g，生姜30g，枳实30g，栝蒌10g，薤白10g，制半夏30g，干姜15g，带皮茯苓30g，沉香6g，广皮15g，降香10g，煮三碗，分三次服。此案之治方，实为桂枝生姜枳实汤、橘皮枳姜汤、栝蒌薤白半夏汤诸汤证之治案。

### （9）乌头赤石脂丸证（阳虚阴凝于胸证）

【原文】心痛彻背，背痛彻心，乌头赤石脂丸主之。

【释文】本条表述了乌头赤石脂丸的适应证，即"心痛彻背，背痛彻心"之候。

【方药】乌头赤石脂丸方

蜀椒一两（一法二分）　　乌头一分（炮）　　附子半两（炮，一法一分）　　干姜一两（一法一分）

赤石脂一两（一法二分）

上五味，末之，蜜丸如梧子大，先食服一丸，日三服，不知，稍加服。

【按语】"心痛彻背，背痛彻心"，是谓胸痹疼痛发生于心窝部而牵至背，形成胸背相互牵引之候，是乃阴寒痼结于胸所致。方中乌头、附子、干姜、蜀椒均为大辛大热之品，故其逐寒通痹止痛作用极强，复佐赤石脂温涩调中。对此方证之解，《金匮要略心典》记云："心背彻痛，阴寒之气，遍满阳位，故前后牵引作痛。沈氏云，邪感心包，气应外俞，则心痛彻背，背痛彻心。俞脏相通，内外之气相引，则心痛彻背，背痛彻心，即所谓寒气客于背俞之脉。其俞注于心，故相引痛是也。乌、附、椒、姜同力协济，以振阳气而逐阴邪，取赤石脂者，所以安心气也。"此论可谓精辟，此乃理必《内经》之谓也。方中之用赤石脂，功于益心气，敛阴气，尚有反佐之意。与诸辛药合用，可使辛之走散祛邪而不伤正，又使热之回阳散寒而不伤阴，通行血脉而不致气血耗伤。故而不可率意弃之。方中或为蜜丸，或作煎剂，均须有蜜以缓乌头、附子之毒矣。

乌头赤石脂丸，乃阴寒阳虚胸痹证之用方。典型证候为"心痛彻背，背痛彻心"，故属现代医学之冠心病心绞痛、心肌梗死者。其方之功效主治，尚适用于风湿性心脏病、心律不齐及心力衰竭而具上证者。

**【验案】**

王某，39 岁，县委秘书。1962 年 11 月 2 日初诊。

患慢性结肠炎、冠心病经年。证见便溏，五更泻，大便每日 2～3 次，夜尿频，每夜 3～4 次，伴形寒肢冷，胸闷短气，体倦神疲，纳食呆滞。近日胸闷短气较前加剧，上班伏案则感自胸闷胸痛，且背与胸相控而痛，四肢逆冷。舌淡，苔薄白，脉沉弦而细。西医诊为心绞痛，患者要求中医治疗。

处方：制川乌 15g，制附子 15g，干姜 10g，赤石脂 15g，川椒 10g，红参 10g，诃子 10g，肉豆蔻 10g，炒白术 15g，炙甘草 10g，水煎服。

11 月 5 日：续服 3 剂，胸痛解，然仍感胸闷。原方加佛手 10g，丹参 20g，续服。

11 月 9 日：续服 3 剂，诸症豁然若失，原方加黄芪 20g，续服。

11 月 20 日：经续治 10 天。胸痛悉除，且大小便亦正常，面色红润，已无倦态。舌淡红，苔薄白，脉缓。予理中丸易汤、参芪煎以巩固。

处方：红参 6g，干姜 3g，炒白术 10g，黄芪 10g，丹参 10g，炙甘草 6g。水煎服。[《牟永昌诊籍纂论》]

**按：**《素问·脏气法时论》云："心病者，胸中痛，胁支满，胁下痛，膺背肩胛间痛，两臂内痛。"由此可知，本案之证，属《内经》"心病"范畴。《灵枢·厥病》篇云："厥心痛，与背相控，善瘈，如从后触其心，伛偻者，肾心痛也。"由此可见，本案之证，又属《内经》"厥心痛""肾心痛"范畴。冠心病，属中医胸痹、心痛范畴。文献资料记载，源远流长，《黄帝内经》首发其端，而有心病、心痛、厥心痛的论述。从本案临床表现可知，其"心病""厥心痛"，则属现代医学之心绞痛。胸闷胸痛，且背与心相控而痛，乃阴寒痼结，胸阳不振，心脉痹阻之候；四肢逆冷，便溏，五更泻，夜尿频，舌淡，苔薄白，脉沉弦而细，乃肾阳虚衰，为"肾心痛"之候。故非大辛大热之品，不能祛除极寒之阴邪。于是宗《金匮要略》"心痛彻背，背痛彻心，乌头赤石丸主之"意，而用味极辛之川椒、干姜，以川椒温脾肾而散阴冷之气，以干姜温脾胃而温中回阳；用性大热之乌头、附子，以川乌逐寒以通痹，以附子补下焦之元阳而强心回阳；脾肾阳虚，脾运失司，肾气失固，而有溏泄、尿频之候，故用赤石脂益肾固肠而收功。

从本案之治验，可知乌头赤石脂丸乃"厥心病""肾心痛"之治方，即心绞痛伴大便溏、夜尿频之用方。鉴于患者尚见四肢逆冷、体倦神疲、纳食呆滞及便溏，此乃肾阳虚衰，脾阳不振，胃纳失司表现。故永昌公宗《金匮要略》"胸痹，心中痞气，气结在胸……人参汤主之"意，而用人参、白术、干姜、甘草。《金贵要略》名"人参汤"，《伤寒论》名"理中丸"，乃温中祛寒，补气健脾，治疗"四逆证"之要剂。为增其温补脾肾、涩肠止泻之效，故用肉豆蔻、诃子佐赤石脂以涩肠止泻。合乌头赤石脂丸、人参汤二方之效，则厥心痛得除，二便得调，收效于预期。

昔吴谦等《医宗金鉴·凡例》云："方者一定之法，法者不定之方也。古人之方，即古人之法寓焉，立一方必有一方精意存于其中。"此案用经方而治病，可见永昌公明仲景立方之精意也。

## 附方：

**九痛丸**：治九种心痛。

附子三两（炮） 生狼牙一两（炙香） 巴豆一两（去皮心，熬研如脂） 人参 干姜 吴茱萸各一两

上六味，末之，炼蜜丸如梧子大，酒下，强人初服三丸，日三服；弱者二丸。兼治卒中恶，腹胀痛，口不能言。又治连年积冷，流注心胸痛，并冷冲上气，落马坠车血疾等，皆主之。忌口如常法。

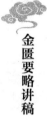

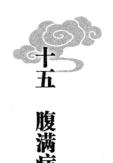

## （一）概说

腹满，病证名，是以腹部胀满为主证的疾病。首见于《黄帝内经》。如《灵枢·杂病》篇云："腹满，大便不利，腹大，上走胸嗌，喘息喝喝然，不能大便，取足太阴。"《素问·脏气法时论》云："脾病者"，"虚则腹满肠鸣，飧泄食不化"。腹满有虚实寒热之分。对此，《本经疏要》云："腹满按之痛者为实，不痛者为虚；腹满时减者为寒，不减者为热。"此论亦源于《金匮要略·腹满寒疝宿食病脉证治》篇："病者腹满，按之不痛为虚，痛者为实"，"腹满时减，复如故，此为寒"。

《金匮要略衬注》云："腹满，证也；寒疝，病名也；宿食，证因也。"鉴于腹满、寒疝、宿食三者，皆有腹部胀满或疼痛的证候，故仲景在《金匮要略》中合为一篇而论述之。

## （二）证候与证治

### 1. 腹满证候

【原文】趺阳脉微弦，法当腹满，不满者，必便难，两胠疼痛，此虚寒从上下也。当以温药服之。

【释文】趺阳脉法，是中医脉诊法一种，其部即足阳明胃经的冲阳穴。诊之可候脾胃之气。趺阳脉微，是脾胃虚寒的脉象；弦脉属肝，主寒主痛。脾胃虚寒，厥阴肝之气上逆，乃木克土之意，故见脾胃虚弱而腹胀。两胠是肝经循行之部，若不见腹胀，而见大便难和两胠疼痛的，也是肝气上逆所致，所谓肝寒犯胃。故其治"当以温药服之"。

【原文】病者腹满，按之不痛为虚，痛者为实，可下之。舌黄未下者，下之黄自去。腹满时减，复如故，此为寒，当与温药。

【释文】本条表述了"腹满"，多由宿食停滞于胃，或燥粪积于肠道所致，故腹部按之有痛感。"按之不痛为虚"一句是插笔，目的是虚实并述，更有利于辨证。舌苔黄是实热积滞，内有实热，故腹部按之痛，舌苔黄者，可用下法，涤热则苔黄自去。

若腹满是脾胃虚寒，因寒气时聚时散，故腹满证时而减轻，时而复如故，法当用温药调治之。

【原文】病者痿黄，躁而不渴，胸中寒实，而利不止者，死。寸口脉弦者，即胁下拘急而痛，其人啬啬恶寒也。

【释文】痿，同萎，指面色枯黄，暗淡无光泽。脾气衰败，运化失职，面部失濡，故"痿黄"。口不渴是里无热，无热而见烦躁，是胸中寒实内结，阴盛阳微，属于阴躁、冷躁之象，故谓"躁而不渴"。如再发下利，则中气下脱，更加正虚邪实，则属死证。

寸口脉主表，弦脉主寒主痛。寸口脉弦，是寒邪在表，故啬啬恶寒。胁下是肝络之部，肝气挟寒邪为病，肝络运行不畅，故"见胁下拘急而痛"。

【原文】夫中寒家，喜欠，其人清涕出，发热色和者，善嚏。中寒，其人下利，以里虚也，欲嚏不能，此人肚中寒。

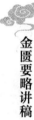

【释文】中气虚寒的人，由于阳气不振，故常呵欠。若其人鼻流清涕，发热而面色如常人，这是新感外邪的现象。由于受邪较轻，正气有驱邪外出之势，故常嚏。

大凡体质虚寒之人，中寒后易伤及脾胃，故谓"肚中寒"。因发生下利，更损伤正气，不能逐邪外出，故"欲嚏不能"。

【原文】夫瘦人绕脐痛，必有风冷，谷气不行，而反下之，其气必冲，不冲者，心下则痞也。

【释文】此条表述了里寒证误下后所引起的变证。身体瘦弱而又正气不足的人，因感受风寒进一步影响到脾胃的运化功能，致谷食不得消化，导致大便不通，亦属于寒结之候，故谓"必有风冷，谷气不行"。其人必腹痛喜按，舌苔必滑白，应用温药治之，反之，若用苦寒攻下之药，则更戕伐胃阳，必致心下痞硬。

**2. 腹满证治**

**（1）厚朴七物汤证（腹满兼表证）**

【原文】病腹满，发热十日，脉浮而数，饮食如故，厚朴七物汤主之。

【释文】此条表述了腹满兼表证的证治。发热十余日，脉象浮数，可知表邪未解，而里已化热，病变重心在肠，故云"饮食如故"。脉象不浮紧而浮数，表明里证重于表证，故予厚朴七物汤，行表里双解之法。

【方药】厚朴七物汤方

厚朴半斤　甘草 大黄各三两　大枣十枚　枳实五枚　桂枝二两　生姜五两

上七味，以水一斗，煮取四升，温服八合，日三服。呕者加半夏五合，下利去大黄，寒多者加生姜至半斤。

【按语】厚朴七物汤乃桂枝汤去芍药，合入厚朴三物汤而成，意在双解表里，故有桂枝汤解表而和营卫；因其腹满不痛，故去芍药，而加厚朴三物汤以泄满。若下利，是脾胃已伤，故去大黄；呕者乃气逆于上，故加半夏以降逆；寒重者，重用生姜以散寒。对此方之用，《金匮要略广注》解云："厚朴、大黄、枳实，即小承气汤也，所以攻里；桂枝、甘草、生姜、大枣，即桂枝汤例也，所以发表。此表里双解之剂。呕加半夏，散逆也。下利去大黄，恐寒胃也。寒多加生姜，温中也。"

厚朴七物汤，乃《金匮要略》为腹满兼表证者而设方。以其解肌散邪，和胃通肠之功，尚适用于老年习惯性便秘、慢性结肠炎、慢性胃肠炎或溃疡，胃痉挛，肠痉挛，幽门水肿，及肠胃型感冒等病而具本方证者。

【验案】

林某，男，39岁，农民，1968年12月27日就诊。

5日前，在山地整田，汗出受凉，当晚遂发热恶寒，头身痛，脘腹痞满，恶心。大队卫生室医生予以银翘解毒丸无效，仍发热头身痛，汗出恶风，腹满且痛，大便干结。舌淡苔薄白，中心微黄，脉浮数。

证属腹满兼表证，治宜表里双解，师厚朴七物汤意调治之。

处方：厚朴10g，枳实10g，大黄10g，桂枝10g，甘草10g，生姜5片，大枣3枚，水煎服。

服药2剂，诸症豁然。续服2剂，发热恶寒、头身痛、汗出恶风，腹胀满诸候悉除，病臻痊可。[《柳吉忱医案》]

## （2）附子粳米汤证（胃肠虚寒腹痛证）

【原文】腹中寒气，雷鸣切痛，胸胁逆满，呕吐，附子粳米汤主之。

【释文】《灵枢·五邪》篇云："邪在脾胃，阳气不足，阴气有余，则中寒肠鸣腹痛。"故腹中雷鸣切痛，是中焦阳虚寒盛所致。因是虚寒，故必腹痛喜按喜暖，脉应弦迟。寒气上逆，则胸胁胀满，并见呕吐。治当散寒降逆，温经止痛，故有附子粳米汤之施。

【方药】**附子粳米汤方**

附子一枚（炮）　半夏半升　甘草一两　大枣十枚　粳米半升

上五味，以水八升，煮米熟汤成，去滓，温服一升，日三服。

【按语】方中附子温通肾阳，以治寒气；半夏和胃降逆止呕，甘草、大枣、粳米缓中补虚，以扶助胃气。对此方之用，《金匮要略广注》解云："腹中者，脾胃过脉之处，雷鸣切痛，胸胁逆满，呕吐，皆脾胃受寒，虚而上逆，为肝木所侮也。"又云："脾胃喜温恶寒，附子温中为主，半夏散逆，甘草、大枣、粳米，以实脾也。"古"十八反"有半夏反乌头说，附子为川乌头的侧根。于是，就产生了附子是否反半夏之问。从仲景此方之用，说明乌头或附子反半夏之说不足为凭。详见拙文《乌头反半夏的再认识》一文（载入《柳少逸医论医话选》）。

附子粳米汤，乃《金匮要略》为胃肠虚寒腹满证而设方。以其温通肾阳，和胃降逆，温中缓急之功，而适用于慢性肠胃炎，肠黏膜脱落，结肠炎，慢性肝炎等病而见附子粳米汤证者。

【验案】

娄某，男，53岁，农民，1948年仲秋节后5日就诊。

往有五更泻史。经治已愈。仲秋节晚，与家人聚餐。因食腐败海鲜，暴饮白酒，遂发泻下，其夜五六次大解。自取荜草烧水"泡脚"，泻痢缓解。然仍腹中雷鸣切痛，胁肋胀满，脘痞不适，大便日五次，四肢欠温，小便清长，舌质淡，苔白滑，脉沉弦。

证属脾肾阳虚，胃肠虚寒而致泄泻、腹满。治宜温补脾肾，散寒降逆。师附子粳米汤意加味调之。

处方：制附子20g，姜半夏12g，粳米30g，炒山药15g，炒白术15g，陈皮10g，炙甘草12g，干姜10g，大枣10g。水煎服。

服药2剂，大便成形，腹满、腹痛、胁胀诸候悉减。续服2剂，病臻痊可。

[《柳吉忱医案》]

**按**：此案之治，实乃附子粳米汤合四逆汤（附子、干姜、甘草）加炒山药、炒白术、陈皮而成，方中主以附子粳米汤以温补脾肾，散寒降逆，加一味干姜温中焦之阳而除里寒，增其散寒降逆之效，故又寓四逆汤之治。药用山药，以其甘平之性而入脾肾经，以成补脾止泻之治；白术甘苦温，入脾胃二经，补脾益气，固肠止泻；陈皮味辛苦而性温，气芳香而入脾肺，故功于健脾和胃。与白术为伍，使其方补而不滞；与半夏同用，能增其化痰逐饮之效。故诸方、诸药合用，收效于预期。

### （3）厚朴三物汤证（实热内积证）

【原文】痛而闭者，厚朴三物汤主之。

【释文】本条表述了因实热内积，气滞不行，而致腹部胀痛、大便不通之候。小承气汤意在荡积，故君以大黄，而本条之证腹满证重，故厚朴三物汤意在行气，故君以厚朴，且厚朴之用量独重，故适用于内实气滞之证。

【方药】**厚朴三物汤方**

厚朴八两　大黄四两　枳实五枚

上三味，以水一斗二升，先煮二味，取五升，内大黄，煮取三升，温服一升，以利为度。

【按语】《金匮要略广注》云："厚朴泄满，枳实去痞，大黄泻实，即小承汤也。"《金匮要略心典》云："痛而闭，六腑之气不行矣。厚朴三物汤，与小承气汤同，但承气意在荡实，故君大黄；三物意在行气，故君厚朴。"

厚朴三物汤，乃《金匮要略》为实热内积、气滞不行腹满证而设方。该方以其行气泻实，除满通便之功，而适用于现代医学之急、慢性胃炎，急、慢性肠炎，慢性痢疾，肠梗阻，肠麻痹，肠胀气，胃扩张等具厚朴三物汤证者。

【验案】

丁某，男，32岁，职工。1974年10月5日就诊。

感冒后，值国庆节进食油腻，又因与家人口角，而致胃脘痛，服胃舒平未见好转。证见胃脘胀痛，连及两胁，胸闷，嗳气不舒，纳食呆滞，大便不通，舌苔黄腻，脉沉弦。

此乃肠腑积热，胃失和降，气滞不行，而致腹满胃痛，治宜调和胃肠，行气导滞。予以厚朴三物汤加味调治之。

处方：厚朴20g，大黄10g，枳实10g，香附10g，佛手10g，青皮10g，炒莱菔子10g，炒麦芽10g。水煎服。

服药1剂后，诸候悉减，大便通。续服3剂，诸证悉除，病臻痊可。[《柳吉忱

医案》]

按：厚朴三物汤行气导积，理气除满；加佛手、青皮，助枳实以去痞；炒莱菔子、炒麦芽助厚朴以泄满除胀。香附味辛，微苦，微甘，性平，入肝、三焦经，辛能散，苦能降，甘能缓，芳香性平，无寒热偏胜，而为理气良药，故可通行三焦，尤长于疏肝解郁，理气止痛。故诸药合用，肠胃内热得解，气滞得行，肝气得疏，胃气得降，肠腑得通，而腹满胃痛之疾得除而病愈。

### （4）大柴胡汤证（枢机不利心下满痛证）

【原文】按之心下满痛者，此为实也，当下之，宜大柴胡汤。

【释文】本条表述了心下满痛的证治。上条厚朴三物汤乃治腹中痛满、大便不通之证；本条是应用大柴胡汤治满在心下之候。故前者病在肠，而后者是病在胃。从方剂作用推测，本条除心下满痛证候外，尚有往来寒热，胸胁苦满，心烦等候。

【方药】**大柴胡汤方**

柴胡半斤　黄芩三两　芍药三两　半夏半斤（洗）　枳实四枚（炙）　大黄二两　大枣十二枚

生姜五两

上八味，以水一斗二升，煮取六升，去滓，再煎，温服一升，日三服。

【按语】大柴胡汤是由小柴胡汤去人参、甘草，加大黄、枳实、芍药组成。实则是由小柴胡汤合小承气汤、四逆散化裁而成。具和解少阳，通下里实之效。小柴胡汤和解少阳，以解阳枢；四逆散调和肝脾以转阴枢；因里实现，故去小柴胡汤中人参、甘草之甘缓，以免缓中留邪，而加大黄、枳实乃小承气汤之意，攻泻热结。至于命名，因小柴胡汤少阳枢机之剂也，四逆散少阴枢机之剂，小柴胡汤独治阳枢，故曰"小"，大柴胡汤阴阳二枢并调，故曰"大"。方中柴胡、黄芩合用，能和解清热，以除少阳之邪；大黄、枳实同施，而泻阳明之热结；芍药缓急止痛，协大黄可疗腹中实痛，与枳实相伍可治营卫失和、气血失调之腹痛烦满不得卧之候；半夏伍生姜降逆止呕；辛甘化阳，酸甘化阴，大枣味酸而甘，生姜味辛，故大枣与生姜相伍，具调和营卫，调补气血之功。于是诸药合用，共奏外解少阳，内泻热结之功，而除"心下满痛"之候。

大柴胡汤，乃《金匮要略》为枢机不利，心下满痛证而设方。该方以其和解少阳，内泻热结之功，而适用于现代医学之慢性肝炎，急性黄疸性肝炎，急性无黄疸性肝炎，病毒性肝炎，胆绞病，胆结石，胆囊炎，胆道蛔虫症，慢性胃炎，胃柿石症，幽门不全梗阻，细菌性痢疾，急性胰腺炎，精神分裂症，糖尿病，流行性出血热，疟疾等病而具大柴胡汤证者。对此方之用，编者有《大柴胡汤的临床应用》一

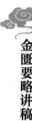

文，载入《柳少逸医论医话选》。

**【验案】**

**腹满便秘案：**孙某，女，47岁。1993年11月7日就诊。

腹部不适经年，近因情志不舒，症状加剧。自觉左下腹部胀痛，纳食减少，大便秘结，欲便不得，嗳气频作，胸胁苦满，口苦咽干，头目眩晕，神昏烦躁。舌苔白腻，脉弦。

证属情志失和，枢机不利，肝脾之气郁结，导致肠腑传导失司而致气滞便秘。治宜枢转气机，调和肝脾，理气导滞。师大柴胡汤合脾约丸意化裁。

处方：柴胡10g，党参10g，姜半夏10g，枳实10g，白芍12g，厚朴10g，槟榔10g，广木香10g，竹茹6g，香附15g，炒莱菔子10g，麻仁12g，炙甘草10g，小麦30g，生姜3片，大枣4枚。水煎服。

11月14日，服药5剂，诸症悉减，大便畅通，每日1次。仍宗原法，药加陈皮10g。

11月20日，续服5剂，诸症悉除，大便爽，病臻痊愈。[《柳吉忱诊籍纂论》]

**按：**便秘属肠道疾患，虽云病症简单，但其成因复杂，病机不同，临床证候亦各异：实证有热结、气滞；虚证有气虚、血虚、阴虚、阳虚。此案属女性患者，年近七七，肝肾不足，每因情志失和，气机不畅，肝气郁结，脏腑气滞而发便秘，非承气类可投。公予以大柴胡汤，方中寓小柴胡汤调达枢机，而柴胡证悉除；四逆散和肝脾而腹证得解；因枢机不利，肠胃燥热，津液不足，故辅以麻子仁丸以调之；佐以甘麦大枣汤以养心脾，舒解肝郁，而神昏烦躁之候可解。

复诊时脾约证得解，公于处方中加陈皮一味，变成为《三因极一病证方论》之温胆汤，则成理气化痰、清胆和胃之法，而神昏烦躁诸症悉除。清代吴谦等《医宗金鉴·凡例》云："方者一定之法，法者不定之方也。古人之方，即古人之法寓焉。立一方必有一方之精意存于其中，不求其精意而徒执其方，是执方而昧法也。"由此案可见，吉忱公临证立法严谨，用药精当，熟谙通权达变之理，出有制之师，灵活化裁，是执方而未昧法也。

**胁痛案：**衣某，男，49岁，栖霞城关人。1960年11月21日初诊。

既往有慢性胆囊炎病史，两日前与人发生口角，遂感右胁痛，向肩背部放射，伴恶心呕吐，口苦，咽干，嗳气不舒，大便秘结，二日未行。舌红苔黄，脉弦。

处方：柴胡15g，黄芩10g，制白芍10g，姜半夏10g，枳实10g，大黄6g（后入），郁金10g，醋延胡索10g，川楝子6g，生姜3片，大枣4枚。3剂，水煎服。

11月24日：大便通畅，胁痛恶心诸症悉除。[《牟永昌诊籍纂论》]

按:《灵枢·五邪》篇云:"邪在肝,则两胁中痛。"《素问·六元正纪大论》云:"厥阴所致为胁痛呕泄。"《黄帝内经》之论,均说明胁痛乃肝病之候。对胁痛之因,清代沈金鳌《杂病源流犀烛》有"肽胁肋痛,肝经病也。盖肝与胆二经之脉布胁肋,肝火旺,木气实,故流于肽胁肋间而作痛"之论。盖因肝居胁下,其经脉布两胁,胆附于肝,其脉亦循于肝,若情志失调,肝气郁结,或肝胆火旺,均可造成胁痛。清代李用粹《证治汇补》云:"凡木郁不舒,而气无所泄,火无所越,胀甚惧按者,又当疏散升发以达之。"而本案即属肝气郁结,胆经蕴热,而致胁痛,治宜和解少阳,疏肝理气,内泄热结,故永昌公用大柴胡汤化裁治之。大柴胡汤方出诸《伤寒杂病论》,方由小柴胡汤去人参、甘草,加大黄、枳实、芍药而成,乃仲景为和解少阳、内泻热结而立方。主以柴胡,其性凉,能解表攻里,折热降火;黄芩能荡热泻火,为辅。二者合用,能和解少阳,疏泄肝胆经之郁火。芍药缓急止痛,枳实除坚破积,大黄泻内热而去坚,生姜、半夏辛以散之,大枣之甘,缓中扶土,六者共为佐使药。故而本案之用,收效于预期。

**肠粘连案:** 辛某,23岁,肠套迭手术后5年。5年中常感腹痛、腹胀,痛剧时,感腰骶部抽掣痛,冷汗出,便稀,西医诊为"肠粘连",治疗不效,发作愈频,求中医治疗,舌质暗淡,苔白黄腻,脉弦紧。予大柴胡汤加味:柴胡18g,黄芩12g,半夏12g,枳实15g,白芍30g,川楝子12g,延胡索12g,五灵脂10g,生蒲黄10g,桂枝15g,白花蛇舌草30g,水煎服。上方15剂后,疼痛减,发作次数减少,稍作加减,守方60剂后,疾病基本痊愈。[《少阳之宗》]

**胁痛案:**

**例1:** 吕某,女,41岁。1989年7月13日初诊。

右胁部痛两年余。近因情绪激动而发,痛及肩背、胃脘。症见满床翻滚,头汗出,服止痛药不减,给予肌注杜冷丁方止。西医诊为胆囊炎急性发作。其人面色憔悴,面颊潮红,呕吐,大便干结,小便黄。舌苔黄腻,脉沉弦有力。

证属肝胆火炽,肝气犯胃,予以疏肝利胆、通腑和胃之剂。大柴胡汤加味。

处方:柴胡24g,黄芩12g,姜半夏6g,陈皮10g,青皮10g,大黄10g,枳实10g,生姜黄10g,醋延胡索12g,川楝子6g,生甘草10g。水煎服。

1剂矢气通,大便解,疼痛止。续服3剂心胸舒,纳食可,诸候悉除。遂予以小柴胡冲剂善后。[《柴胡汤类方及应用》]

**例2:** 辛某,女,56岁。1999年9月6日初诊。

患者往有胃炎史,近因外感,服用消炎西药,遂致胃病复胸胁痛,心下痞满,大便不通,腹胀,口干舌燥,心烦易怒,口苦咽干,尿黄便结。舌苔黄腻,脉弦而数。

此乃少阳病兼阳明腑实证，故予以大柴胡汤加青皮、栀子调之。

服1剂矢气通，大便解，胸脘舒，心神爽，疼痛遂止。续服以善后。[《少阳之宗》]

**例3：**柳某，女，56岁，农民。1979年8月初诊。

右胁胀痛一年余，伴皮肤巩膜黄染十余天。1年前，患者时右胁部疼痛，痛剧时，向背部和右肩部放射，服"吡哌酸及利胆片"可缓解。近十余天，疼痛较剧，且时有寒热往来，全身皮肤、巩膜黄染，小便黄赤如浓茶，恶心呕吐，大便4日未解，脉弦数，舌红苔黄，B超示胆总管结石伴胆囊炎。

证属少阳枢机不利，胆腑湿热蕴结。治宜枢转少阳，清热利湿。予大柴胡汤加味。

处方：柴胡25g，黄芩12g，白芍30g，鸡内金10g，半夏10g，枳实12g，大黄12g，芒硝3g（冲），茵陈30g，栀子12g，郁金12g，姜黄12g，金钱草40g，甘草10g。水煎服。

服药5剂后，痛减，黄疸大退，便通，呕吐止。再进5剂，诸症消失，B超示胆结石仍在，囊壁水肿消失。去芒硝，再服20剂后，复查B超结石已去。随访2年，仍未复发。[《柴胡汤类方及其应用》]

**按：**所附诸案，均主以大柴胡汤以调达枢机，通痞泻实为法而收效。此即经方有其证，用其方，异病同治之谓也。

### （5）大承气汤证（阳明腑实证）

**【原文】**腹满不减，减不足言，当须下之，宜大承气汤。

**【释文】**本条是从"腹满不减"，辨其为里实证当用下法，故有大承气汤之施。腹满疼痛，是承气汤证的依据之一。但当与虚证鉴别之。虚证是里无积滞，故腹痛时减；实证是里有宿食或粪便，故"腹满不减"。"减不足言"一句是插笔，目的在于加强辨证。

**【方药】大承气汤方**

大黄四两（酒洗）　厚朴半斤（炙，去皮）　枳壳五枚（炙）　芒硝三合

上四味，以水一斗，先煮二物，取五升，去滓，内大黄，煮取二升，去滓，内芒硝，更上微火一二沸，分温再服，得下止服。

**【按语】**大承气汤，在《伤寒论》中是为阳明腑实燥屎内结证而设方。方由大黄、厚朴、枳实、芒硝组成，方以大黄泻热通便，荡涤胃肠；芒硝助大黄泻热通便，

又可软坚润燥；枳实行气导滞而消痞；厚朴理气消胀而除满。二药助硝、黄推荡积滞以加速热结之排泄，共成峻下实热燥结之候。故用于阳明腑实之痞、满、燥、实四证及脉实者，或肠中实热积滞之"热结旁流"者，此乃阳明热结重证，该方有峻下热结之功，故曰"大"；小承气汤由大黄、枳实、厚朴三药组成，而用于阳明腑实之痞、满、实而不燥之阳明热结轻证，故曰"小"；调胃承气汤不用枳实、厚朴，虽后纳芒硝，而与大黄、甘草同煎，其泻热攻下之力缓，功以谓和，故曰"调胃"。主治阳明热结，燥实在下，无痞满之证。

承者，顺也，制也，以下承上也。故柯琴解云："诸病皆因于气，秽物之不去，由于气之不顺，故攻积之剂必用行气药以主之。亢则害，承乃制，此承气之所由，又病去而气不伤，此承气之义也。"六腑以通为用，胃气以降为顺，三承气汤均攻下热结，皆能承顺胃气，使腑气得降，热结得通，故名"承气汤"。

而《金匮要略》用治"腹满不减"证。一句"当须下之"，概含了痞、满、燥、实四候，故有大承气汤之治。对现代医学之应用，详见前"痉病"一节。

### 【验案】

闫某，女，38岁。1981年6月14日初诊。

既往有胆结石病史，经中药治愈。患者于3日前突发右上腹部痛，并向肩及腰背部放射，继而痛剧，伴恶心呕吐，发热寒战，继而出现黄疸。西医内科诊为急性胆囊炎，转中医科治疗。证见烦渴引饮，大便秘结，小便短赤。舌苔黄腻，脉弦数。

辨证为胆经蕴热，气机壅滞，腑气不通。治宜泄热通腑，利胆退黄，消痞除满。师大承气汤意化裁。

处方：生大黄10g（后下），芒硝10g（冲服），枳实10g，厚朴10g，栀子10g，茵陈20g，郁金12g。水煎服。

服药1剂，便通痛减，继服5剂，发热、皮肤黄染消退，又续进5剂，诸症悉除，病臻痊可。嘱每日以茵陈30g，大枣10枚煎汤作饮服。[《柳少逸医案选》]

**按**：大承气汤由大黄、厚朴、枳实、芒硝组成，《伤寒论》为阳明腑实之痞、满、燥、实者而设。本案为胆腑蕴热，波及胃肠，实热积滞，故为大承气汤之适应证。方中大黄泻热通便，荡涤肠胃，为主药；芒硝助大黄泻热通便，并兼能软坚润燥，为辅药。二药相须为用，则峻下热结之力倍增。热蕴胃肠，积滞内阻，致腑气不通，故以厚朴、枳实行气散结，消痞除满，并助硝、黄荡涤积滞而速除热结，共为佐使药。方加栀子、茵陈，与大黄相合而寓茵陈蒿汤之意，以奏清热利胆之治。

**（6）大建中汤证（脾阳衰微，中焦寒盛证）**

【原文】心胸中大寒痛，呕不能饮食，腹中寒，上冲皮起，出见有头足，上下痛而不可触近，大建中汤主之。

【释文】"心胸中大寒痛"，乃言其痛势剧烈，自腹部及心胸，此时内而脏腑，外而经络，均为寒邪充斥，所以当寒气冲逆时，则腹部上冲皮起，好像有头足状的块状物，上下攻冲作痛，而且不可以手触近，故谓"出见有头足"。由于寒邪上冲，故呕而不能食，且兼有手足逆冷、脉伏等候。此乃脾阳衰微，中焦寒盛之证，治当建立中气，温中散寒，于是中阳得运，则寒邪必然自散而愈病。

【方药】**大建中汤方**

蜀椒二合（炒，去汗）　干姜四两　人参二两

上三味，以水四升，煮取二升，去滓，内胶饴一升，微火煎取一升半，分温再服，如一炊顷，可饮粥二升，后更服。当一日食糜粥，温覆之。

【按语】阳虚则阴盛，阴盛则寒生，故其治当温建中阳，补虚散寒降逆。所以本方主以味辛性热，具温脾胃，助命火，散寒除湿，下气散结之蜀椒任为主药；干姜温中散寒，助蜀椒建中阳，散逆气，止痛平呕，为辅药；人参、胶饴，甘温补中而益脾胃，并为佐使。然而病虽去，胃气未必使复，所以"当一日食糜粥"，而将养胃气。此即《素问·脏气法时论》"毒药攻邪，五谷为养"之谓。"毒药"，为药物总称，与今之毒药概念不同。药物性味各有所异，这种药性所偏，古人称为毒性。对此方之解，《金匮要略广注》记云："人参，胶饴甘温，以补里虚；干姜辛热，以散内寒；蜀椒温中下气，以制腹中寒上冲也。方名建中者，建立也，脾主中州，则上下四旁寒邪表散，阳春舒布矣。"

大建中汤，在《金匮要略》中以温中散寒之功，用于脾阳虚衰，中焦寒盛之证而成建中之效。故尚可用以治疗现代医学之胃肠痉挛，急、慢性胃炎，胃、十二指肠溃疡，胃下垂，慢性非特异性溃疡性结肠炎等病而具大建中汤证者。

【验案】

娄某，男，25岁，1963年10月6日就诊。

患者于日前突感腹痛，继而急痛如刀绞，剧时前俯后仰，或弯腰按腹，时而辗转反侧，伴恶心、呕吐苦汁，并吐出蛔虫2条。遂来院急诊。西医诊为"胆道蛔虫症"。因患者及家属拒绝手术治疗，故请中医会诊。证见痛处拒按，四肢发凉，舌淡，苔白，脉沉弦。

此乃脾阳虚衰，中焦寒盛之蛔厥证，治宜温中散寒，安蛔止痛，师大建中汤意

加味调治之。

处方：蜀椒 10g，干姜 10g，红参 10g，乌梅 10g，饴糖 6g。水煎温服。

当日服药 1 剂腹痛息，安然入睡，次日下床如常人。续服 3 剂，诸症悉除。予乌梅丸善后。[《柳吉忱医案》]

**按：**柯琴谓"蛔得酸得静，得辛则伏，得苦能下"。本案之治，不予乌梅丸，而予大建中汤者，盖因阳衰阴盛之"大寒痛"之候，故当温中散寒，以建中气而安蛔也。方中蜀椒、干姜大辛大热，温脾胃，建中阳，散逆气，止痛平呕，此蛔即"得辛则伏"之谓。人参、饴糖甘而建中缓急止痛。中阳得振，寒邪得解。加乌梅者，乃"蛔得酸则静"之谓。于是药后五脏安和，中阳得建，蛔虫无上扰之虞，故续以乌梅丸而成驱蛔之治。

### （7）大黄附子汤证（寒实内结证）

【原文】胁下偏痛，发热，其脉紧弦，此寒也，以温药下之。宜大黄附子汤。

【释文】本条表述了寒实内结的证治。"其脉紧弦"，主寒主痛之脉象。这里的"胁下"，含胁腹之部位。发热而脉紧弦，则非表证的发热，是内寒阴盛阳浮之候，自觉发热，实则四肢不温，"胁下偏痛"，"其脉紧弦"，是寒实内结之证，故谓"此寒也，以温药下之"。故有大黄附子汤温阳散寒，泻结行滞。

【方药】大黄附子汤方

大黄三两　附子三枚（炮）　细辛二两

上三味，以水五升，煮取二升，分温三服。若强人煮取二升半，分温三服；服后如人行四五里，进一服。

【按语】《金匮要略心典》云："胁下偏痛而脉紧弦，阴寒成聚，偏于一处，虽有发热，亦是阳气被郁所致，是以非温不能已其寒，非下不能去其结，故曰宜以温药下之。程氏曰：大黄苦寒，走而不守，得附子、细辛之大热。则寒性散而走泄之性存是也。实则附子辛热燥烈，走而不守，能通行十二经，功于峻补下焦元阳，而逐在里之寒湿，以成祛寒止痛之功。于是诸药合用，则寒实内结之候得解。

本证候的预后关键，在于服用温下剂后，大便是以通利为定。因本证是寒实内结，阳气已伤，是邪实内虚的局面，与承气汤证的纯为实证不同，服温下剂后大便通利，是转危为安。如药后大便不通，反而增加呕吐、肢冷、脉微细，是病势趋于恶化。《千金要方》有温脾汤一方，是由大黄附子汤去细辛加人参、干姜、甘草而成。由此可见，温脾汤寓大黄附子汤、四逆汤（附子、干姜、甘草）、理中丸（人

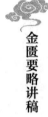

参、干姜、甘草、白术）三方之效，既有温下之功，又有回阳救逆、温中散寒之治。

大黄附子汤，《金匮要略》以其温阳散寒，泻结行滞之功，而治寒实内结之证。大凡具此证者，皆可用之，此即中医学"异病同治"之辨证施治大法也。如对现代医学之慢性肠炎，慢性菌痢，慢性盆腔炎，慢性胆囊炎，胆囊术后综合征，胆绞痛，尿毒症，慢性阑尾炎等病而具大黄附子汤证者。

【验案】

**急性肠梗阻案：** 刘某，男，42岁，1959年冬就诊。

腊八节因暴饮酒食及凉拌素菜过多，自觉脘腹不适，继而腹部胀痛，出现恶心呕吐，大便已三日未解。诊为"急性肠梗阻"。证见面色苍白，手足厥冷，舌胖淡，苔白腻，六脉沉而紧弦。

证属寒实内结，腑实不通之证，当用温下之法，予大黄附子汤加味。

处方：生大黄20g（后入），制附子15g，细辛10g，干姜10g，人参10g，甘草10g。水煎服。

服药1剂，大便得通，续服2剂，痛呕即止。予以理中丸易汤续服，以固温中散寒之治。[《牟永昌医案》]

**按：** 本案名大黄附子汤加味之治，实乃《千金方》温脾汤化裁之用。

**胆石症案：** 孙某，男，39岁，职工，1974年6月19日就诊。

患者上腹部脘胁胀痛，怀疑胆囊炎，反复发作已有三四年之久。常年服利胆药，本次以胆囊炎、胆石症入院治疗。症见右上腹部剧痛、恶心呕吐，体温37.7℃，经抗菌消炎、解痉止痛药治疗罔效，故请中医会诊。查右上腹部仍然胀满疼痛拒按，恶心呕吐频作，大便已三日未解，发热恶寒，四肢不温逆冷，精神萎靡不振，面色青，呈痛苦貌，口淡不渴，舌淡苔白兼滑，脉沉弦而紧。

证属寒实内结之证。遂予大黄附子汤加味调治之。

处方：生大黄30g（后入），制附子20g（先煎），细辛10g，太子参20g，干姜10g，郁金20g，醋延胡索10g，川楝子10g，炙甘草10g。水煎服。

服药1剂疼痛、呕吐未作，腹胀满亦消失，大便畅通，续服3剂，稀便中杂以苍耳子大结石数块。[《柳吉忱医案》]

**按：** 此案以大黄附子汤、四逆汤、金铃子散而收功。出院后予以焦栀子6g，茵陈10g，金钱草10g，代茶饮。每日灸食窦、中脘、关元、气海、足三里，以温补脾肾，安和五脏六腑。

## （8）赤丸证（脾肾阳虚，水饮上逆证）

**【原文】** 寒气厥逆，赤丸主之。

**【释文】** 本条"厥逆"有两种含义，一是言病机，一是言症状。本条病机是脾肾虚寒，水饮上逆。由于脾阳不振，命门火衰，阳气不能通达四肢，四肢失于温煦，则手足逆冷，而名厥逆证，或称"四逆证"。同时因脾肾阳虚，气化失司，聚湿生痰，而形成痰饮，故有水饮上逆，而有腹痛、呕吐或心下悸之候。故其治当温补脾肾，散寒止痛，化饮降逆，从而有赤丸之施。

**【方药】** **赤丸方**

茯苓四两　　半夏四两（洗，一方用桂）　　乌头二两（炮）　　细辛一两（《千金》作人参）

上四味，末之，内真朱为色，炼蜜丸如麻子大，先食酒饮下三丸，日再夜一服。不知，稍增之，以知为度。

**【按语】** 真朱，即朱砂。对赤丸之解，《金匮要略心典》记云："寒气厥逆，下焦阴寒之气厥而上逆也。茯苓、半夏降其逆，乌头、细辛散其寒，真朱体重色正，内之以破阴去逆也。"由此可见，方中乌头与细辛并用，可增其散寒通阳、活络止痛之效；半夏与茯苓相伍，可增其化饮止呕之功；辅以朱砂，取其镇逆之用。本方重点是散寒通络止痛。

后世医家认为此条之文之方，或有简脱，"难以为后世法"，古今未见立案，故今阙。

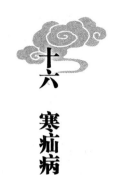

# 十六 寒疝病

## （一）概说

　　寒疝，病证名，概而论之，简称"疝"。语出《黄帝内经》，如《素问·长刺论》云："病在小腹，腹痛不得大小便，病名曰疝，得之寒。"《灵枢·经脉》云："足厥阴之别""其病气逆则睪卒疝。"《素问·缪刺论》云："邪客于足厥阴之络，令人卒疝暴痛。"《素问·大奇论》云："肾脉大急沉，皆为疝。"又云："三阴急为疝。"《灵枢·邪气藏府病形》云："小肠病者，小腹痛，腰脊控睪而痛。"《素问·骨空论》云："任脉为病，男子内结七疝。"详而论之，《黄帝内经》尚有狐疝、冲疝、厥疝、疝瘕、五脏疝（肝疝、心疝、脾疝、肺疝、肾疝）之论；而《诸病源候论》有五疝的记载，《儒门事亲》有七疝之述。疝病之证治，《金匮要略·腹满寒疝宿食病脉证治》云："腹痛，脉弦而紧，弦则卫气不行，即恶寒，紧则不欲食，邪正相搏，即为寒疝。"由此可知，寒疝是一种以寒性腹痛为主候的疾病。诚如《诸病源候论》所云："疝者痛也，此由阴气积于内，寒气结搏而不散，脏腑虚弱，风冷邪气相击，则腹痛里急，故云寒疝腹痛也。"

## （二）证候及证治

### 1. 大乌头煎证（寒气内结，阳气不行证）

　　【原文】腹痛，脉弦而紧，弦则卫气不行，即恶寒；紧则不欲食，邪正相搏，即为寒疝。寒疝绕脐痛，若发则白汗出，手足厥冷，其脉沉紧者，大乌头煎主之。

　　【释义】本条表述了寒疝病的病机、证候及治法。"腹痛，脉弦而紧"，是寒邪与正气相搏的征象。卫气不能行于外，故见恶寒之候；阳气衰于内，脾失健运，胃失受纳，则见"不欲食"之候；下焦乃肝肾之地，脐乃中焦脾胃之部，命门火衰，脾肾阳虚，寒气内结于下焦，则阳气不行，故成"寒疝绕脐痛"。"白汗"，乃因剧痛而出之冷汗。若汗出肢冷，脉象沉紧者，说明疝痛已相当剧烈，故予以大乌头煎，以破积散寒止痛。

**【方药】大乌头煎方**

乌头大者五枚（熬，去皮，不㕮咀）

上以水三升，煮取一升，去滓，内蜜二升，煎令水气尽，取二升，强人服七合，弱人服五合。不差，明日更服，不可一日再服。

**【按语】**乌头性大热，可治沉寒痼冷之证，故适用于腹痛肢冷，脉象沉紧之发作性寒疝证。蜜煎既能制乌头之毒性，且能延长药效，同时有缓急止痛之功。方后云"强人服七合，弱人服五合，不可一日再服"，可知药性峻烈，故当慎用。

该方具破积散寒、缓急止痛之功，故《金匮要略》用治寒气内结，阳气不行之寒疝腹痛。且因现代研究该方具镇痛、镇静、抗炎作用，故尚适用于现代医学之胃肠痉挛，慢性胃炎，慢性肠炎及关节炎而见寒盛证者。

**【验案】**

因乌头单味应用，"大者五枚"，药量过大，今人多不用此方。对此方之用，蒙师牟永昌公语云："药物众多，而治法也甚夥，为何要用毒药！"今仅附《建殊录》之治例。

一男子，年七十余，自壮年患疝瘕，十日、五日必一发。壬午秋，大发，腰脚挛急，阴卵偏大，欲入腹，绞痛不可忍。先生诊之，作大乌头煎饮之，斯须，瞑眩气绝，又更之，心腹鸣动，吐出水数升，即复故，尔后不复发。[《金匮今释》]

**按：**瞑眩：瞑，闭眼；眩，目花。此即药瞑，乃药物见效之候也。

## 2. 当归生姜羊肉汤证（血虚寒疝证）

**【原文】**寒疝，腹中痛，及胁痛里急者，当归生姜羊肉汤主之。

**【释文】**本条表述了血虚寒疝的证治，对此，尤在泾解云："血虚则脉不荣，寒多则脉象绌急，故腹胁痛而里急也。"故有当归生姜羊肉汤之施，以成补虚养血，温经散寒之治。

**【方药】当归生姜羊肉汤方**

当归三两　　生姜五两　　羊肉一斤

上三味，以水八升，煮取三升，温服七合，日三服。若寒多者，加生姜成一斤；痛而多呕者，加橘皮二两，白术一两。加生姜者，亦加水五升，煮取三升二合服之。

**【按语】**对此之解，《金匮要略广注》云："疝属肝病，肝藏血，其经布胁肋，腹胁并痛者血气寒而凝涩也，当归通经活血，生姜温中散寒，里急者，内虚也，用羊肉补之。《内经》云：形不足者温之以气，精不足者补之以味是也。"此乃血虚寒疝证之用方也。

当归生姜羊肉汤，《金匮要略》以其补虚养血，温经散寒之功，以治血虚寒疝证。多见腹胁痛，或拘急空痛，遇寒加剧，舌淡，脉弦或迟之候；或具产后虚寒腹痛。鉴于此，该方尚可用于现代医学之慢性肝炎，慢性胃炎，胃及十二指肠溃疡而具其证者。

**【验案】**

盖某，女，17岁，学生，1974年8月6日就诊。

患者16岁月经初潮，五十余天行经一次，经来腹痛，隐隐作痛，乳房微胀，色淡量少，一日即净。期末考试结束，适值月经来潮。午休后食冰棍两支，遂即感四肢不温，肢体蜷缩，腹中挛急疼痛，上冲及胁肋、乳部。校医予止痛片未解，急来医院求诊。主诉肢寒身冷，四肢不温，月经刚潮即无，大便溏薄，少腹挛痛，上及胁肋、乳房。查面色苍白，舌质淡。苔薄白，脉沉弦而细。

证属血虚寒凝之证，治宜补虚养血，温经散寒，予以当归生姜羊肉汤调治之。

处方：当归30g，生姜60g，羊肉100g，加水2000mL，煎取1000mL，每服250mL，日服两次。

服药二日，诸证悉除，且月经复潮，续服四日，药及羊肉减半，服至下次月经来潮。一个月后其母欣然告知：月经经量、经色正常，亦无乳房胀痛之候。嘱服益母草膏以固药效。[《柳吉忱医案》]

**按：**当归生姜羊肉汤乃为血虚寒疝证而设方。腹痛是寒疝证的主要证候，此患者值经期食冷而发腹中痛，且伴胁肋痛、乳房痛，吉忱公予此方以养肝血，温脾肾，祛里寒之法，而收卓效，此乃"有其证，用其方"之谓也，亦异病同治之法则也。

## 3. 乌头桂枝汤证（表里俱寒疝痛证）

**【原文】**寒疝，腹中痛，逆冷，手足不仁，若身疼痛，灸刺诸药不能治，抵当乌头桂枝汤主之。

**【释文】**腹痛，是寒疝应有的证候，手足冷是阳气大衰，不能达于四末之由。身体疼痛，是寒邪在表，营卫失和所致。据此可知上述诸候乃表里皆寒之候。故有乌头桂枝汤调和营卫，驱寒止痛之治。"抵"，为"祇"之讹。祇者，恭候之意。"抵当"，即祇宜、祇应、用以之意。

**【方药】**

**乌头桂枝汤方**

乌头

上一味，以蜜二斤，煎减半，去滓，以桂枝汤五合解之，令得一升后，初服二合，不知，即服三合，又不知，复加至五合。其知者如醉状，得吐者为中病。

**桂枝汤方**

桂枝三两（去皮）　芍药三两　甘草二两（炙）　生姜三两　大枣十二枚

上五味，锉，以水七升，微火煮取三升，去滓。

**【按语】** 内外皆寒，表里兼病，当表里两治。非单纯的解表或温里，或针灸等法可单独愈之，故医圣仲景设乌头桂枝汤而治之。方中乌头驱寒止痛，桂枝汤调和营卫外以散表寒，内以安和五脏。对此方之用，《金匮要略心典》解云："腹痛，寒结于内也；手足逆冷不仁，身痛，寒彻于外也。此中外皆寒，故用乌头温中散寒，佐桂枝以行阳走表。"

乌头桂枝汤，《金匮要略》以其调和营卫，驱寒止痛之功，而用于表里俱病之疝痛证。多见寒疝腹痛，手足逆冷或不仁，身疼痛，发热，恶寒，汗出诸候。尚可用于现代医学之慢性胃肠炎，慢性胆囊炎，胃肠痉挛及胃肠型感冒而具其证候者。

**【验案】**

高某，男，29岁，农民，1973年10月7日就诊。

麦收季节，夜间露宿"看场"，坦腹纳凉，席地而卧，夜半小腹暴痛，四肢逆冷，手足不温，冷汗时下，大队卫生室医生予普鲁本辛，痛缓解，倏尔复痛。遂来院由友人介绍请吉忱公诊治。查舌淡苔薄白，脉沉弦而紧。

此夜间露天纳凉而卧，内外感寒而发寒疝腹痛。故予以乌头桂枝汤以调和营卫，驱寒止痛。

处方：制乌头12g，桂枝20g，制白芍20g，炙甘草10g，生姜3片，大枣4枚。水煎服。

服药1剂，则痛息汗止，四肢复温，续服3剂，病臻痊可。予以当归生姜羊肉汤续服，以固疗效。[《柳吉忱医案》]

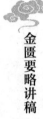

【原文】其脉数而紧，乃弦，状如弓弦，按之不移。脉数弦者，当下其寒；脉紧大而迟者，必心下坚；脉大而紧者，阳中有阴，可下之。

【释义】本条指出了寒实可下证的脉象和治法。证属寒积里实，故可用大黄附子汤以温阳散寒，泻结行滞。同时说明一种脉象可见于多种不同性质的疾病。故临床中当脉证合参，才能得出疾病的真相，方可有效地指导临床实践。

**附方：**

《**外台**》**乌头汤**：治寒疝腹中绞痛，贼风入攻五脏，拘急不得转侧，发作有时，使人阴缩，手足厥逆。方见上。

《**外台**》**柴胡桂枝汤**：治心腹卒中痛者。

柴胡四两　黄芩 人参 芍药 桂枝 生姜各一两半　甘草一两　半夏二合半　大枣六枚

上九味，以水六升，煮取三升，温服一升，日三服。

**按**：柴胡桂枝汤，尚见于《伤寒论》第 146 条，乃为少阳病兼表之证治。临床被广泛应用于胸胁痛、脘腹痛而具柴桂汤证者。编者有《柴胡桂枝汤的临床应用》一文，载入《柳少逸医论医话选》。

《**外台**》**走马汤**：治中恶心痛腹胀，大便不通。

巴豆二枚（去皮心熬）　杏仁二枚

上二味，以绵缠搥令碎，热汤二合，捻取白汁，饮之当下，老小量之。通治飞尸鬼击病。

# 十七 宿食病

## （一）概说

宿食，病证名。《金匮要略·脏腑经络先后病脉证》篇云："槃饪之邪从口入者，宿食也。"槃饪，指饮食，盖因胃主纳食，脾主运化，故饮食不节，损伤脾胃，而成食积之证。对该病之脉证，《金匮要略·腹满寒疝宿食病脉证治》篇记云："问曰：人病有宿食，何以别之？师曰：寸口脉浮而大，按之反涩，尺中亦微而涩，故知有宿食。大承气汤主之。"又云："脉紧如转索无常者，有宿食也。脉紧，头痛，风寒，腹中有宿食不化也。"因宿食属胃肠疾患，其治，宿食在上者当用吐法，在下者当用下法。后世医者拓展应用，凡宿食在胃者，补出消导一法。

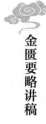
## （二）证候与证治

### 1. 大承气汤证（痞满燥实腑证）

【原文】问曰：人病有宿食，何以别之？师曰：寸口脉浮而大，按之反涩，尺中亦微而涩，故知有宿食，大承气汤主之。

脉数而滑者，实也，此有宿食，下之愈，宜大承气汤。

下利不欲食者，有宿食也，当下之，宜大承气汤。

【释文】上三条表述了宿食在肠，适用大承气汤的脉证。

【方药】大承气汤方

大黄四两（酒洗）　厚朴半斤（炙，去皮）　枳实五枚（炙）　芒硝三合

上四味，以水一斗，先煮二物，取五升，去滓，内大黄，煮取二升，去滓，内芒硝，更上火微一二沸，分温再服，得下止服。

**【按语】**大凡宿食壅积，胃肠气滞不行，或胃肠有实热，或宿食病见下利候，只要各自有其脉象，就可施以大承气汤治之。

此乃《金匮要略》对"人病有宿食"，且具痞满燥实证之用方。方中大黄以其苦寒之性，以荡涤肠胃积滞浊物；芒硝咸寒，润燥通便，二者相伍，则泻之中有润燥之功。枳实苦辛而性寒，以成理气行滞，导下消痞，清热除满之力；厚朴苦温，下气散结，除满消胀。温有畅达气机，且可兼制苦寒之品凝阻气机伤及中气之用，以免造成热未清又为寒凝之弊，故寓反佐之意。于是诸药合用，泻下与行气药同用，寒下与温通并施，乃相得益彰之伍，以成攻下导滞通便之治。故而本方可用于消化系统之粘连性、蛔虫性、功能性、柿石性、粪石性、动力性、结核性、麻痹性肠梗阻，急性出血性坏死性胰腺炎，急性阑尾炎，急性梗阻性化脓性胆囊炎，急性菌痢，胃植物球，急性肝炎，淤胆型肝炎等病具大承气汤证者。

**【验案】**

**急性胰腺炎案：**泮某，男，48 岁。1974 年仲秋节后一日。

昨日晚过食油荤，夜半上腹部剧烈疼痛，且拒按，并向腰背部放射，恶心呕吐，口干舌燥，大便干结不通。今晨起即来医院就诊，查体温 39℃，白细胞 $17.9×10^9$/L，中性粒细胞 84%，血淀粉酶 1500U/L。舌苔黄腻，脉弦数。要求保守治疗，故入中医科病房治疗。

证属过食油荤浊物，积滞胃肠，而成痞满燥实证。延及胰脏，络脉不通而痛。急予通腑导滞之法，师大承气汤意加味施之。

处方：生大黄 10g（后入），芒硝 10g（冲），枳壳 12g，厚朴 10g，柴胡 15g，黄芩 10g，白芍 20g，红藤 30g，败酱草 30g，虎杖 30g，醋延胡索 10g，川楝子 6g，神曲 10g，山楂 10g，甘草 6g。水煎服。

服 1 剂疼痛大减，2 剂热退痛除，血常规及血淀粉酶均正常。[《柳吉忱医案》]

**按：**该案主以大承气汤，实乃《寿世保元》六一承气汤之施。方寓大小承气、调胃承气、三一承气、大柴胡、大陷胸诸汤，六方合一，故名。编者有《六一承气汤的临床应用》一文载入《柳少逸医论医话选》中。

### 2. 瓜蒂散证（宿食在上脘证）

**【原文】**宿食在上脘，当吐之，宜瓜蒂散。

**【释文】**宿食病泛泛欲吐，可用催吐法以因势利导。

**【方药】瓜蒂散方**

瓜蒂一分（熬黄）　赤小豆一分（煮）

上二味，杵为散，以香豉七合煮取汁，和散一钱匕，温服之，不吐者，少加之，以快吐为度而止。亡血及虚者，不可与之。

【按语】《金匮要略广注》云："瓜蒂、香豉味苦，赤小豆味酸，《内经》云酸苦涌泄为阴是也。"故二药乃酸苦合用，以成涌吐胸胃痰食之剂。

【验案】阙。

【原文】脉紧如转索无常者，有宿食也。

脉紧，头痛风寒，腹中有宿食不化也。

【释文】以上两条从脉象和症状对风寒和宿食进行鉴别。

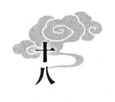

# 十八　肝着、脾约、肾着病

## （一）概说

《金匮要略·五脏风寒积聚病脉证并治》篇，主要论述五脏风寒、真脏脉象及三焦各部病证及脏腑积聚脉证。盖因五脏风寒部分脱简较多，而论述三焦各部的病证亦略而不详。该篇指出积是五脏所生，聚是六腑所成。因本篇尚论述了肝着、脾约、肾着三种具体病证的治疗，故本著着重从三病探讨其证候和方证。

## （二）证候与证治

### 1. 肝着病证候与证治

#### 旋覆花汤证（肝脏气血郁滞证）

【原文】肝著，其人常欲蹈其胸上，先未苦时，但欲饮热，旋覆花汤主之。

【释文】《金匮要略注解》云："肝着者，肝受湿而结着也。肝主胁，故其病从胁上支，是以欲蹈其胸上也。为其湿见抑，肝火内郁，故时欲饮热。"由此可见，肝着，是肝脏气血郁滞，着而不行所致，其证候是胸胁痞闷不舒，甚或胀痛，故喜人按摩其胸上。初起病在气分，得热饮则气机暂为通畅，故其胸满等候稍舒；及其即成，则经脉凝滞成瘀，虽饮热亦无益，故有旋覆花汤之施，以行气散结，活血通络之治。

【方药】旋覆花汤方

旋覆花三两　葱十四茎　新绛少许

上三味，以水三升，煮取一升，顿服之。

【按语】《金匮要略广注》云："肝主疏泄，着则气郁不伸，常欲人蹈其胸上，以舒其气。又以寒气固结于中，欲饮热以散其寒，旋覆花咸能软坚，且主下气，温能解散，可利心胸也。"旋覆花汤由旋覆花、葱管、新绛组成。旋覆花苦辛咸而性微温，咸能软坚，温能宣通，有下气消痰、化饮除痞之功；葱管功同葱白，辛散温通，能宣通上下，通表里，且具通达阳气而导气滞之效；新绛入肝经血分，具行血化瘀之治。故三药相伍，共成下气散结，活血通络之功，故适用于肝脏气血郁滞之肝着病。叶天士医案常用此方加当归、桃仁、泽兰、郁金等味，以治胸胁板着胀痛之疾。

新绛，《本经》未载，后世医家指绯帛，即或以茜草，或以红花，或以苏木染成之赤色丝织品。今多以茜草代之。

旋覆花汤，《金匮要略》以其行气散结，活血通络之功，而用于治疗肝脏气血郁滞之肝着证。临床证见胸胁痛，或胸胁苦满，用手按摩或捶击痛处则缓解，热饮则舒，舌质暗紫，脉弦涩。该方尚适用于现代医学之肋间神经痛，冠心病，产后腹痛等病而见气血郁滞证者。

**【验案】**

董某，女，51岁，工人，1984年3月20日就诊。

胸胁胀闷疼痛多年，苦闷不堪，常欲蹈其胸上，伴纳呆，恶心，按之稍缓，大便微干，闭经三年。舌淡红，苔薄白，脉弦细。B超示：胆囊收缩功能差。

证属肝失疏泄，气血郁滞而致肝着，治宜行气散结，活血通络，师旋覆花汤意加味调之。

处方：旋覆花12g，葱白10g，茜草12g，当归12g，桃仁10g，柏子仁15g，陈皮10g，川楝子6g，醋延胡索6g，炙甘草6g。水煎服。

服药4剂，疼痛减，纳食转佳，大便通畅，予上方去延胡索、川楝子续服。又服8剂，诸症豁然，病臻痊可。[《柳吉忱医案》]

**按：**此案乃吉忱公宗《金匮要略》之法，参叶天士《临证指南医案》之验而施之。方加川楝子、延胡索、陈皮以增其理气导滞，活血通络之效。二诊时疼痛减，因苦楝子性寒，于证不利，故去金铃子散，守方续服而病愈。

## 2. 脾约病证候与证治

### 麻子仁丸证（脾脏津液不足证）

**【原文】**趺阳脉浮而涩，浮则胃气强，涩则小便数，浮涩相搏，大便则坚，其脾为约，麻子仁丸主之。

**【释文】**本条从趺阳脉论述脾约病的证治。趺阳脉位于足阳明胃经之冲阳穴部，主候脾胃，今脉浮而涩，为阴脉，主脾之津液不足，示胃气强而脾阴弱，故见小便短数，大便干结之候，于是形成脾约证，其治予以麻子仁丸，以成泄热润燥，通便导滞之功。

【方药】麻子仁丸方

麻子仁二升　芍药半斤　枳实一斤　大黄一斤　厚朴一尺　杏仁一升

上六味，末之，炼蜜和丸梧子大，饮服十丸，日三，以知为度。

【按语】《金匮要略广注》云："趺阳，胃脉也。胃为水谷之海，浮为阳脉，故胃气强而能食。小便数，则津液亡，故脉涩，盖脾主为胃行津液，此以胃强脾弱，约束津液不得四布，但输膀胱致小便数而大便坚也，麻子仁丸，通肠润燥。"又云："大黄、厚朴、枳实，即小承气汤，苦以泄之也，麻仁润燥，杏仁利气，芍药敛津液而通壅塞，以但津液内亡，非同实热，故不用汤之峻，而用丸之缓也。"在日常临床中，多用于慢性便秘，大便干燥，而饮食正常者。

【验案】

高某，女，28岁。1974年7月6日初诊。

素体阳虚，喜食膏粱厚味，大便秘结多年，每日须服番泻叶饮导之，但近一个月来用之不效，延余诊治。证见大便干结，小便数而短小，时腹痛不适，心下痞硬，口干，口臭，面红。舌红苔黄，脉弦数。

证属肠胃积热，耗伤津液，腑气不通而致热秘，乃"其脾为约"使然。治宜益阴增液，润肠通便。方选麻子仁丸易汤加减。

处方：麻子仁20g，制白芍15g，当归10g，枳实10g，生大黄10g，厚朴10g，杏仁10g，郁李仁10g，桃仁10g，蜂蜜10g（冲）。水煎服。

服3剂后便通腹爽，续服5剂，诸症悉除，以上方减量续服10剂，服后欣然告云：每日大便正常，口干、口臭已愈，且体重减轻6kg，以药尚可减肥，要求续服。嘱服用中成药麻子仁丸。[《柳少逸医案选》]

按：麻子仁丸，乃《伤寒论》为脾约证而设。论中247条记云："趺阳脉浮而涩，浮则胃气强，涩则小便数，浮涩相搏，大便则硬，其脾为约，麻子仁丸主之。"而本篇之文与《伤寒论》同，唯《伤寒论》曰"大便则硬"而《金匮要略》谓"大便则坚"。趺阳脉，即足背动脉，足阳明胃经冲阳穴处，诊之可候胃气盛衰。脉浮则胃气强，涩主脾阴不足，为脾约，即脾之功能为燥热所约束，不能为胃行其津液，肠中燥结而致热秘，故以脾约丸作汤佐当归治之。方由小承气汤加麻子仁、芍药、杏仁而成。主以麻子仁润肠通便，杏仁降肺气，润肠通便，芍药养营和血，三药一则益阴增液，以润肠通便，使腑气通津液行；二则甘润，以减小承气汤攻伐之力。

### 3. 肾着病证候与证治

**甘姜苓术汤（肾着汤）证（肾受寒湿证）**

【原文】肾著之病，其人身体重，腰中冷，如坐水中，形如水状，反不渴，小便自利，饮食如故，病属下焦，身劳汗出，衣里冷湿，久久得之，腰以下冷痛，腹重如带五千钱，甘姜苓术汤主之。

【释文】肾受寒湿，着而不去，则为肾着。"身体重，腰中冷，如坐水中"，肢体稍见浮肿，都是寒湿着肾而阳气不行的证候。"反不渴"是上焦无热，"小便自利"，是下焦有寒。"饮食如故"，是胃安无病。故曰"病属下焦，身劳汗出，衣里冷湿，久久得之。"本证实际部位不在肾之本脏，而在肾之外府，以"腰以下冷痛，腹重如带五千钱"为特征。故而不用温肾之药，而用甘姜苓术汤以健脾利湿，温中散寒为治。

【方药】**甘草干姜茯苓白术汤方，又名肾着汤。**

甘草 白术<sub>各二两</sub>　干姜 茯苓<sub>各四两</sub>

甘草 白术各二两　干姜 茯苓各四两

上四味，以水五升，煮取三升，去滓，分温三服，腰中即温。

【按语】对此方之解，《金匮要略广注》云："甘草、白术补脾制水，茯苓、干姜渗湿祛寒。然《经》云：损其肾者，益其精，则宜用肾气丸之类，而今主此方者，以寒湿外着，故主温中渗湿之剂，此形劳与精伤者不同也。"

由此可见，《金匮要略》以该方健脾利湿，温中散寒之功，而用于寒湿着肾之外府之候。证见腰中冷痛困重，如坐水中，身体沉重，不渴，小便自利，纳可，舌淡苔薄或滑腻，脉沉等候。本方尚可用于现代医学之风湿性关节炎，妇人慢性盆腔炎，慢性附件炎，输卵管不通等病而具寒湿着肾证者。

【验案】

郝某，男，26岁，农民，1967年11月7日初诊。

主诉秋后初冬季节，在"窨子"弯腰或蹲着编席，因居地异常潮湿，加之身劳汗出，衣里冷湿，久则感以冷痛，身重，腰中冷，如坐水中，至腰痛腹重，还坚持劳动，在家人劝说下，方来院就医。其小便清长自利，饮食如故，大便时溏，舌淡，苔薄白，脉沉细。

证属寒湿流注经络，着于肾之外府而成肾着，治宜健脾渗湿，温中散湿，治宜加味肾着汤。

处方：炙甘草12g，炒白术12g，干姜20g，茯苓20g，五加皮15g，木瓜15g，水煎服。

服药 3 剂，患者欣然相告：诸症豁然，腰重冷痛若失，大便正常。续服 3 剂，病除痊可，嘱服木瓜丸以固疗效。[《柳吉忱医案》]

**按：**肾着汤健脾温中散寒，方中干姜温中阳，散寒湿；甘草与干姜相伍，乃成辛甘化阳行卫之治。白术健脾渗湿，茯苓淡渗而利湿，二药共成益气健脾之功。而加木瓜，以其酸温气香之性，而温通肌腠之湿滞，而适用湿痹、肾着之疾；五加皮辛甘而性温，并有芳香之气，既能外散风湿之邪，又能温补肝肾之阳气，故为祛风湿，疗痹痛，强筋骨，起痿弱之要药。此乃吉忱公运用肾着汤加木瓜、五加皮，名"加味肾着汤"立方之意也。

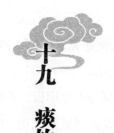

# 十九 痰饮病

## （一）概说

《金匮要略·痰饮咳嗽病脉证并治》篇，论述痰饮和咳嗽两病证。但重点是探讨痰饮的脉因证治。本篇所论之咳嗽是因痰饮所引发的，故不包括在咳嗽一疾中。

痰饮，病证名，简称饮，有广义和狭义之分。广义痰饮是体内水液运化输布失常，停积于人体某一部位的一类疾病。根据病因和症状，狭义痰饮为痰饮、悬饮、溢饮和支饮。痰饮是位于肠胃，悬饮位于胁下，溢饮位于体表，支饮位于胸膈。虽说成因有脾不散精者，有肺失通调者，有肾不摄水者，然主因是脾阳不运和肾阳不化，故其治，该篇有"病痰饮者，当以温药和之"。

## （二）证候与证治

### 1. 痰饮病证候

【原文】问曰：夫饮有四，何谓也？师曰：有痰饮，有悬饮，有溢饮，有支饮。

问曰：四饮何以为异？师曰：其人素盛今瘦，水走肠间，沥沥有声，谓之痰饮；饮后水流在胁下，咳唾引痛，谓之悬饮；饮水流行，归于四肢，当汗出而不汗出，身体疼重，谓之溢饮；咳逆倚息，气短不得卧，其形如肿，谓之支饮。

【释文】上述二条是表述痰饮的分类及如何分辨其主证，为全篇的提纲。痰饮是一个病名，其分类有四种，即痰饮（狭义的），悬饮，溢饮和支饮。

四饮如何分别？主要是要根据水饮停留的部位及各种不同的主证加以鉴别。狭义的痰饮，是水饮停留于肠胃部分，由于水饮的流动所以肠间沥沥有声。健康人运化正常，饮食入胃后，变化成精微物质，以充养全身，故形体丰盛；现在运化不及，饮食不能化为精微，以充全身，反而停留成痰饮，故致肌肉不得充养，而形体消瘦，是谓痰饮。若水停留在胁下，咳嗽牵引作痛，是为悬饮。水饮流于四肢肌肉皮肤处，近于体表，本可随汗而排泄，若不得汗，以致全身疼痛且沉重，称为溢饮。若水饮停于胸膈，阻碍肺气的宣肃，以致咳逆倚息，气喘不得卧；且肺合皮毛，气逆水亦逆，故兼见外形如肿，称为支饮。

《素问·经脉别论》云："饮入于胃，游溢精气，上输于脾，脾气散精，上归于肺，通调水逆，下输膀胱，水精四布，五经并行。"是人体水液正常运化的情况。若脾胃运化失常，必然致水化为饮。对此，《金匮要略心典》云："谷入而胃不能散其精，则化而为痰，水入而脾不能输其气，则凝而为饮。其平素饮食所化之精津，凝结不布，则为痰饮，痰饮者，痰积于中，而饮附于外也。素盛今瘦，知其精津尽为痰饮，故不复外充形体而反走肠间也。饮水流溢者，水多气逆，徐氏所谓水为气吸不下者是也。其流于胁下者，则为悬饮。其于四肢者，则为溢饮。悬者，悬于一处，溢者，溢于四旁，其偏结而上附心肺者，则为支饮。支饮者，如水之有脉，木之有支，附近于脏而不正中也。咳逆倚息不得卧者，上迫肺也。"

【原文】水在心，心下坚筑，短气，恶水，不欲饮。

水在肺，吐涎沫，欲饮水。

水在脾，少气身重。

水在肝，胁下支满，嚏而痛。

水在肾，心下悸。

【释文】水饮之害，不仅留在肠间、胁下、胸膈、肢体，尚能波及五脏。若水饮凌心，则心下痞坚而悸动；心阳被水饮所遏，则短气，恶水不欲饮。

若水饮侵肺，则肺气和水饮相激，水随气泛，故吐涎沫；气不化津，故欲饮水。

若水饮侵脾，则中气不足而少气，肌肉湿盛而身重。

若水饮侵肝，则肝络不和，因肝之络布胁下，故胁下支满，而嚏时牵引作痛。

若水饮犯肾，则肾失温化，气化失司，脐下蓄水冲逆而悸动。

【原文】夫心下有留饮，其人背寒，冷如掌大。

留饮者，胁下痛引缺盆，咳嗽则转甚。

胸中有留饮，其人短气而渴，四肢历节痛，脉沉者，有留饮。

膈上病痰，满喘咳吐，发则寒热，背痛腰疼，目泣自出，其人振振身瞤剧，必有伏饮。

【释文】大凡饮邪留积之处，阳气即被阻遏不能展布。故饮留心下，则见背部有一处寒冷，盖因俞穴是脏腑之气输注背部的腧穴，故多于心俞穴处，有寒冷之感，此乃胸阳不达之故。

若饮留胁下，则肝络不和，气机不利，所以胁下痛引缺盆；咳嗽震动则痛更甚。

若饮留胸中，则肺气宣发肃降之功失司，气不布津，所以短气而渴；饮留于四肢，痹着关节，阳气不通达，所以四肢历节痛，大凡脉沉者，是留饮的一个依据。

若膈上病痰饮者，肺失宣发，则气机不畅，必发胸满喘咳，呕吐痰涎之候。一旦气候变化或外感风寒，则新感引动伏饮，内外合邪，不仅胸满喘咳等证加剧，而且会恶寒发热，背痛腰疼，一身经脉不畅；饮发于内，寒束于表，阳气不得宣通，以致目泣自出，周身䀎动振颤，不能自主，此乃留饮内发之候。

【原文】夫病人饮水多，必暴喘满，凡食少饮多，水停心下，甚者则悸，微者短气。

脉双弦者寒也，皆大下后喜虚；脉偏弦者饮也。

肺饮不弦，但苦喘短气。

支饮亦喘而不能卧，加短气，其脉平也。

病痰饮者，当以温药和之。

【释文】前三条是论述痰饮的病因、证候和脉象。对此，《金匮要略广注》解云："心肺俱在膈上，水寒射肺，肺气上逆，故喘满短气。""水停心下，则水气凌心，致心火不安，则悸。""双弦者，两手脉俱弦，偏弦者，一手脉独弦也。弦为肝脉，由大下后脾气虚寒，木来乘土，故见双弦之脉，若未经大下，而有饮者，以脾虚不能运化精微而制水气，亦为肝木所侮，故犹见偏弦之脉，但不似双弦之甚耳。后云脉沉而弦者，悬饮内痛，此为悬饮可知矣。""弦为肝脉，故肺饮不弦，苦喘短气，肺邪迫塞也。""支饮病在肺，其本在肾，《经》云：不得卧，卧则喘者，水气之客也。夫水者，循经液而流也，肾者水脏，主津液，主卧与喘也。东垣云：不得卧，卧则喘者，水气逆行，乘于肺，肺得水而浮，使气不得流通也，脉平者，谓适得肺之本脉，如云脉饮不弦是也。弦即脉不平矣。""中气虚寒，不能腐熟水谷，运化稍微，故积为痰饮，温药和之，则痰饮自散，以脾胃喜温恶寒也。"

**2. 痰饮病证治**

**（1）苓桂术甘汤证（水饮停留证）**

【原文】心下有痰饮，胸胁支满，目眩，苓桂术甘汤主之。

【释义】心下即胃之所在，胃中有停饮，故见"胸胁支满"；饮阻于中，清阳不升，清窍失濡，故"目眩"。故治以苓桂术甘汤，以温阳化饮。

【方药】**茯苓桂枝白术甘草汤方**

茯苓四两　桂枝 白术各三两　甘草二两

上四味，以水六升，煮取三升，分温三服，小便则利。

【按语】此方之治，《金匮要略心典》解云："痰饮，阴邪也，为有形，以形碍虚则满，以阴冒阳则弦。苓桂术甘温中祛湿，治痰饮之良剂，是即所谓温药也。盖痰饮为结邪，温则易散，内属脾胃，温能运耳。"方中茯苓淡渗利水，桂枝辛温通阳，两药相合，共成温阳利水之效；白术健脾燥湿，甘草和中益气，二药合用，补脾土而制水，故本方为治痰饮之基础方剂。

【验案】

谢某，女，36岁。1974年10月27日就诊。

患者2周前以急性心包炎入内科治疗。经西药治疗诸症悉减，然心包积液未解，故请吉忱公诊之。患者自述仍心慌心悸，呼吸急促，胸胁支满，疲乏无力。查：舌下赤络紫暗，舌淡红，苔薄白，脉滑。

证属脾肾阳虚，气化失司，心肺气虚，水气凌心之证。立益脾肾，温心阳，达宗气之法。师苓桂术甘汤意。

处方：茯苓30g，桂枝15g，炒白术10g，炙甘草10g。水煎服。

服药15剂，心包积液诸候消失。[《柳吉忱诊籍纂论》]

**按**：《灵枢·五邪》篇云："邪在心，则病心痛。"《素问·痹论》云："脉痹不已，复感于邪，内舍于心。"综《黄帝内经》所述，吉忱公认为心包炎之病机为邪客于心之包络，故属中医"心痛""胸痹"范畴。此案为心包炎经西医治疗2周，心包积液未解，而以"心慌心悸，呼吸急促，胸胁支满"见证者，故公认为此案当从"痰饮"论治。宗《金匮要略》"心下有痰饮，胸胁支满"，及"短气有微饮，当从小便去之，苓桂术甘汤主之"。故其治法，当以"病痰饮者，以温药和之"。此案之证属清阳不升，浊阴不降，饮阻于中，而见诸候。故以苓桂术甘汤温阳蠲饮，健脾利水。方中茯苓淡味涌泄为阳，功于淡渗利水，桂枝辛温通阳，两药相须为用，以成温阳利水之功；白术健脾燥湿，甘草和中益气，两药相辅，以成补土制水之效。

此案实属疑难顽症，公以苓桂术甘汤，药仅四味而愈之，诸侍诊大夫皆奇之。公笑而语云："药不在多，贵得其宜。"复以清代徐大椿之论解之："古圣人之立方，不过四五味而止。其审药性，至精至当。其察病情，至真至确。方中所用之药，必准对其病，而无毫发之差，无一味泛用之药，且能以一药兼治数症，故其药味虽少，而无症不该。后世之人，果能审其人之病，与古方所治无少异，则全用古文治之，无不立效。"

【原文】夫短气有微饮，当从小便去之，苓桂术甘汤主之，方见上。肾气丸亦主之，方见妇人杂病中。

【释文】本条论述微饮的证治。微饮，是水饮轻微者，即"水停心下，微者短气"之证。虽属微饮，然仍属阳气不化，水饮内阻之证，"当从小便去之"，知其小便不利，故宜当施之苓桂术甘汤，治以温阳化气，通利小便。肾气丸乃温肾化水之药，故"亦主之"。

### （2）甘遂半夏汤证（水饮停留证）

【原文】病者脉伏，其人欲自利，利反快，虽利，心下续坚满，此为留饮，欲去故也。甘遂半夏汤主之。

【方药】甘遂半夏汤方

甘遂大者，三枚　　半夏十二枚（以水一升煮取半升，去滓）　　芍药五枚　　甘草如指大一枚（炙）

上四味，以水二升，煮取半升，去滓，以蜜半升，和药汁，煎取八合，顿服之。

按：古谓甘遂、大戟、芫花与甘草相反，现代临床研究三药亦有毒副作用，故为了顾护胃气，多以大枣和蜂蜜配伍使用。虽谓白蜜能缓解药毒，然家父吉忱公、蒙师牟永昌公均告之慎用。故案阙。

### （3）十枣汤证（悬饮证）

【原文】脉浮而细滑，伤饮。

脉弦数，有寒饮，冬夏难治。

脉沉而弦者，悬饮内痛。

病悬饮者，十枣汤主之。

【释文】"伤饮"，饮过多也。气资于饮，而饮多反伤气，故脉浮而细滑。"脉弦数，有寒饮"，是脉证不符之候。是寒热错杂之证，故云"难治"。悬饮是水流胁下，肝络不和，阴阳升降之气被阻，故见胸胁痛。"脉沉而弦者"，是饮气内聚也，饮内聚而与气相击之，故"内痛"。故有十枣汤破积逐水之施。

**【方药】十枣汤方**

芫花（熬）甘遂 大戟各等分

上三味，捣筛，以水一升五合，先煮肥大枣十枚，取八合，去滓，内药末，强人服一钱匕，羸人服半钱，平旦温服之，不下者，明日更加半钱，得快之后，糜粥自养。

**【按语】** 方中甘遂、芫花、大戟味苦峻下，直入水饮结聚之处而攻之；峻下之药，易损伤正气，故又佐以肥大枣十枚，以成安中而调合之药，使攻下而不伤正之伍也。对此方之解，《金匮要略广注》云："三物皆味苦，苦以泄之，能直达水饮窠囊之处，但恐峻利，泄人真元，故加大枣甘以缓之，且枣为脾果，补脾而制水。"

十枣汤方后云："肥大枣十枚。"此谓岂不蛇足乎？《金匮文解》云："字书曰：棘，小枣也。是棘枣同种，子之大者曰枣，小者曰棘。称大枣者，别于小枣之词也。"棘枣即酸枣也。

十枣汤，《金匮要略》以其破积逐水之功，而用悬饮证。其证见咳唾引胸胁痛，短气，咳逆气喘，不得平卧，心下痞硬而满，或干呕，苔薄白，脉沉弦等候。鉴于该方有利尿、泻下作用，故适用于现代医学之渗出性胸膜炎，渗出性腹膜炎，肝硬化腹水，肾小球肾炎水肿，心源性水肿等具十枣汤证者。

**【验案】**

柳某，男，48岁，寺口人。1961年11月20日初诊。

既往有慢性肝炎史，近1个月来腹大胀满如鼓，按之如囊裹水，青筋暴露，叩诊呈浊音，面色萎黄，小便少，大便溏，舌淡，苔白腻，脉缓。肝功能检查值均超出正常范围。

处方：甘遂、大戟、芫花各1.5g，研细末。先煮大枣10枚，于卯时（5～7时）冲服，每日1次。

11月22日：服药两天，腹水消退殆尽。为巩固疗效，以《外台秘要》之茯苓饮调之。

处方：茯苓15g，党参12g，炒白术10g，枳实6g，橘皮6g，生姜10g。水煎服。[《牟永昌诊籍纂论》]

**按：** 本案证属脾肾阳虚、水饮壅盛于里，而成鼓胀（肝硬化腹水），治宜攻逐水饮，故永昌公用十枣汤调治。

十枣汤源自医圣张仲景《伤寒杂病论》，在《伤寒论》中用治水饮停聚胸胁证，在《金匮要略》中用治悬饮证。其因均系水饮内停，结于胸胁，胸阳不宣，气机壅滞所致。本案乃脾肾阳虚，阳气不振，气化失司，水气不行，聚于腹部，故见腹大胀满，小便少，大便溏诸候。明代方隅《医林绳墨》云："肿当利水而实脾，胀宜清气而开郁，此治肿胀之大法也。"故首诊有十枣汤之用。方中甘遂善行经隧水湿，大戟善泄脏腑水湿，芫花善消胸胁伏饮，三药峻烈，各有专攻，合而用之，其逐水饮、除积聚、消中满之功甚著，经隧、脏腑、胸胁积水皆可攻逐。由于三药皆有毒，易伤人正气，故以大枣之甘，实脾脏，护胃气，并缓和诸药峻烈之性及毒性，使该方逐水邪而不伤正，此即实施"肿当利水而实脾"之法也。待其腹水消退，而有《外台秘要》茯苓饮之施。方中茯苓味甘淡而性平，甘则能补，淡则能渗，功于利水渗湿，凡脾虚湿困之痰饮、腹水、泄泻证均可用之，故任为主药。党参味甘性平，既能补气，又能生津，不燥不腻，善于补脾养胃，健运中气，俾饮邪不生；白术味甘苦性温，甘温补中，苦可燥湿，为补脾燥湿之要药。盖因脾为营卫气血生化之源，又主运化水湿，故党参、白术共为辅药，此乃"实脾"而"利水"之谓也。枳实苦寒，功于降气，专于散滞气，开郁积，除痞满，为脾胃气分药。与白术相伍，乃《金匮要略》之枳术汤，功于行气散结，健脾利水，乃医圣张仲景为脾弱气滞，失于输转，水气痞结于心下证而设方；生姜味辛微温，入肺、脾、胃经，本案之用，取其辛散之性，入脾胃温中祛湿，化饮宽中；陈皮味苦辛而性温，气芳香而入脾肺，功于健脾和胃，理气散郁，燥湿化浊。于是陈皮、枳实、生姜共为佐使药。《本草求真》谓陈皮"同补剂则补，同泻剂则泻，同升剂则升，同降剂则降，各随所配，而得其宜"。由此可见，陈皮同党参、白术则补脾益气，同茯苓则散水湿，同枳实则降气导滞，同生姜则散水气而化饮宽中。陈皮、枳实、生姜三药之用，乃《金匮要略》之橘枳姜汤，原为饮邪而致"胸中气塞，短气"而设方。永昌公认为：大凡水邪凌心，而见胸中气塞、短气者可用之，饮停心下，而见鼓胀、水肿者，亦可用之。本案虽腹水消除，鼓胀得解，然肝硬化之隐患未除，故永昌公用茯苓饮，集利水、实脾、清气、开郁四法于一方。《素问·四气调神大论》云："是故圣人不治已病治未病，不治已乱治未乱，此之谓也。"二诊之用茯苓饮，乃公"治未乱"之法也。

### （4）大青龙汤证（水饮溢于肌表兼郁热证）

### （5）小青龙汤证（表寒溢饮证）

【原文】病溢饮者，当发其汗，大青龙汤主之，小青龙汤亦主之。

【释文】本条论述了溢饮的证治，溢饮是水饮溢于肌表，当汗出而不汗出，饮邪停留，而见身体疼重等证，饮外溢于肌表，故治以汗解，此乃因势利导之意。若邪盛于表而兼郁热者，每见脉浮紧，发热恶寒，身痛，不汗出而喘，烦躁等证，故有大青龙汤发汗，兼清郁热；若表寒里寒俱盛者，则见恶寒发热，胸痞、干呕、咳喘等候，故有小青龙汤发汗兼温化里饮。

## 【方药】

### 大青龙汤方

麻黄六两（去节）　桂枝二两（去皮）　甘草二两（炙）　杏仁四十个（去皮尖）　生姜三两　大枣十二枚　石膏如鸡子大（碎）

上七味，以水九升，先煮麻黄，减二升，去上沫，内诸药，煮取三升，去滓，温服一升，取微以汗，汗多者温粉粉之。

### 小青龙汤方

麻黄三两（去节）　芍药三两　五味子半升　干姜三两　甘草三两（炙）　细辛三两　桂枝三两（去皮）　半夏半升（汤洗）

上八味，以水一斗，先煮麻黄，减二升，去上沫，内诸药，煮取三升，去滓，温服一升。

【按语】大青龙汤方由麻黄汤（麻黄、桂枝、杏仁、炙甘草）加石膏、生姜、大枣组成，或由麻黄汤合越婢汤（麻黄、石膏、生姜、大枣、甘草）而成。功在辛温解表，兼清里热。外感风寒，闭郁于表，故见诸表实证。邪实于表，热郁于里，则见烦躁不安。本方证与麻黄汤证相较，表寒证同，故寓麻黄汤，而里热烦躁兼证，佐之石膏以除烦热。因其倍用麻黄，故为发汗峻剂。此乃"风寒并重，闭热于经，故加石膏于发散药中是也"。此仲景辨证之心法也。《绛雪园古方选注》云："麻黄、桂枝、越婢互复成方，取名龙者，辛热之剂复以石膏，辛为辛凉，正如龙为阳体而变其用，则为阴雨也。""《内经》治远用奇方大剂，故称大青龙。"张秉成云："名青龙者，以龙为水族，大可兴云致雨，飞腾于宇宙之间；小则亦能治水驱邪，潜于波涛之中耳。"方有执云："夫龙一也，于其翻江倒海也而小言之；以兴云致雨也乃大言文。"此论形象地表述了大青龙汤的药理作用和方名之寓意。大青龙汤乃发汗峻剂，以其青龙当空，兴云致雨，烦热顿解，故名大青龙汤。

小青龙汤在《伤寒论》中乃为太阳伤寒兼水饮证而设方，法当辛温解表，兼涤化水饮。《金匮要略》用于咳逆倚息不得卧之溢饮表里俱寒证，其作用机制同也。故外散寒邪，内涤水饮，乃小青龙汤应用之法则也。对该方之组成，柯琴解云："此于桂枝汤去大枣之泥，加麻黄以开元府，细辛逐水气，半夏除呕，五味、干姜以除咳也。以干姜易生姜，生姜之气味不如干姜之猛烈，其大温足以逐心下之水，苦辛可以解五味之酸，且发表既有麻、细之直锐，更不籍生姜横散矣。"而《研经言》认为："古经方必有主药，无之者小青龙汤是也。""八味轻重同则不相统，故无主药。"此方原为麻桂合剂加减而成，辛温解表，涤化水饮，以其若青龙出水，推波助澜，故名"小青龙汤"。

小青龙汤证与大青龙汤证同属表里同病，而大青龙汤是热闭于里，表证颇多，以不汗出烦躁为辨证要点；小青龙汤是饮伏于里，寒邪犯肺，里证为重，以咳喘干呕为辨证要点。

现代研究表明，大青龙汤具抗过敏，抗炎，止咳，平喘等作用，故适用于现代医学之支气管肺炎，渗出性胸膜炎，不明原因性水肿，荨麻疹，风疹，皮肤过敏性丘疹等具大青龙汤证者。

小青龙汤具抗过敏，扩张血管，改善肾上腺皮质功能，解除支气管平滑肌痉挛，止咳平喘，祛痰等作用。故适用于急、慢性支气管炎，支气管哮喘，肺气肿，百日咳，肺心病，间质性肺炎，肾病综合征水肿，急性肾炎，结核性或渗出性胸膜炎，过敏性鼻炎，荨麻疹等疾病而具小青龙汤证者。

**【验案】**

**大青龙汤证案：**牟某，女33岁，古镇都人。1961年12月19日初诊。

素有哮喘史，每因外感辄发。1周前复发，至今未愈。证见咳喘气促，咳痰黏稠，身疼痛，发热，微恶寒，不汗出而烦躁，渴喜冷饮，面赤发热，舌红苔薄黄，脉浮紧。

处方：麻黄10g，桂枝6g，杏仁10g，石膏30g，桔梗10g，葶苈子10g，炙甘草6g，生姜3片，大枣4枚。水煎服。

服药3剂，诸症豁然，病去大半。续服3剂，症状消失，病臻痊可。[《牟永昌诊籍纂论》]

**按：**此案证属素有痰饮，复感风寒，毛窍闭塞，肺气不宣，内热壅肺而致喘证。治宜外解表邪，内清里热，佐以止咳平喘之法。故永昌公予以大青龙汤加味。大青龙汤由麻黄汤（麻黄、桂枝、杏仁、炙甘草）加石膏、姜、枣而成，或由麻黄汤合越婢汤（麻黄、石膏、甘草、生姜、大枣）而成。外感风寒，闭郁于表，故见诸表实证。邪实于表，热郁于里，则见烦躁不安之候。本案与麻黄汤证相较，表寒证同，故内寓麻黄汤，因其倍用麻黄，故为发汗峻剂。而里热烦躁兼证，故伍以石膏以除烦热。此乃风寒并重，闭热于经，故加石膏于发散药中。此仲景之辨证心法也。

因寒邪束肺，故方中有麻黄宣肺平喘；桂枝辛散温通，能振奋气血，透达营卫，

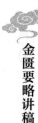

可外行于表，解肌腠之风寒，协麻黄主解风寒之外邪，尚可横走四肢，温通经脉而除寒滞，以解身痛之候；风寒束肺，肺有郁热，故重用石膏，以其辛甘大寒之性清热降火，除烦止渴，以解郁肺之里热；杏仁味苦辛而性温，入肺经气分，功专苦泄润降，兼能辛宣疏散，功于宣肺除痰，润燥下气，故为外邪侵袭，痰浊内蕴，以致肺气阻塞，奔迫上逆，而致痰多咳喘之用药；甘草调和药性，且与桂枝乃辛甘化阳之伍，名桂枝甘草汤，具行卫开腠之功；生姜、大枣具和营卫之效。诸药合用，以成大青龙汤之伍，以行大青龙汤之用。方加葶苈子以解痰饮壅滞之证，而除胸满咳喘气促之候。且葶苈子与大枣相伍，《金匮要略》名葶苈大枣泻肺汤，原为"肺痈，喘不得卧"而设方，本案为邪实气闭喘咳证，故而用之；桔梗苦辛性平，既升且降，善于开提肺气，宣胸快膈，祛痰止咳，可为诸药舟楫，故被誉为肺经气分药。桔梗与甘草相伍，名桔梗汤，《伤寒论》为治客热咽痛而设，《金匮要略》为治肺热壅肺成痈而设。本案用之，取其清热宣肺达郁之用。本案永昌公以大青龙汤伍桔梗汤、葶苈大枣泻肺汤之施，药仅6剂，而收卓功。此案之治，乃永昌公"以古方为规矩，合今病而变通"之验也。

**小青龙汤证案：**米某，女，49岁，栖霞县城关农民。1962年2月18日初诊。

既往有喘病史，雪后上山拾柴草，外感风寒，咳喘病遂发，归家当晚咳喘剧，不得平卧，咳痰清稀，胸闷心悸。现已病发三日，查舌淡，苔白腻，脉浮数而滑。X线胸透示：慢性支气管炎，肺气肿。

处方：麻黄10g，白芍10g，桂枝6g，制半夏10g，细辛3g，干姜3g，五味子6g，炙款冬花10g，炙百部10g，炙紫菀10g，葶苈子10g，炙甘草6g。水煎服。

2月25日：服药3剂，诸症悉减，续服3剂，咳喘消失。因素有痰饮顽疾，肺肾亏虚，故嘱服金匮肾气丸，作固本之治。[《牟永昌诊籍纂论》]

**按：**在《伤寒论》中，小青龙汤是张仲景为治太阳伤寒兼水饮证而设；在《金匮要略》中，医圣用其治疗溢饮及咳逆倚息不得卧。由此可知，该方是治寒饮咳喘证之方。本案患者为风寒束表，水饮内停而致咳喘病，故永昌公立解表蠲饮、止咳平喘之法，予小青龙汤加味调之。小青龙汤由麻黄、桂枝、芍药、五味子、干姜、细辛、半夏、炙甘草组成。药用葶苈子，以其祛痰平喘之功，协小青龙汤以解痰饮壅滞，胸满胀喘不得卧之候；炙百部甘润苦降，温而不燥，为治咳嗽之要药；紫菀辛苦微温，具润肺下气，化痰止咳之功；款冬花辛甘而温，具润肺止咳、消痰下气之效。三药合用，今名"紫菀百花汤"，以治肺气虚衰，寒咳喘息无热之候。小青龙汤合紫菀百花汤加味而用，余称"青龙百花汤"，药仅6剂，而喘平咳止。小青龙汤合《医学心悟》之止嗽散，余名"青龙止嗽汤"，不分寒热之候，亦咳喘病之常用效方。

### （6）木防己汤证（支饮迫肺证）

### （7）木防己去石膏加茯苓芒硝汤证（支饮水停气阻证）

【原文】膈间支饮，其人喘满，心下痞坚，面色黧黑，其脉沉紧，得之数十日，医吐下之不愈，木防己汤主之；虚者自愈，实者三日复发，复与不愈者，宜木防己汤去石膏加茯苓芒硝汤主之。

【释文】本条论述了支饮的证治。膈间有支饮，发为喘满，心下痞坚等候，是水停心下，上迫肺所致。寒饮留伏于里，结聚不散，故"其脉沉紧"。饮聚于里，营卫运行不利，肌肤失濡，络脉瘀阻，故见"而色黧黑"。发病数十日，经吐、下法仍不愈者，是谓支饮重证，而且病情虚实错杂，故宜用木防己汤，以补虚散饮为治。

若运用木防己汤仍痞坚结实者，是水停气阻，病情仍多反复，即文中"复与不愈者"，宜木防己汤去石膏加茯苓芒硝汤，以治饮邪固结不解之证。

【方药】

**木防己汤方**

木防己三两　石膏十二枚（鸡子大）　桂枝二两　人参四两

上四味，以水六升，煮取二升，分温再服。

**木防己去石膏加茯苓芒硝汤方**

木防己 桂枝各二两　芒硝三合　人参 茯苓各四两

上五味，以水六升，煮取二升，去滓，内芒硝，再微煎，分温再服，微利则愈。

【按语】木防己汤适用于支饮迫肺，致患者喘满心下痞坚之候。对此方之解，《金匮要略心典》记云："木防己、桂枝，一苦一辛，并能行水气而散结气，而痞坚之处，必有伏阳，吐下之余，定无完气，书不尽言，而意可会也。故又以石膏治热，人参益虚，于法可谓密矣。"

又云："其虚者外虽痞坚，而中无结聚，即水去气行而愈，其实者中实有物，气暂行而复聚，故三日复发也。魏氏曰：后方去石膏加芒硝者，以其既散复聚，则有定之物，留作包囊，故以坚投坚而不破者，即以夬投坚而即破也。加茯苓者，亦引下行之用耳。"此乃对木防己去石膏加茯苓芒硝汤之解也。

木防己汤，以补虚散饮为治，乃《金匮要略》为支饮迫肺证而设方。盖因膈间阳郁致热饮，故见胸闷而满，心烦，气喘，心下痞坚，面色黎黑，身疲乏力，舌红苔黄或腻，脉沉紧等候。

木防己去石膏加茯苓芒硝汤，以其通阳逐饮，益气利水之功，而用于支饮水停气阻证。以乃膈间阳郁水饮结聚之重证。临证多见胸满胸闷而痛，伴胸中滞塞不通，气喘，短气，身体倦怠乏力，心下坚满或疼痛，小便不利，面色黎黑，舌淡质胖，苔黄白相兼，脉沉弦。

二方均可用于现代医学之冠心病，病毒性心肌炎，心律不齐，肺气肿，支气管哮喘，肺心病，及胸腔积水等病。前者乃支饮迫肺证，后者为支饮水停气阻证，应用时当明辨之。

【验案】

邢某，男，51岁，1969年2月16日初诊。

往有肺心病史，近因外感风寒，服阿司匹林未愈，且病情加重，体温38.9℃，证见恶寒发热，胸闷喘息，不能平卧，而目及下肢浮肿，小便短小，面色暗紫，苔薄，脉弦细微数。

证属宿有支饮，复感风寒，为支饮迫肺，虚实夹杂之候，治宜寒热并调，补泻兼施而化支饮，师木防己汤意化裁。

处方：木防己12g，桂枝12g，红参10g，生石膏20g，丹参20g，车前子20g（布包），橘红10g，炙紫菀10g，葶苈子10g。水煎服。

4剂后，体温正常，胸闷、喘息悉减，已能平卧，浮肿已消，然大便干结，排便困难。予以原方去石膏加茯苓、芒硝调之，续服4剂，诸症悉除，二便调。予以红参6g，炙黄芪15g，赤灵芝6g，芦根20g，以续服而固效。[《柳吉忱医案》]

**按**：初诊因寒热夹杂，支饮迫肺，故有木防己汤之用，药后诸症豁然，体温正常，胸中蕴热已解，故去石膏，而成木防己去石膏加茯苓芒硝汤，见喘息止，二便调。而病臻痊可。方中芦根佐防己利大小便；石膏主心下逆气而消蕴热；桂枝温阳化气而通水道；加黄芪、赤灵芝，助人参大补元气而温中，正气旺则水饮得解也。于是蕴热得除，水饮迫肺之势大减。然二便之候稍缓，故二诊时去石膏加芒硝软坚而破大便秘结，入茯苓淡渗涌泄而通利小便，故支饮迫肺证悉除，二便自调。预后之方，吉忱公名"参芪益心煎"乃为心脏疾患稳定期之用方。

防己、木通有利尿化饮之功，故水肿、淋证多用之。木防己为防己科植物木防己和毛木防己的根，其化学成分为木防己碱等，具有镇痛、解热、抗炎、降压、松弛肌肉、抗心律失常、抑制血小板聚集、阻断交感神经节传递等作用。中医认为木防己有祛风除湿、通经活络、消肿解毒功效。被广泛应用于水肿、风湿痹痛、小便淋痛、闭经、跌打损伤、咽喉肿痛、疮痒湿毒等疾。若无木防己，可用防己代之。此类防己为防己科植物粉防己，又名汉防己。

又关木通、广防己，含马兜铃酸之由，可致肾毒害，今当慎用之。故而中医所用之防己有两类，一是马兜铃科植物广防己或称防己马兜铃，可致肾害；另一类是防己科植物防己（汉防己），无肾毒害，可广用之。编者曾撰文"木通防己在肾病中的应用"和"对关木通、广防己致肾毒害的认识"，二文收入《柳少逸医论医话选》。

### （8）泽泻汤证（浊阴上冒证）

**【原文】** 心下有支饮，其人苦冒眩，泽泻汤主之。

**【释义】** 水停心下，清阳不升，浊阴不降，致清窍失濡，浊阴上冒，而致头目昏眩，以泽泻汤补脾益气，利水除饮。

**【方药】** 泽泻汤方

泽泻五两　白术二两

上二味，以水二升，煮取一升，分温再服。

**【按语】** 尤在泾云："水饮之邪，上乘清阳之位，则为冒眩，冒者，昏冒而神不清，如有物冒蔽之也；眩者，目眩转而乍见玄黑也。泽泻泻水气，白术补土气以胜水也。"

泽泻汤，乃《金匮要略》以其补脾益气，利水除饮之功，而为脾虚饮逆眩冒证而设方。证见头目眩晕，或见恶心，呕吐，或胸闷短气，或纳食呆滞，四肢困重，舌淡质胖，苔滑，脉迟或紧等候。

泽泻汤加味，尚可用以治疗现代医学之梅尼埃病，慢性胃炎，肾小球肾炎，肾盂肾炎而具泽泻汤证者。

**【验案】**

孙某，男，57岁，干部，1967年4月21日初诊。

近一周来头目眩晕，动则尤甚，呕吐痰涎，口干不欲饮，形体肥胖，西医诊为梅尼埃病。查血压110/70mmHg，舌胖边有齿痕，苔白水滑，脉沉弦而细。

证属饮停心下，清阳不升，清窍失濡，浊阴上逆，清窍被蒙，而致头目冒眩。治宜健脾益气，蠲除痰饮，师泽泻汤意施治。

处方：泽泻30g，炒白术30g，石菖蒲15g。水煎服。

服药1剂，眩晕、呕吐辄止，续服2剂，病臻痊可。[《柳吉忱医案》]

**按：** 泽泻汤乃健脾益气、渗湿化饮之剂，而加石菖蒲，以其苦辛性温，芳香而散之性，而成去痰饮、醒神健脑之功。于是，三药合用，痰饮得以蠲除，清阳得升，

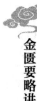

浊阴得降，而"苦冒眩"之候得解。

## （9）厚朴大黄汤证（支饮兼腹满证）

**【原文】**支饮胸满者，厚朴大黄汤主之。

**【释文】**本条是表述了支饮兼胸满的证治。"支饮胸满"是水气泛溢之候。对此，《金匮要略广注》云："支饮至于胸满，则水气愈泛溢矣。"用厚朴大黄汤行饮，然此节小承气汤也，以胸满非腹满，故不用大承气。胸满，《医宗金鉴》作"腹满"。对此，尤在泾《医宗金匮心典》认为："胸满疑作腹满，支饮多胸满，此何以独用下法？厚朴大黄与小承气同，设非腹中痛而闭者，未可以此轻试也。"

据"咳逆倚息，短气不得卧，其形如肿，谓之支饮"之律条，既谓"支饮"，必具"胸满"证当无疑，非误也。又据木防己汤证"膈间有支饮，其人喘满，心下痞坚"，可取支饮证既可有"胸满"，也可有"心下痞坚"，即腹满证。故有小承气汤除满（胸胁脘腹胀满）泻实之证。

**【方药】厚朴大黄汤方**

厚朴一尺　　大黄六两　　枳实四枚

上三味，以水五升，煮取二升，分温再服。

**【按语】**方中厚朴、枳实行气宽中，除满消胀，大黄荡涤胃肠，攻下泻实，以导支饮之邪从下引出。

厚朴大黄汤，乃《金匮要略》以其泻热行气，化饮涤实之功，而为支饮兼腹满证而设方。临证多见胸脘腹部胀满疼痛，短气不得卧，或咳，大便不通，舌红，苔黄而腻，脉弦数之候。大凡现代医学之渗出性胸膜炎，渗出性腹膜炎，急性支气管肺炎，急、慢性胃炎，肠梗阻，肠麻痹而具上述证候者，均可化裁用之。

**【验案】**

陈某，女，59岁，工人，1972年9月27日就诊。

往有胸膜粘连史，二日前因外感风寒，卫生室予银翘解毒丸，感冒症状缓解，然出现胸胁脘腹胀满，咳逆倚息，短气不得卧之候。不思饮食，恶心，口干，伴腹满便结，舌质微绛，苔黄，脉弦细。

证属饮邪上迫胸胁，热迫肠胃，而致胸胁脘腹胀满便结之证，治宜除满消胀，涤热通腑之剂，佐以理气导滞之味。师厚朴大黄汤加味。

处方：厚朴12g，大黄10g，枳实10g，川楝子6g，佛手10g，郁李仁10g，桃仁10g，杏仁10g。水煎服。

服药2剂，诸候悉减。续服2剂，二便通，胸胁脘腹胀满等候基本消失，守方

续服4剂，以固疗效。[《柳吉忱医案》]

**按：**此即支饮"胸满""咳逆倚息""心下坚满""腹满，口舌干燥"之候也，且成"胃家实"之候。故有厚朴大黄汤涤饮除满泻实之治。川楝子、佛手以理气导滞，佐厚朴、枳实以除痞满之证；肺与大肠相表里，桃仁、郁李仁、杏仁宣肺气，润肠通便，且防郁热成痈。吉忱公名方曰"厚朴大黄三仁汤"。于是诸药合用，则饮邪得解，肺气得畅，腑气得通，而病臻痊可。

### （10）葶苈大枣泻肺汤证（支饮阻于胸膈证）

**【原文】**支饮不得息，葶苈大枣泻肺汤主之。

**【释文】**支饮阻于胸膈，痰涎壅塞，肺气宣发不利，故见"不得息"之候，即胸闷喘咳，呼吸困难之证。故有葶苈大枣泻肺汤，泻肺气之闭以逐痰饮。

**【方药】葶苈大枣泻肺汤方**

葶苈（熬令色黄，捣丸如弹子大）　大枣十二枚

上先以水三升，煮枣，取二升，去枣，内葶苈，煮取一升，顿服。

**【按语】**此方尚见于"肺痈"篇，用治"肺痈，喘不得卧"之候。而本篇是"支饮不得息"之候，同理是泻肺气之闭而祛邪。方用葶苈入肺，通闭泻满，用大枣者，固护中焦之气，不使通泻而伤正气也。临床中多以二药为对药入方。

### （11）小半夏汤证（水饮留胃证）

**【原文】**呕家本渴，渴者为欲解，今反不渴，心下有支饮故也。小半夏汤主之。《千金》云：小半夏加茯苓汤。

**【释文】**本条从呕吐的渴与不渴，以测知饮邪的解与不解，并以心下支饮为治法。呕吐伤津，应当作渴。饮病呕吐亦作渴，是饮随呕去，故为病欲解；若吐后反不渴者，则水饮仍停留于胃，呕吐虽可排出部分水饮，而支饮并未消除，故不渴，故以小半夏汤和胃止呕，逐饮降逆。

**【方药】小半夏汤方**

半夏一升　生姜半斤

上二味，以水七升，煮取一升半，分温再服。

**【按语】**对此方之解，《金匮要略心典》云："半夏味辛性燥，辛可散结，燥能蠲饮，生姜制半夏之悍，且以散逆止呕也。"

小半夏汤，《金匮要略》以其和胃止呕，逐饮降逆之功，而用以治疗水饮留胃证。多证见呕吐频繁，吐物清稀，或为痰涎黏沫，呕后不能饮食，不渴，或微渴不

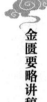

欲饮，苔白或腻，脉滑等候。

现代研究表明，本方尚可用于治疗急、慢性胃炎，幽门不全梗阻，幽门水肿及慢性支气管炎而具小半夏汤证者。

**【验案】**

《吴鞠通医案》载："张氏，支饮射肺，眩冒，小青龙去麻辛。复诊，渴为痰饮欲去，不寐为胃仍未和，故以枳实橘皮汤逐不尽之痰饮，以半夏汤和胃令得寐。三诊：服半夏汤既得寐矣，而反更咳，痰多，议桂枝干姜五味茯苓汤合葶苈大枣泻肺汤逐饮。四诊：先以葶苈大枣泻肺汤，行业已攻动之饮。令其速去，苦葶苈四钱，肥大枣五枚去核；服葶苈大枣汤后，即以半夏汤和胃；半夏一两，小枳实四钱，生姜五片，洋参二钱。（生姜二十块同捣，炒老黄色。）"

**呕吐案：**孙某，女，41岁，1962年9月11日就诊。

患呕吐恶心三月余，西医诊为神经性呕吐、慢性胃炎，予以维生素B6、胃舒平，似有好转。近日病情加重，而转由中医科医治。仍恶心，时吐清稀物，伴口干不欲饮，舌苔白腻，脉滑。

证属水饮滞胃之候，予以逐饮降逆，和胃止呕之法，师小半夏汤意化裁。

处方：制半夏10g，炒白术12g，枳壳6g，炒山药10g，生姜3片。每日1剂，水煎服。

1剂药后，呕吐立止，诸症悉除。[《牟永昌医案》]

## （12）己椒苈黄丸证（痰饮水走肠间证）

**【原文】**腹满，口舌干燥，此肠间有水气，己椒苈黄丸主之。

**【释文】**本条表述了痰饮水走肠间的证治，水走肠间，乃饮邪内结之证，故见腹满，水气不化，津不上承，故见口舌干燥。故有己椒苈黄丸分消水饮，导邪下行而愈病。

**【方药】防己椒目葶苈大黄丸方**

防己　椒目　葶苈（熬）　大黄各一两

上四味，末之，蜜丸如梧子大，先食饮服一丸，日三服，稍增，口中有津液，渴者加芒硝半两。

**【按语】**《金匮要略广注》云："《本草十剂》云：'泄可去闭，葶苈、大黄之属，二者皆大苦寒，一泻气闭，一泄血闭，水饮无所容矣。椒目温中下气，防己利水行经，为治水之要药。芒硝味辛咸，今人但取其咸，不用其辛，殊不知其辛润肾燥，故渴者加之。'故芒硝之用与木防己汤加芒硝同理，诚如尤在泾所云：'以坚投坚而不破者，即以软投坚而即破也。'"

己椒苈黄丸，以其清消水饮，导饮下行之治。《金匮要略》用以治痰饮水走肠间之证。临证多见腹满，口干舌燥，腹中有水声，口干渴引饮，大便干或溏，小便黄赤，或腹痛，舌红，苔黄而燥或略腻，脉弦或数之候。

现代研究表明，己椒苈黄丸可用以治疗肝硬化腹水，急、慢性胆囊炎。尚可用以治疗乳糜尿，慢性前列腺炎，慢性肾小球肾炎，心源性水肿等疾而具上述证候者。

【验案】

迟某，男，48岁，农民，1958年2月28日初诊。

因孟春，大队行农田基本建设，兴修水利，中午冒风露天餐食冷饮，随后出现胃脘痛，继而腹胀满如鼓，口干不欲饮，即由人扶归家中，下午病程日重，口舌干燥，食后肠鸣，沥沥有声，大便条状，难以解出，已有三天，遂经人介绍来诊。患者形体清瘦，面色萎黄，舌淡苔滑腻，脉弦缓。

证属饮邪内结，戕伐中阳，气化失司，形成痰饮，饮留肠间，故予椒苈黄丸，以成分清水饮，导邪下行之治。

处方：防己12g，椒目10g，大黄6g，葶苈子10g。水煎服。

服药1剂，矢气频作，大便通畅，继而腹胀悉减，未闻肠鸣声。续服3剂，诸症悉除，病臻痊可。[《柳吉忱医案》]

**按**：因此案之证因甚合经旨，故原方应用而收功，此即经方应用，有其证，施其方，用其药，均收卓功之谓也。

## （13）小半夏加茯苓汤证（停饮上逆呕吐证）

【原文】卒呕吐，心下痞，膈间有水，眩悸者，小半夏加茯苓汤主之。

【释文】本条表述了停饮上逆呕吐之证治，这里所讲的"膈间有水"，其实是水停于胃，亦即"心下有支饮"之谓。饮停于胃，则胃失和降，反而上逆，故有"卒呕吐"，水饮停积，故"心下痞"。清阳不升，清窍失濡，故头目昏眩。水上凌心，故"悸"。故有小半夏加茯苓汤以和胃止呕吐，引水下行之治。

【方药】**小半夏加茯苓汤方**

半夏一升　生姜半斤　茯苓三两（一法四两）

上三味，以水七升，煮取一升五合，分温再服。

【按语】本条之证与小半夏汤证之证相类似，因有目眩、心悸证，而加茯苓一味。对此方之解，《金匮要略广注》云："水停心下成痞，水逆于上则在膈间，故令卒然呕吐，浊阴乱清阳，而汩没其神明，则眩悸。半夏、生姜止呕，加茯苓以行饮。"

小半夏加茯苓汤，乃《金匮要略》为停饮上逆呕吐证而设方。是由小半夏汤加茯苓而成，故二方之主治略同。唯小半夏汤以主治水饮留胃证，证以呕后不渴为特点；而小半夏加茯苓汤是以呕后反渴，且胃中有水声为其特点，故有茯苓利水渗湿，以伐胃中支饮。

【验案】

宫某，女，49岁，1973年11月8日初诊。

头沉重时胀痛，目眩，胸闷脘痞，恶心欲吐，惊悸，心烦易乱，喉中痰鸣，咳痰白稠，纳食欠佳，舌淡薄白苔，脉滑微细。

证属饮停于胃，致心下痞满之证，治宜和胃降逆化饮，师小半夏加茯苓汤意施之。

处方：制半夏10g，生姜10g，茯苓20g，陈皮10g，炒白术10g，石菖蒲10g，炒莱菔子10g。水煎服。

服药4剂恶心欲吐，心下痞满等候豁然，续服4剂，病臻痊可。予以调方，作预后之治：陈皮10g，制半夏10g，茯苓20g，枳壳6g，炒白术12g，炙甘草6g，生姜3片，大枣4枚。水煎服。[《柳吉忱医案》]

**按**：本案主以小半夏加茯苓汤以和胃降逆止呕。入陈皮以成二陈汤化痰之治；复诊入枳壳伍白术，乃枳术汤，以成健脾消痞之治；炒莱菔子降逆消积。

## （14）五苓散证（下焦水逆证）

【原文】假令瘦人，脐下有悸，吐涎沫而癫眩，此水也，五苓散主之。

【释文】"瘦人"即病之后，身体瘦弱。"癫眩"即头目眩晕。本条表述了下焦水逆的证治，大凡痰饮积于下焦，本可小便而解，但因肾气虚，膀胱气化失司，水无去路，反逆而上行，以变生诸候。水动于下，则"脐下有悸"，水泛于上，则"吐涎沫而癫眩"，治宜五苓散以化气利水。

【方药】**五苓散方**

泽泻一两一分  猪苓三分（去皮）  茯苓三分  白术三分  桂枝二分（去皮）

上五味，为末，白饮服方寸匕，日三服，多饮暖水，汗出愈。

【按语】五苓散在《伤寒论》中乃为蓄水证而设方，《金匮要略》用治瘦人脐下有悸，吐涎沫之证，其理同，均以化气利水为治。方中以桂枝通阳化气，白术健脾燥湿，二苓、泽泻导水下行。方用药五味，主以茯苓，共为散剂而得名。成无己尚云："苓，令也，号令之会矣，通行津液，克伐肾邪，专为号令者。""五苓之中，茯苓为主，故名五苓散。"五苓散化气利水，俾气化有司，则"脐下有悸，吐涎沫癫眩"诸候得除。

五苓散，重在渗湿利水，兼有健脾化气之功，故为水湿内停之水肿，小便不利证之治方。它如水湿下注之泄泻，用此方以达分清别浊之功，而湿去泻止；痰饮，脐下悸者，以此方渗湿利水，则饮去而悸止。

现代研究表明，五苓散具有利尿，抗脂肪肝，保肝，抑菌，抗胃溃疡作用，故临床化裁可用于泌尿系统之肾小球肾炎，肾盂肾炎，膀胱炎；消化系统之急性胃肠炎，慢性肝炎等；呼吸系统之肺水肿，百日咳等；神经系统之梅尼埃病，精神抑郁症等；妇科之经前紧张综合征，经行浮肿，慢性盆腔炎等；儿科之小儿吐乳症，消化不良，遗尿等；皮肤科之带状疱疹，荨麻疹等；五官科之青光眼，过敏性鼻炎等而具五苓散证者。

【验案】

**肾积水案：**王某，男，49岁，教师，1987年5月23日初诊。

右侧腰部呈持续性坠胀痛，痛引小腹，伴小便短赤，纳食不佳，苦冒眩，神疲力乏。尿常规示白细胞少许，B超示右肾积水，输尿管下段结石（0.5cm×0.9cm），舌淡薄白苔，脉沉细微弦。

证属肾气不足，气化无力，尿浊沉积成石，治宜通阳利水，兼以消瘀化石，予五苓散合当归芍药散调之。并嘱用尿盆，观察尿液。

处方：茯苓20g，桂枝15g，猪苓10g，泽泻20g，炒白术15g，当归15g，赤芍12g，川芎10g，郁金10g，海金砂10g，石苇10g，甘草梢3g。水煎服。

服药4剂，腹痛息，小便正常。第三日尿一阵急迫涩痛，发现如小麦粒砂石一块，复查B超，示已无结石与肾积水。予以石苇6g，瞿麦6g，栀子6g，代茶饮。

[《柳吉忱医案》]

**按：**尿路结石的病机为气化失司，使尿液浊结成石。故主以五苓散化气通脉，渗湿利尿，尿路结石多伴有血尿，泌尿液赤红者，当用活血通络之当归剂，故本案施以五苓散合当归芍药散而收功。

**遗尿案：**盖某，男，8岁，1970年4月12日就诊。

自幼时每晚遗尿，口渴喜饮，精神不振，面色不荣，纳食不佳，舌淡少津，脉沉细，指纹风关暗青入掌。

证属肾气虚，气化失司而致遗尿。治宜温阳化气，固泉缩尿之剂，师五苓散合缩泉丸意施之。

处方：茯苓20g，桂枝10g，肉桂3g，猪苓10g，泽泻12g，炒白术12g，益智仁10g，乌药6g，炒山药12g。水煎饮。

服药当日半夜其母见辗转，即叫醒小便，其后未见夜间遗尿，续治二周，病愈。嘱家人给其子每日炙气海，太溪，昆仑三穴，以固疗效。[《柳吉忱医案》]

**按**：此案主以五苓散化气通脉，辅以肉桂，以增温补肾阳之效；合缩泉丸乃补肾固精，缩小便之治。施炙法，亦补肾元之治，以防复发。

## 附方：

《**外合**》**茯苓饮**：治心胸中有停痰宿水，自吐出水后，心胸间虚，气满不能食，消痰气，令能食。

茯苓 人参 白术<sub>各三两</sub>　枳实<sub>二两</sub>　橘皮<sub>二两半</sub>　生姜<sub>四两</sub>

上六味，以水六升，煮取一升八合，分温三服，如人行八九里进之。

注：附方不释。

【原文】咳家，其脉弦，为有水，十枣汤主之。方见上。

【释文】咳家，是指痰饮作咳嗽的病人。对痰饮咳嗽，《金匮要略广注》解云："此脉弦为悬饮也。水寒射肺，故咳。"药用芫花、甘遂、大戟味苦峻下，以攻水饮结聚；峻下之药，易伤人正气，故佐以大枣，以成甘缓安中之用，使攻下不伤正，乃寓攻于补之伍。

十枣汤，方由大枣、芫花、甘遂、大戟组成，乃治"病溢饮"之方。由于水饮射肝，发为咳嗽者，首先必先见弦脉，示水饮已成内结，故有十枣汤攻积逐水。

【原文】夫有支饮家，咳烦，胸中痛者，不卒死，至一百日或一岁，宜十枣汤。方见上。

【释文】水饮停积，因咳嗽而并发"咳烦，胸中痛者"，这是饮邪上凌于心，阻碍气道，心肺俱病，阳气不通，是病情恶化。如不发生剧变，成为慢性咳嗽，则延至百日或一年，正气尚未虚者，仍当去其水饮，咳嗽方可痊愈，治疗方法，仍当用十枣汤。

【原文】久咳数岁，其脉弱者可治，实大数者死，其脉虚者必苦冒，其人本有支饮在胸中故也，治属饮家。

【释文】本条表述了痰饮咳嗽的脉证和预后。"久咳数岁"，意谓患咳嗽多年。其脉弱与其证相符，故为"可治"。若见"实大而数"，是邪盛正虚之证，故预后不良。因见"脉虚者"，说明正气虚，而邪亦衰，然饮邪仍在，故患者"必苦冒"，即见头目昏眩之候。因支饮停留，故曰："支饮在胸中故也。"仍当以痰饮治之。

【原文】咳逆倚息不得卧，小青龙汤主之。方见上。

【释义】"咳逆倚息不得卧"，是支饮的证候，但这里以咳嗽为主证，多由外感所引发，发则必内外合邪。故有小青龙汤外解寒邪，内除水饮。对此，李彣注云："咳逆倚息不得卧，支饮也，小青龙汤长于行饮，故主之。"小青龙汤，方由麻黄、芍药、五味子、干姜、甘草、细辛、桂枝、半夏组成。

### （15）桂苓五味甘草汤证（支饮上虚下实证）

【原文】青龙汤下已，多唾口燥，寸脉沉，尺脉微，手足厥逆，气从小腹上冲胸咽，手足痹，其面翕热如醉状，因复下流阴股，小便难，时复冒者，与茯苓桂枝五味甘草汤，治其气冲。

【按语】本条是表述了体虚服用小青龙汤以后的变化。

"咳逆倚息不得卧"证，服小青龙汤后，痰唾多而口干燥者，是寒饮将去之候，同前条"呕家渴者为欲解"同理。但由于其人下焦真阳素虚，支饮上盛，是一种下虚上实之证，所以寸脉见沉，尺脉微弱，而且四肢厥逆。虽谓寒饮结于上焦，然不能仅用温散之药，因温散易伤人阳气，影响冲脉，滋生变端，必兼顾下焦，始虚实两全之治。服小青龙汤后，寒饮得以暂解，但真阳之气亦随之上越，挟冲气上逆，出现各种变证，如"气从小腹上冲胸咽，手足痹，其面翕热如醉状"。由于冲脉为病是时发时平，所以冲气有时又还于下焦，但冲逆则一身之气皆逆，所以"复下流股阴"则下见"小便难"，上则"时复冒"。当此之时，当急予敛气平冲，故有桂苓五味甘草汤之施。

【方药】桂苓五味甘草汤方

茯苓四两　桂枝四两（去皮）　甘草三两（炙）　五味子半升

上四味，以水八升，煮取三升，去滓，分温三服。

【按语】桂苓五味甘草汤中，桂枝甘草汤辛甘化阳，以平冲气；伍之茯苓淡渗之品，能引逆气下行；又有五味子收敛耗散之气，使虚阳不致上逆。对此方，《金匮要略心典》解云："茯苓、桂枝能抑冲气使之下行，然逆气非敛不降，故以五味子酸敛其气，土敦则阴火自伏，故以甘草之甘补其中也。"

桂苓五味甘草汤，乃《金匮要略》为支饮上虚下实证而设方。该方以其温肺化饮，平冲下气之功而愈病。因病机为寒饮郁肺气冲之证，故证见多唾口燥，手足逆冷，自觉气从少腹上冲至胸咽，眩晕，面翕热如醉状，小便不利，寸脉沉，尺脉微

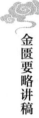

等候。

现代研究表明，桂苓五味甘草汤尚可用于治疗肺不张，肺气肿，肺心病，过敏性哮喘而具有上述证候者。

**【验案】**

于某，女，43 岁，1972 年 2 月 27 日就诊。

往有气管炎史，每于孟春发作，咳嗽，胸闷，气短，眩晕，心下悸，喘时自觉气从小腹上冲至胸咽，心下痞满，胃中有振水声，食少便溏。X 线诊断：慢性支气管炎合并肺气肿。舌淡边有齿痕，薄白苔，脉滑而细。

证属素有支饮，气机逆乱，冲气上逆之证，治宜温阳化饮，敛气降冲，止咳平喘，师桂苓五味甘草汤意调治之。

处方：茯苓 30g，桂枝 12g，五味子 12g，炙紫菀 12g，炙甘草 10g。

服药 12 剂，咳逆上气，胸闷，心下痞满，眩晕悉除，冲气上逆之候自已。[《柳吉忱医案》]

**按：**予以苓桂五味甘草汤以成温阳化饮，敛气降冲，止咳平喘，则支饮上虚下实之证得解。加紫菀一味，以其温而不热，质润而不燥，辛散苦泄，入肺经气分，兼入血分，以开泄肺郁，降逆止冲，止咳平喘。此即以苓桂五味甘草汤化饮，紫菀止咳平喘之治。若紫菀之力不足，吉忱公每有紫菀、百部、款冬花同用，名"紫菀百花汤"，每收卓效。

### （16）苓甘五味姜辛汤证（寒饮伏肺证）

**【原文】**冲气即低，而反更咳，胸满者，用桂苓五味甘草汤去桂加干姜、细辛，以治其咳满。

**【释文】**前证服桂苓五味甘草汤后，冲气即见下降，但咳嗽胸满之证又复发，这是冲逆虽平，而支饮又作，故当除饮治咳，而有苓甘五味姜辛汤之施。

**【方药】苓甘五味姜辛汤方**

茯苓四两 甘草 干姜 细辛各三两 五味半升

上五味，以水八升，煮取三升，去滓，温服半升，日三服。

**【按语】**因服桂苓五味甘草汤后，冲逆之气已平，而肺中伏匿之寒饮续出，故不须桂枝，但咳嗽痞满又加，故用干姜、细辛以散寒泄满，合五味子以蠲饮止咳。现代应用同桂苓五味甘草汤。

**【验案】**

徐某，男，52 岁，农民，1952 年新年后三日就诊。

患者往有慢性气管炎史，咳嗽，胸闷，倚息不得卧，心下痞满，纳呆，口干不欲饮，自汗出不得寐，舌淡红薄白苔，脉弦缓。

证属寒饮迫肺而致咳嗽，治宜蠲饮止咳，师苓甘五味姜辛汤意化裁。

处方：茯苓30g，五味子15g，干姜10g，细辛3g，厚朴10g，炙甘草10g。水煎服。

服药4剂，诸候豁然，然仍轻微咳嗽，恶心，加炙紫菀10g，姜半夏10g，增其宣肺止咳之效，续服4剂而病愈。[《柳吉忱诊籍纂论》]

**按**：寒饮伏肺，先予苓甘五味姜辛汤，佐理气除满之厚朴，则饮邪之患得以缓解近愈，然咳满仍作，故加炙紫菀，开泄肺郁，润燥以解姜辛之热，姜半夏止咳化痰降逆，故续服而病愈。

### （17）桂苓五味甘草去桂加干姜细辛半夏汤证（邪饮上逆证）

【原文】咳满即止，而更复渴，冲气复发者，以细辛、干姜为热药也；服之当遂渴，而渴反止者，为支饮也；支饮者，法当冒，冒者必呕，呕者，复内半夏，以去其水。

【释文】寒饮伏肺，服苓甘五味姜辛汤后咳满即止者，是干姜、细辛功效已显，病情缓解。但服药后见口渴，冲气复发者，是因姜、辛温热化燥，动其冲气所致，故当酌用桂苓五味甘草汤以治之。另一变化是口渴反止。如其为热药之变，当口渴不止，今反止者，是饮邪内盛，水气有余，这种冲气，乃饮邪上逆，而非下焦冲气。冲气与支饮，均有上逆冒眩之变，如何鉴别？前者是气冲而不呕，后者是上逆必见呕吐。现服热药而不渴，反上逆呕吐，是前药未能控制住发作之势，故用原方加半夏以去水止呕。

【方药】**桂苓五味甘草去桂加干姜细辛半夏汤方**

茯苓四两　甘草　细辛　干姜各二两　　五味子　半夏各半升

上六味，以水八升，煮取三升，去滓，温服半升，日三服。

【按语】此方实乃苓甘五味姜辛汤加半夏而成，故功效主治与上方同。即寒饮伏肺，冲气上逆见呕吐证者。

【验案】略。可阅徐某苓甘五味姜辛汤案复诊之治。

### （18）苓甘五味加姜辛半夏杏仁汤证（支饮表邪未消证）

【原文】水去呕止，其人形肿者，加杏仁主之；其证应内麻黄，以其人遂痹，故不内之。若逆而内之者，必厥。所以然者，以其人血虚，麻黄发其阳故也。

【释文】服用苓甘五味姜辛半夏汤后，而水去呕止，是里气转和，但表气未宣，故其人尚见形肿，故可于该方中加杏仁一味，可继续廓消余邪，兼以宣利肺气。气化则饮消，形肿亦可随减。从形肿一证而论，本可应用麻黄剂发汗消肿，但其人"遂痹"乃虚证，故不能用。若用之，耗散其阳，必有厥逆之变。

【方药】苓甘五味加姜辛半夏杏仁汤方

茯苓四两　甘草三两　五味半升　干姜三两　细辛三两　半夏半升　杏仁半升（去皮尖）

上七味，以水一斗，煮取三升，去滓，温服半升，日三服。

【按语】此方实乃上方苓甘五味姜辛半夏汤加杏仁一味而成，简称苓甘五味姜辛半杏汤，故功效主治上述三方基本相同。

【验案】衣某，男，62岁，农民。1953年11月21日初诊。

往有咳喘史，近感冒风寒，而咳喘复发。咳嗽，口干不欲饮，胸胁胀，心下痞，恶心，倚息不得卧，形肿，舌淡薄白苔，脉弦缓。先予小青龙汤加茯苓，服药2剂，诸候悉减，然形体浮肿未除，遂予苓甘五味加姜辛半夏杏仁汤，以温阳化饮，宣利肺气，廓清余邪。

处方：茯苓30g，炙甘草10g，五味子12g，干姜10g，细辛6g，姜半夏10g，杏仁10g。水煎服。

服药2剂，患者欣然相告：喘咳，心下痞，口干不欲饮，恶心，形体浮肿诸候悉除。予守方跟进2剂，以求全。［《柳吉忱医案》］

**按**：该案先予小青龙汤加味，乃"其证应内麻黄"之由。若兼见饮邪挟热证者，吉忱公有小青龙汤合止嗽散之治，公名"青龙止嗽汤"方。

### （19）苓甘五味加姜辛半杏大黄汤证（胃热上冲，饮邪挟热证）

【原文】若面热如醉，此为胃热上冲熏其面，加大黄以利之。

【释文】"若"，即苓甘五味姜辛半杏汤证悉俱，又兼面热如醉之候。"此为胃热上冲熏其面"，一句意谓双关，一是解释面热一证，是因胃热上冲，即水饮挟热之证；另是属浮阳上越之候，故证属胃热上冲，饮邪挟热者，故于温化蠲饮方中，加大黄一味，以成苦寒泄热之用。

【方药】苓甘五味加姜辛半杏大黄汤方

茯苓四两　甘草三两　五味半斤　干姜三两　细辛三两　半夏半升　杏仁半升　大黄三两

上八味，以水一斗，煮取三升，去滓，温服半升，日三服。

【按语】苓甘五味加姜辛半夏杏仁大黄汤，乃前条之苓甘五味姜辛半杏汤，用以温阳化饮，加大黄苦寒泄热而成。

**【验案】**《橘窗书影》载："某之母，年五十余，曾下血过多，已后面色青惨，唇色淡白，四肢浮肿，胸中动悸，短气不能行走步，时下血，余与六君子汤，加香附、厚朴、木香，下血止，水气亦减，然血泽不能复常。秋冬之交，咳嗽胸满甚，遍身肿，倚息不能卧，一医以为水肿，与利水之剂无效，余诊之曰：恐有支饮，先制其饮，则咳嗽浮肿，自得其道；因与苓甘姜味辛夏仁黄汤加葶苈，服之二三日，咳嗽胸满减，浮肿忽消散，余持此案治水肿数人，故记以示后学。"[《金匮今释》]

**按：**以上自小青龙汤至苓甘五味加姜辛半杏大黄汤六条，等于一份痰饮咳嗽的病案篇，记述了服小青龙汤以后的各种变化。临床应用中，药随证转，立法组方，具体验示了辨证施治的原则性与灵活性。表述了上虚下实之痰饮咳嗽，不同于一般的痰饮病情，而痰饮又有虚寒与挟热的不同，因此，其中饮逆与冲气的鉴别，载阳与胃热的互勘，虚实标本，错综复杂，必须细辨别之，灵活处理。

**【原文】**先渴后呕，为水停心下，此属饮家，小半夏加茯苓汤主之。方见上。

**【释文】**本条表述了停水作呕的证治。"先渴后呕"，仍"水停心下"之由，仍属水饮范畴，故有小半夏加茯苓汤（半夏、生姜、茯苓）之施。方见"停饮上逆呕吐证"小半夏加茯苓汤之解。

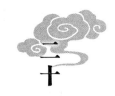

二十 消渴、小便不利、淋病

## （一）概说

消渴，病证名。在《内经》中又称"消瘅""鬲消""肺消""消中"。多因久食肥甘，积热耗阴而致。证见口干渴，多饮，多尿，少气乏力，形体消瘦，或尿有甜味等候。首见于《黄帝内经》，且多有论述，如《素问·奇病论》云："甘者令人中满，故其气上溢，转为消渴。"《素问·气厥论》云："心移热于肺，作为鬲消。""心移于肺，肺消，肺清者饮一溲二，死不治。"《素问·脉要精微论》云："瘅成为消中。"《灵枢·邪气藏形》篇云："谓心脉，肺脉，肝脉，脾脉，肾脉""微小为消瘅。"《灵枢·本藏》篇谓"肺脆则苦病消瘅易伤"；肝、脾、肾"脆则善病消瘅易伤"；"心脆则消瘅热中"。《素问·通评虚实论》云："帝曰：消瘅虚实何如？岐伯曰：脉实大，病久可治；脉悬小坚，病久不可治。"大凡消渴一病，从证候及其病理机制而论，可分为上、中、下消，因此习称"三消"，此即《内经》"心移热于肺，传为鬲消"（上消），"瘅成为消中"（中消），"肾热病苦渴，数饮身热"（下消）。《金匮要略·消渴小便不利淋病脉证并治》篇，对消渴的病因病机，提出了从胃热、胃虚、肺胃津伤三证进行论治，于是有了肾气丸补肾温阳，司气化而主治下消；白虎加人参汤清热生津，而主治上消；其他有论无方，可参阅后世之治验。

鉴于消渴、小便不利、淋病三种疾病，除消渴的治疗有其特殊性外，小便不利、淋病与消渴均为气化失司，而致小便异常，故仲景合为一篇论之。本篇所论及三病，因脱简之因，有些是有论无方或有方无论，且小便不利、淋病又论述过简，所以均以方证而论述之。

191

## （二）证候与证治

### 1. 消渴、小便不利、淋病证候

【原文】厥阴之为病，消渴，气上冲心，心中疼热，饥而不欲食，食即吐，下之不肯止。

【释文】本条尚见于《伤寒论》厥阴篇。消渴一证，是厥阴病热胜时的一个证候。与杂病中的消渴病是两回事，不可混为一谈，故不解之。

【原文】寸口脉浮而迟，浮即为虚，迟即为劳，虚则卫气不足，劳则荣气竭。趺阳脉浮而数，浮即为气，数即消谷而大坚；气盛则溲数，溲数即坚，坚数相搏，即为消渴。

【释文】本条论述了消渴的病机，引起消渴的病因很多，这里仅从营卫虚竭和胃气热盛两个方面探讨它的病理机制。

寸口脉候心肺，心主血属营，肺主气属卫。今浮迟脉并见，浮为阳虚气浮，卫气不足之象，迟为血脉不充，营气虚少之候。大凡消渴属虚劳一类的疾病。

趺阳脉候胃，今脉浮而数，则为胃热盛之脉。热能杀谷，又能耗津，故消谷而大便坚硬。气有余便是火，水为火迫，故小便频数。小便数，则津液偏渗，肠道失濡，大便坚硬，胃热便坚，气盛溲数，故病为消渴。此消渴，后世称中消。趺阳脉位于足阳明胃经冲阳所部。

### 2. 消渴、小便不利、淋病证治

#### （1）肾气丸证（肾虚气化失司证）

【原文】男子消渴，小便反多，以饮一斗，小便一斗，肾气丸主之。

【释文】本条论述了下消的证治。

消渴小便反多，是肾虚阳气衰微，既不能蒸腾津液以上调，又不能化气以摄水，所以饮一斗，亦小便一斗，是乃下焦之候。治宜补肾元，温其阳，恢复其蒸津化气之功，而消渴自解，故有肾气丸之施。下消之病，不仅见男子，女人亦有之，故不可拘泥于"男子"。

【方药】肾气丸方

干地黄八两　山药　山茱萸各四两　泽泻 丹皮 茯苓各三两　桂枝 附子（炮）各一两

上八味，末之，炼蜜和丸梧子大，酒下十五丸，加至二十丸，日再服。

【按语】肾气丸在《金匮要略》中，多种疾病用之，故又名"金匮肾气丸"，其

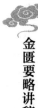

理均出一辙。本方为治肾阳亏虚，命门之火不足之证。方中干地黄滋补肾阴，山茱萸、山药滋补肝脾，辅助干地黄滋补肾中之阴；并以少量桂枝、附子温补肾中之阳，意在微微生长少火以生肾气。《医宗金鉴》谓："此肾气丸纳桂附于滋阴剂中十倍之一，意不在补火，而在微微生火，即生肾气也。"其治在于"益火之源，以消阴翳"也。方中泽泻、茯苓利水渗湿，牡丹皮清泻肝火，三药与温补肾阳药相配，意在补中寓泻，使补而不滞。此太极辨证思维也，属阴中求阳之伍也。诚如张景岳所云："善补阳者，必于阴中求阳，则阳得阴助而生化无穷"也。下消之用肾气丸，乃补肾之虚，温其元阳，俾气化得施，而下消之证得解。

其功效主治，及现代医学研究与临床应用，详见《金匮要略·血痹虚劳病脉证并治》篇。

【验案】

**消渴案：**赵某，男，42岁。1972年6月13日就诊。

患消渴3年，证见精神萎而不振，形体消瘦，小便多，"以饮一斗，小便一斗"之况，伴阳痿，腰膝酸软，头发露顶，舌淡边有齿痕，苔薄白，脉沉弦微细。昨日空腹血糖12.00mmol/L，尿糖（+++）。

证属肾阳虚衰，阳不化津，而致消渴。治宜补肾温阳，化气生津。师肾气丸易汤治之。

处方：熟地黄15g，山萸肉15g，炒山药15g，牡丹皮10g，茯苓15g，泽泻10g，炙黄芪15g，肉苁蓉10g，制首乌12g，肉桂6g，制附子10g，天花粉15g，制乌梅10g，红参10g，苏木10g，制白芍10g。水煎服。

该方服用20剂，饮水、小便均如常人。续服20剂，形体丰满，余症悉除。予以人参、山药、花粉等量，研细末，作散剂，每次10g，日二次，以固疗效。[《柳吉忱医案》]

**按：**案中肾气丸伍人参、黄芪，以益气司化气之治；伍制首乌、肉苁蓉、白芍、乌梅、花粉，乃生津益阴之施；苏木和血通脉，佐参芪而络脉无瘀滞之候。

### （2）五苓散证（膀胱气化不利证）

【原文】脉浮，小便不利，微热，消渴者，宜利小便，发汗，五苓散主之。

渴欲饮水，水入则吐者，名曰水逆，五苓散主之。

【按语】上二条均见于《伤寒论》太阳篇，虽然皆有消渴饮水之证，但属于伤寒太阳病膀胱气化不行之候，非杂病中的消渴病，不能混淆。故不释之。

### （3）文蛤散证（热被劫证）

**【原文】**渴欲饮水不止者，文蛤散主之。

**【方药】文蛤散方**

文蛤<sub>五两</sub>

上一味，杵为散，以沸汤五合，和服方寸匕。

**【按语】**"文蛤"即花蛤。其形一头小，一头大，壳有花斑。本条见于《伤寒论》太阳篇，文蛤散原为伤寒太阳病，因用水潠灌，其热被劫不得去，弥更益烦，意欲饮水之证。故不释之。

**【原文】**淋之为病，小便如粟状，小腹弦急，痛引脐中。

**【释文】**淋病，即小便不利之谓。计有石淋、血淋、膏淋、气淋、劳淋五淋之分。本条谓"小便如粟状"，就是石淋之候。由于膀胱热盛，尿液为热所灼，久则结成沙石如粟状物，梗阻于中，以致热郁气滞，小便涩而难出，"小腹弦急，痛引脐中"之候。未见附方，可予当归芍药散合石苇散化裁。

**【原文】**趺阳脉数，胃中有热，即消谷引食，大便必坚，小便即数。

**【释文】**本条与前第二条下半段略之，可合参，故不再释之。

**【原文】**淋家不可发汗，发汗则必便血。

**【释文】**淋病多因膀胱蓄热，阴液常苦于不足，若再用阳药发汗，则必伤及营分，迫血妄行，引起尿血。

### （4）栝蒌瞿麦丸证（上热下燥证）

**【原文】**小便不利者，有水气，其人苦渴，栝蒌瞿麦丸主之。

**【释文】**本条表述了小便不利，下寒上燥的证治。肾主水而司气化，若肾气弱，气化失司则小便不利，进而导致水气内停；气化失司，气不化水，则津不上布，则上焦燥热，故其人苦渴，治宜化气，利水，润燥，三者兼顾，故有栝蒌瞿麦丸之用。

**【方药】栝蒌瞿麦丸方**

栝蒌根<sub>二两</sub>　茯苓　薯蓣<sub>各三两</sub>　附子<sub>一枚（炮）</sub>　瞿麦<sub>一两</sub>

上五味，末之，炼蜜丸梧子大，饮服三丸，日三服。不知，增至七八丸。以小便利，腹中温为知。

**【按语】**薯蓣，即山药。栝蒌根，即天花粉。方中栝蒌根、薯蓣生津润燥，以制其渴；瞿麦、茯苓渗泄行水，以利小便；炮附子一味，能温阳化气，便津液上蒸，水气下行，盖亦肾气丸之变制。然必其人脉沉无热。方后云"腹中温为知，"此乃阳气不足之反证，可知热附子乃当用之品。

栝蒌瞿麦丸，乃《金匮要略》以其温阳化气，生津润燥之功，用以治疗肾失气化，小便不利之证。证见小便不利，口渴，腰膝酸软，或腹中冷，或浮肿，或口干不欲饮，舌淡，苔少或薄白，脉沉细而弱。

该方既有温阳化气之功，又有生津润燥之效，故可用于现代医学之糖尿病、尿崩证，慢性肾小球肾炎，心源性水肿，前列腺肥大，前列腺炎，慢性膀胱炎而见上述证候者。

### 【验案】

王某，女，56岁，工人，1972年6月15日初诊。

往有糖尿病史，近一周来病情加剧，口干渴，多饮，日饮6暖瓶水，犹不解其渴，小便频数而长，面色萎黄，心悸，全身乏力，形寒肢冷，舌淡红苔薄白，脉沉细而弱，尿糖（+++），血糖正常。

证属肾脾气虚，气化蒸津之功失司，而致上燥下寒证，故有栝蒌瞿麦丸易汤化裁。

处方：栝蒌根15g，茯苓20g，山药20g，五味子10g，红参10g，制附子10g，瞿麦10g，葛根20g。水煎服。

服药12剂后诸证悉减，尿检尿糖正常，守方继服12剂，诸症豁然，病臻痊可。嘱其忌恚怒，控制饮食，以防复发。[《柳吉忱医案》]

**按：** 该案之治，乃栝蒌瞿麦丸易汤伍益气生津药而收功。

### （5）蒲灰散

### （6）滑石白鱼散

### （7）茯苓戎盐汤证

【原文】*小便不利，蒲灰散主之，滑石白鱼散、茯苓戎盐汤并主之。*

【释义】小便不利的原由很多，见证亦各异。上述三方，主证相同，均为温热蕴结下焦，但兼证不同，而其治亦不同。

【方药】**蒲灰散方**

蒲灰七分　滑石三分

上二味，杵为散，饮服方寸匕，日三服。

#### 滑石白鱼散方

滑石<sub>二分</sub> 乱发<sub>二分（烧）</sub> 白鱼<sub>二分</sub>

上三味，杵为散，饮服半钱匕，日三服。

#### 茯苓戎盐汤方

茯苓<sub>半斤</sub> 白术<sub>二两</sub> 戎盐<sub>弹丸大一枚</sub>

上三味，先将茯苓、白术煎成，入戎盐再煎，分温三服。

【按语】蒲灰散方之香蒲去湿热，利小便，合滑石清利小便，从而具化瘀利窍泄热之功，主治小便不利，茎中疼痛，小腹急痛者。

白鱼去水气，血余疗血尿，合滑石治小便不通。故滑石白鱼散治口渴，小便不通，小腹胀痛，或有血尿者。《金匮要略精义》云："白鱼者，似鲤头细，为赤黄色，居湖水。"今多用鲫鱼入药。

戎盐即青盐，咸寒入肾，以润下之性，而司渗利之职，为驱除阴分水湿之药；茯苓、白术乃健脾渗湿之品。故茯苓戎盐汤，以其健脾渗湿利水之功，而治腹部胀满，小便不利，尿后余沥不尽之疾。

上述三方，吉忱公多在石苇散或八正散的基础上，合入用之，以治泌尿系结石、急、慢性肾盂肾炎，或膀胱炎、前列腺炎之湿热见证者。多获良效。

【验案】阙。

### （8）白虎加人参汤证（肺胃热盛伤津证）

【原文】渴欲饮水，口干舌燥者，白虎加人参汤主之。

【释文】消渴病人，必见渴欲饮水，若饮水仍然口干舌燥者，是肺胃热盛伤津之候，亦即上消之候。故有白虎加人参之施，以成清热生津止渴之治。

【方药】**白虎加人参汤方**

知母<sub>六两</sub> 石膏<sub>一斤（碎）</sub> 甘草<sub>二两</sub> 粳米<sub>六合</sub> 人参<sub>三两</sub>

上五味，以水一斗，煮米熟汤后，去滓，温服一升，日三服。

【按语】对此方之用，《金匮要略心典》解云："此肺胃热盛伤津，故以白虎清热，人参生津止渴。盖即上消膈消之证。"故为热盛伤津证糖尿病之良方。

【验案】

冷某，女，39岁，教师，1972年10月21日初诊。

口唇干燥，烦渴多饮，纳食一般，患病月余，理化检查无异常，舌边尖红，苔黄，脉洪微数。

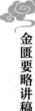

证属肺胃热盛，耗伤津液，而致消渴，治宜清热，生津，止渴，予白虎加人参汤调治之。

处方：知母 15g，石膏 30g，红参 10g，花粉 10g，石斛 10g，粳米 20g，生甘草 6g。水煎服。

服药 4 剂口唇干燥悉除，烦渴多饮亦减。守方续服 4 剂，烦渴引饮之候亦除，而病臻痊可。[《柳吉忱医案》]

【按语】该案虽理化检查正常，但上消之证悉俱，故有白虎加人参汤之施，以成清热生津止渴之效，而加花粉、石斛者以增其生津止渴之力。


### （9）猪苓汤证（肺热津伤证）

【原文】脉浮发热，渴欲饮水，小便不利者，猪苓汤主之。

【释文】本条与《伤寒论》第 319 条之少阴热化证之条文相同。属水热互结，气不化津之证，故有猪苓汤利水滋阴生津。

【方药】猪苓汤方

猪苓（去皮）　茯苓　阿胶　滑石　泽泻各一两

上五味，以水四升，先煮四味，取二升，去滓，内胶烊消，温服七合，日三服。

【按语】《金匮要略广注》引张兼善语云："脉浮发热，上焦热也；渴欲饮水，中焦热也；小便不利，下焦热也。但热客下焦，津液亦不得上升，故亦作渴者，泻下焦之热，热不得阻塞中焦，肺与膀胱津液流通，而病自愈矣。"

方中猪苓、茯苓、泽泻，皆渗利小便之药；热则阳亢，故用阿胶养阴气以济之；加滑石以利窍，以导湿热。于是五药合用，渗利与清热养阴并进，利水不伤阴，滋阴不敛邪，俾水气去，邪热消，阴液增，而诸证自解。

猪苓汤，乃《金匮要略》以其清热通淋，养阴润燥之功，而用于消渴、淋证、水肿诸证。证见小便不利，或尿血，或发热，渴欲饮水，心烦不得眠，或下利，或呕吐，或咳嗽，舌少苔，脉浮虚或细弱之候。

现代研究发现，该方有促进胰岛功能，保护肾脏功能，利尿，抑制结石形成，增强机体免疫功能及对抗抗癌药的毒副作用功能。故适用于糖尿病，慢性肾小球肾炎，慢性肾盂肾炎，肾病综合征，肾功能衰竭，泌尿感染，肝硬化腹水及心源性水肿等病而具猪苓汤证者。

【验案】

曹某，女，27 岁，工人，1969 年 2 月 26 日初诊。

往有肾盂肾炎史，于春节期间复发，尿频尿急，尿量少，腰酸痛，口干欲饮，发热37.9℃。舌红少苔，脉细数。尿检：红细胞（++），白细胞（++）及蛋白少量等。

证属下焦蕴热，津液失布，而致淋证。治宜清热通淋，养阴润燥，予以猪苓汤加味。

处方：猪苓20g，茯苓20g，泽泻20g，滑石15g，阿胶10g（烊化），石苇10g，瞿麦10g，白茅根30g。水煎服。

服药1剂，小便通畅，已无尿频尿急之证，然乃有发热之候。续服3剂，诸症悉除。予以白茅根30g，瞿麦20g，每日代茶饮，以防复发。[《柳吉忱医案》]

**按：**此案乃属淋证范畴，且反复发作，热客下焦伤阴之候，故既不用五苓散，也不用石苇散、八正散，取猪苓汤，乃清热利水与养阴并施之用也。

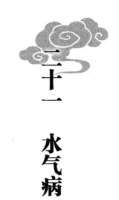

二十一　水气病

## （一）概述

水气病，病证名，相当于现代的水肿病，首见于《黄帝内经》。如《素问·评热病论》云："诸有水气者，微肿先见于目下也。"《黄帝内经》将此病又称为水证，就其病因病机而论，《素问·水热穴论》云："帝曰：肾何以能聚水而生病？岐伯曰：肾者胃之关，关门不利，故聚水而从其类也。上下溢于皮肤，故为胕肿者，聚水而生病也。"又云："水病下为胕肿大腹，上为喘呼，不得卧者，标本俱病，故肺为喘呼，肾为水肿，肺为逆不得卧，分为相须，俱受者水气之所留也。"《灵枢·五癃津液别》篇云："邪气内逆，则气之闭癃而不行，不行则为水胀，余知其然也，不知其何由生，愿闻其道。岐伯曰：……阴阳气道不通，血海闭塞，三焦不泻，津液不化，水谷并行肠胃之中，别于回肠，留于下焦，不得渗膀胱，则下焦胀，水溢则为水胀，此津液五别之逆顺也。"就其证候，《素问·脉要精微论》云："脾脉""其耎而散，色不泽者，当病足胻肿，若水状也。"《灵枢·水胀》篇云："黄帝问于岐伯曰：水与肤胀、鼓胀、肠覃、石瘕、石水，何以别之。岐伯曰：水始起也，目窠上微肿，如新卧起之状，其颈脉动，时咳，阴谷间寒，足胫肿，腹乃大，其水已成矣。以手按其腹，随手而起，如裹水之状，此其候也。"《素问·平人气象论》云："面肿曰风，足胫肿曰水。""目窠微肿如卧蚕之状，曰水。"细而分之，《黄帝内经》又有风水、石水、涌水之分。《金匮要略·水气病脉证并治》篇，根据患者临床证候表现，分为风水，皮水，正水，石水，黄汗五种类型。认为其病理机制，主要是肺、脾、肾三脏功能失调，三焦、膀胱气化失司而致。其治，有发汗、利小便、逐水三大原则，且有相应的方药应用。

## （二）证候与证治

### 1. 水气病证候

【原文】师曰：病有风水，有皮水，有正水，有石水，有黄汗。风水其脉自浮，外证骨节疼痛，恶风；皮水其脉亦浮，外证胕肿，按之没指，不恶风，其腹如鼓，不渴，当发其汗；正水其脉沉迟，外证自喘；石水其脉自沉，外证腹满不喘；黄汗其脉沉迟，身发热，胸满，四肢头面肿，久不愈，必致痈脓。

【释文】本条表述了水肿病的五种类型的脉证，并提出风水及皮水的治疗原则是"当发其汗"。最后论述了黄汗的脉证和转归。

水肿病的形成，大凡与脾、肺、肾三脏关系最为密切。脾阳虚，不能运化水湿，也不能克制肾水，可致水肿；肺气虚则肺失宣肃，不能通调水道，下输膀胱，可致水肿；肾阳虚，气化失司，则水气不行，亦可致水肿。三脏中，肾尤重要，因肾为胃之关，关门不利，即可聚水成水肿。

肺主皮毛，故风水与肺的关系甚密，风邪侵入肌表，故脉浮恶风；湿邪流注关节，络脉痹阻，故见骨节疼痛；风邪犯肺，肺气失于宣发和肃降，不能通调水道，水湿遂潴留于胸颈以上，故见头目浮肿。

皮水与脾、肺关系较密切，由于肺气虚而通调水道失司，脾阳虚而运化失职，致水湿阻滞于中焦，故腹满如鼓状；水停下肢，则踝部浮肿，按之没指；水行皮中，故见浮脉；不兼风邪，故无恶风之候。皮水因水行皮中，故"当发其汗"。胕者，浮也。《素问·水热穴论》记云："上下溢于皮肤，故为胕肿。胕肿者，聚水而生病也。"故而，胕肿即水病之称也。

正水、石水均与肾关系密切，正水是因肾阳不足，气化失司，水气停蓄，故脉见沉迟；石水系阴寒凝结下焦，故脉象见沉。二者除腹胀满共有症状外，因足少阴之肾脉上冲及肺，影响肺气宣发肃降功能，故正水有喘，而石水因水气结于少腹，故少腹硬满如石状而无喘。对此，《素问·阴阳别论》记云："阴阳结斜，多阴少阳，曰石水，少腹满。"

黄汗与脾虚有关，由于水湿内郁，营血受病，故脉沉迟；脾虚运化失司，湿浊上犯于肺，使肺气宣发不畅，故胸满；卫气郁而营中有郁热，水湿潴留于肌肤，故见身热，四肢头面肿。从黄汗脉证来看，黄汗仍属水肿病范畴，不同者，身出黄汗而已，故称黄汗。此病若日久不愈，营血郁热日盛，致腐败气血，化而为脓，必生痈肿。

【原文】脉浮而洪，浮则为风，洪则为气。风气相搏，风强则为隐疹，身体为痒，痒为泄风，久为痂癞；气强则为水，难以俯仰。风气相击，身体洪肿，汗出乃愈，恶风则虚，此为风水；不恶风者，小便通利，上焦有寒，其口多涎，此为黄汗。

【释文】本条论述了风水病产生的机理，以及与黄汗病的区别。

脉浮为风，意谓外感风邪病毒；脉洪为气实，意谓病人素有郁热。病之初期，以外感风邪为主，风遏水阻，营血运行失畅，皮肤上出现隐疹，身体瘙痒，称谓"泄风"。《金匮要略笺注》云："泄风，即今之风躁疮。""隐疹"，为皮肤上的小丘疹。"痂癞"，为疥疮类的皮肤病，因搔抓而结痂。《金匮要略笺正》云："久不愈成痂癞。痂癞，疥癣疠癞之类。"隐疹因痒而瘙痒抓之不已，日久即成"痂癞"之疾。继而病变深入发展，致一身之气郁不行，故见"难以俯仰"之状。因风邪与正气相击，身体见"洪肿"，汗法一可散风，二可去水，故曰："汗出乃愈"。恶风则虚，此为风水；不恶风者，小便通利，口多涎者为黄汗，可与风水相区别。

【原文】寸口脉沉滑者，中有水气，面目肿大，有热，名曰风水；视人之目窠上微拥，如蚕新卧起状，其颈脉动，时时咳，按其手足上，陷而不起者，风水。

【释文】本条承上条进一步表述了风水的脉证。

风水之脉应浮，若寸口脉见沉滑，为水气相结之候，说明风水病程有增剧的趋势；水湿循经上犯，水湿滞留于胸颈以上，故见面目浮肿；水渍于肺，肺气不宣，故证见咳嗽，主诊可见眼胞微肿；按其手足肿处，凹陷而不起；水湿犯于肺胃，致颈脉跳动明显。这些证候均是风水病深入之候。

【原文】太阳病，脉浮而紧，法当骨节疼痛，反不疼，身体反重而酸，其人不渴，汗出即愈，此为风水。恶寒者，此为极虚，发汗得之。渴而不恶寒者，此为皮水。身肿而冷，状如周痹，胸中窒，不能食，反聚痛，暮躁不得眠，此为黄汗，痛在骨节。咳而喘，不咳者，此为脾胀，其状如肿，发汗即愈。然诸病此者，渴而下利，小便数者，皆不可发汗。

【释文】本条是再论水肿病的辨证论治原则。

太阳伤寒病，是感受风寒邪气而发病，脉象当为浮紧，骨节也必然疼痛；若不痛，身体反而沉重而酸楚，口亦不渴，此非伤寒，乃为风水，当发汗可愈。水肿病本为阳气不足，若过汗会损伤阳气，使人更虚。

"渴而不恶寒"，是因水湿滞留于皮肤之中，阳不布津故口渴；因无外邪，故不恶寒。这是皮水的证候。

身体浮肿而冷，状如周痹的疼痛随经脉上下游走；寒湿阻郁于肺中的阳气，致肺气失宣而发生胸中窒塞；胃中虚寒而影响进食，寒气聚于胸膈以上而作痛；至傍晚时，为阳衰阴盛之时，卫气行，阴阳经交接失序，故发生暮躁不得眠，这是黄汗病的病症。

"痛在骨节"，是寒邪在表，筋脉挛急之谓；"咳而喘"，"不渴"，是水气在肺的证候，属肺胀病。非"脾胀"，"脾"字系"肺"字之讹。盖因肺合皮毛，肺气内闭，汗孔不开，故发汗可愈诸候。

然上述诸病，若渴而下利，小便数者，表明体内津液已伤，若再用汗法，可导致津液枯竭的危险，故谓"皆不可发汗"。

### 2. 水气病证治

### （1）越婢加术汤证（皮水证）

【原文】里水者，一身面目黄肿，其脉沉，小便不利，故令病水。假如小便自利，此亡津液，故令渴也，越婢加术汤主之。

【释义】脾虚不能运化水湿，肺虚则肺失宣发肃降，不能通调水道，下输膀胱，故致全身及面目肿大，故为皮水证。脉沉，小便不利，故谓"里水也"。因水邪郁而化热，故有越婢汤发汗行水，兼消内热，加白术健脾渗湿，以除肌表之湿。若"小便自利，此亡津液，故令渴"。李彣认为，"内亡津液，无灌溉之资，发汗亡津液，又非所宜"，"不可发汗是也。"而尤在泾认为"越婢加术汤是治其水，非治其渴也。以其身悉肿，故取麻黄之发表，以其肿而且黄，知其湿中有热，故取石膏之清热，与白术之除湿。不然，则渴而小便利者，而顾犯不可汗之戒耶。"

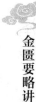

【方药】越婢加术汤方

麻黄六两　石膏半斤　甘草二两　生姜二两　大枣十五枚　白术四两

上六味，以水六升，先煎麻黄，去上沫，纳诸药，煮取三升，分温三服。

【按语】李彣注云："水气泛滥，故一身面目黄肿；水在里，故脉沉，小便不利，则水道愈涩，故主越婢加术汤。此汤视大青龙汤少杏仁，内有麻黄发汗，以一身面目黄肿，故汗以散之；小便不利，则热闭于内，石膏清凉撒热，亦能解肌出汗也；加白术，即本经所谓湿家身烦疼，可与麻黄加术汤，一补一发，水气得以渐散也。"

越婢加术汤，《金匮要略》以其健脾宣肺，利水解热之功，而主治皮水之证。尚可用于现代医学之肾小球肾炎，肾盂肾炎，风湿性肌肉关节炎等因脾失健运，肺失宣降而致水气病者。

**【验案】**

尉某，男，41岁，农民。1961年9月12日就诊。

主诉：恶寒，一身浮肿五六天，伴恶心，微咳，咽喉不适。尿常规：蛋白（＋＋），白细胞（＋），红细胞少许；血常规检查正常，尿素氮37.36mmol/L，西医诊为急性肾小球肾炎，转中医治疗。查见面肿，目窠如新卧起之蚕，下肢按之没指。小便短赤，舌淡红，苔薄而腻，脉浮微弦。

证属风邪外袭，肺失宣降，不能通调水道，水邪郁而化热，治宜外以发汗解表，内以清热利湿，师越婢加术汤意化裁。

处方：麻黄6g，石膏20g，白术15g，桑白皮20g，白茅根30g，陈皮10g，射干6g，竹茹12g，生甘草3g，生姜3片，大枣4枚。水煎服。

服药4剂，浮肿、咳嗽、恶心等症悉除，咽部亦无不适。原方去竹茹、射干续服。经治疗一个月，身体无不适，理化检查均正常。嘱鲜白茅根煎水，煮红小豆粥服，以预后。[《柳吉忱医案》]

**按：** 此案为外感风邪，肺失肃降，发为水肿，故有越婢加术汤之施。小便短赤，示热蕴下焦，故有白茅根、桑白皮清热通淋之施；咽部不适，而有射干清利咽喉之治；因中焦脾胃运化失司，热郁中焦，故见恶心，故有陈皮、竹茹清热除烦，降逆和胃之用，诸法得施，诸药得用，故收效于预期。白茅根、赤小豆乃通利三焦，益气健脾之施，以预后。

**【原文】** 趺阳脉当伏，今反紧，本自有寒，疝瘕，腹中痛，医反下之，下之即胸满短气。

趺阳脉当伏，今反数，本自有热，消谷，小便数，今反不利，此欲作水。

**【释义】** 上二条承上文，从趺阳脉的转变及证候，预测水病发生的可能性。

趺阳脉是胃脉，部位足阳明经冲阳穴处。其常脉当伏，而今反紧，紧脉主寒，是腹中有寒疾，如疝瘕，腹中痛，医反用下法，重伤阳气，肺气因寒不得宣发肃降，故而发胸满、短气等证候。

趺阳脉当伏，而今反数，数主热象，是脾胃有郁热之故，本当因热而有消谷善饥和小便数之候，今反小便不利，可知水与热互结不行之由，预示要发生水肿病。

**【原文】** 寸口脉浮而迟，浮脉则热，迟脉则潜，热潜相搏，名曰沉；趺阳脉浮而数，浮脉即热，数脉即止，热止相搏，名曰伏；沉浮相搏，名曰水；沉则络脉虚，伏则小便难，虚难相搏，水走皮肤，即为水矣。

【释文】本条主要表述了水肿病形成的病理机制。

寸口脉为阳位，浮脉属阳，热为阳邪，故寸口脉浮为热；迟脉属阴，阴主潜藏，故寸口脉迟则为潜。潜与热相互搏结，则热内伏不得外达，故沉。沉是表述病沉在里，非指沉脉。趺阳脉为胃脉，趺阳脉浮而数，是热只伏于内而不行于外，故谓"热止相搏，名曰伏"。伏是沉伏之谓，不是脉象之伏脉。因热与水气相搏，则水因之而停留，同时又因热留于内，则气不得外行，则脉络空虚；热止于中，阳气不化，则小便难。水不能循常道而行，而浸淫于皮肤肌肉间，从而发为水肿病。

【原文】寸口脉弦而紧，弦则卫气不行，紧即恶寒，水不沾流，走于肠间。

少阴脉紧而沉，紧则为痛，沉则为水，小便即难。

脉得诸沉，当责有水，身体肿重，水病脉出者死。

夫水病人，目下有卧蚕，面目鲜泽，脉伏，其人消渴，病水腹大，小便不利，其脉陈绝者，有水，可下之。

【释文】诸条文是再从脉证说明水肿病的病机。

寸口脉主肺，卫气通于肺。若寸口脉弦而紧，是寒邪外束，卫阳被遏，故恶寒；肺气不利，不能通调水道，下输膀胱，故来自水谷之津液不能随气运行，而潴留于肠间，故"小便即难"。

少阴主肾，紧脉主寒主痛，沉脉主里主水。少阴脉浮而紧，是肾不足，寒从内生之脉象。阳气不能随三焦敷布于周身，因筋骨、肌肤失濡，筋脉挛急，络脉不通，而骨节或身体疼痛。肾阳不足，气化失司，致小便不畅通，故谓"小便即难"。

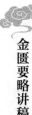

因皮肤中有水，络脉不畅，营卫之行被阻，故水肿病人的脉象多沉，故谓"脉得诸沉，当责有水"。然而阴寒内盛之证，其脉象多沉，故沉脉不一定全是水肿病，当据其他证候而断之，故其文后有"身体肿重"句。"脉出"，是指脉暴出而无根，上有而下绝无之象，表示预后不良。故本条是说明了水肿病的共同脉象和预后。

大凡水肿病人，脾胃为水湿所侵害，且目下为胃脉所过，为脾所主，水湿蓄留，就会出现眼睑浮肿，视之如卧蚕之状。皮中水多，故肤色光亮，"面目鲜泽"。水肿病多见沉脉，沉甚则为伏脉，意谓水肿增加，病程严重。阳化失司，不能布津，故见消渴，消渴必多饮，多饮则水积愈多，溢于腹，则增大。阳化水，故小便不利。其脉沉绝，意谓脉沉伏不出，水势太盛之象。若正气尚未衰者，可用逐水攻下法急治，故谓"有水，可下之"。

【原文】问曰：病下利后，渴饮水，小便不利，腹满因肿者，何也？答曰：此法当病水，若小便自利及汗出者，自当愈。

【释文】患痢疾腹泻之后，出现渴欲饮水，小便不利，腹满而肿大证候，是因下利日久，脾肾阳虚，气不化水的缘故。这时，当考虑有水肿病发生的可能。假若小便通利，体表有汗，说明阳气未虚，水湿之邪可从小便排出，又可以从汗孔外泄，水肿会自易消退，故谓"自当愈"。

【原文】心水者，其身重而少气，不得卧，烦而躁，其人阴肿。

肝水者，其腹大不能自转侧，胁下腹痛，时时津液微生，小便续通。

肺水者，其身肿，小便难，时时鸭溏。

脾水者，其腹大，四肢苦重，津液不生，但苦少气，小便难。

肾水者，其腹大，脐肿，腰痛，不得溺，阴下湿如牛鼻上汗，其足逆冷，面反瘦。

【释文】共五条讨论了五脏水肿的症状。

第一条表述了心病引起水肿的症状，计有身肿，短气，心烦，心悸，不能平卧，前阴水肿等。由于心阳虚而水气盛，所以产生"身虚而少气"之候；水气凌心，故见"不得卧，烦而躁"；前阴乃肝肾之地，肾脉出肺络心，心阳虚，心肾不交，肾水不得制约，致水溢前阴。故"其人阴肿"。

第二条表达了肝病引起水肿的症状，计有腹部胀大，不能转侧，胁下腹痛，小便有时不利，有时续利等候。这是由于水气凌肝。肝气郁结，肝脉抵少腹而布胁肋，肝气通于腹，故胁下腹痛；肝的疏泄功能紊乱，故小便时通时断；肝气易乘脾，俾脾之运化失司，不能运化水湿，故腹部胀大，不能自转侧。

第三条是表述了肺病而引起水肿的症状，计有身体浮肿，小便困难，大便如鸭溏等症状。由于肺气不宣，肃降失司，通调水道之功失职，故身体浮肿，小便困难；肺与大肠相表里，肺气不行则大肠的传化功能失调，故大便时时如"鸭溏"。

第四条表述了脾病所引起水肿的症状，计有腹部胀大，四肢沉重，少气，小便困难等候。盖因脾阳虚，不能运化水湿，故见腹部胀大，脾主四肢为诸阳之本，脾阳虚而阳气不能达于四肢，故四肢沉重；脾阳虚，运化失司，水谷之津液不足，宗气不充，故少气；肺虚不能通调水道，故"小便难"。

第五条表述了肾病而引起水肿的症状，计有腹部胀大，脐肿腰痛，不得小便，前阴部湿润如牛鼻上汗，两足逆冷，面部反见清瘦等症。由于肾为胃之关，肾气日虚，关门失司，故水聚而腹大脐肿；腰为肾之外府，故肾虚外府失濡，络脉不通则见腰痛；肾与膀胱相表里，肾阳虚膀胱气化失司，故"不得溺"；水湿渍于前阴，故"阴下湿如牛鼻上汗"；肾脉起于两足，肾阳虚不能温煦，故"其足逆冷"；脾主肌肉，肾虚则脾阳不振，运化失司，水谷之精微不能上滋于面，故见"面反瘦"。

**【原文】**师曰：诸有水者，腰以下肿，当利小便；腰以上肿，当发汗乃愈。

**【释文】**本条表述了水肿病的一般治疗原则。"诸有水者"，指一切水肿病。大凡治水肿病，腰以下肿者，当用利小便的方法，使蓄留于下部的水邪从小便而解；腰以上肿者，当用发汗的方法，使蓄留于上部的水邪，从汗液排出体外。此即《素问·汤液醪醴论》"开鬼门，洁净府"之法也。"鬼门"又称"魄门"，乃汗孔也。"净府"，乃膀胱也。

**【原文】**师曰：寸口脉沉而迟，沉则为水，迟则为寒，寒水相搏，趺阳脉伏，水谷不化，脾气衰则鹜溏，胃气衰则身肿；少阳脉卑，少阴脉细，男子则小便不利，妇人则经水不通，经为血，血不利则为水，名曰血分。

**【释文】**本条从寸口、趺阳、少阳、少阴等脉的变化，说明水肿病发生的病机和证情。寸口脉，通指浮、中、沉三部而言；趺阳脉，乃足阳明胃经冲阳部脉；少阳脉，指手少阳三焦经和髎部脉；少阴脉，指足少阴肾经太溪部脉。寸口脉主肺，寸口脉迟主寒，沉主水。沉而迟的脉象，是阳气被寒水所阻，肺气不宣致其制节功能失司，而发生水肿。趺阳脉是胃脉，因脾胃互为表里，脾主运化，胃主受纳，今趺阳脉伏而不起，是脾胃虚弱之证候，脾胃虚弱则致水谷不化，故大便如"鹜溏"，精微不能运化，水湿浸渍于肌肤必成水肿。《素问·灵兰秘典论》云："三焦者，决渎之官，水道出焉。"少阳脉主候三焦之气，少阳脉沉而弱，表示三焦的决渎功能失常；少阴脉主候肾，少阴脉细，主精血少而肾虚。故"少阳脉卑，少阴脉细"，在男子则小便不利，在女子则月经不通。因冲脉起于胞中，冲脉为血海，《素问·奇病论》云："胞络者，系于肾"。《灵枢·动输》篇云："冲脉者，十二经之海也，与少阴之大络起于肾下。"故阳气不足，血寒而凝，故可致月经闭止。月经的来源为血，经闭后发生水肿病，与血分有关，故谓"名曰血分"。

**【原文】**问曰：病有血分水分，何也？师曰：经水前断，后病水，名曰血分，此病难治；先病水，后经水断，名曰水分，此病易治。何以故？去水，其经自下。

**【释文】**此条设问答，以明血分、水分之异。盖因名血分者，是因血而病为水也；谓水分者，是因水而病及血也。血病难通，故谓难治；水病浅而易行，故曰易治。

【原文】问曰：病者苦水，面目身体四肢皆肿，小便不利，脉之不言水，反言胸中痛，气上冲咽，状如炙肉，当微咳喘。审如师言，其脉何类？师曰：寸口脉沉而紧，沉为水，紧为寒，沉紧相搏，结在关元，始时当微，年盛不觉。阳衰之后，荣卫相干，阳损阴盛，结寒微动，肾气上冲，咽喉塞噎，胁下急痛。医以为留饮而大下之，气击不去，其病不除，后重吐之，胃家虚烦，咽燥欲饮水，小便不利，水谷不化，面目手足浮肿；又与葶苈丸下水，当时如小差，食欲过度，肿复如前，胸胁苦痛，象若奔豚，其水扬溢，则浮咳喘逆。当先攻击卫气令止，乃治咳，咳止，其喘自差。先治新病，病当在后。

【释文】本条是举案例来讨论水肿形成的经过和误治的情况，提示对水肿病应根据具体情况而详细地分清先后缓急而辨证施治。

寸口脉沉而紧是寒水之邪，结于下焦关元的部位，初起时疾病尚轻，壮年之人，所以没什么感觉。若年老之人，阳气虚衰，营卫流行不畅，故凝结的寒水之邪，乘虚而随肾气上冲，致咽喉塞噎，胁下急痛等症状。医者误认为是留饮，用下法逐水，辨证失当，治疗而无效，而病未除。又复认为是寒饮，而用吐法，则不仅冲气未减，反致胃气虚损，而出现虚烦，咽燥欲饮水等候。更由于阳虚气化失司，而见小便不利，水谷不化，面目手足浮肿。若因其浮肿而用葶苈丸大下其水，虽然浮肿暂时减轻，但由于脾胃虚损未复，饮食一有过度，水谷就不能得以运化，前证又重复发作。若水邪上犯于肺，更会进一步出现咳嗽，喘逆等候。正确的治疗方法，当先治其冲逆之气，冲气止后再治咳嗽，咳止则喘当自瘥，最后才能治疗水肿本病。这就是"先治卒病，后治痼疾"之谓也。

### （2）防己黄芪汤证（风水水渍肌肤证）

【原文】风水脉浮，身重，汗出恶风者，防己黄芪汤主之，腹痛者加芍药。

【释文】"风水脉浮"，示病在表；"汗出恶风"，乃卫气虚不能固表之谓；"身重"为水渍肌肤所致。故有防己黄芪汤之用，以补气固表，顾护卫气，利水除湿，而消水肿。"腹痛者加芍药"，以芍药合营养血，以缓急止痛。

【方药】防己黄芪汤方

方由防己、甘草、白术、黄芪组成，煎服法详见"湿病"一节。

【按语】《金匮要略广注》云："脉浮，汗出恶风者，风也，身重者，水也。防己去水，白术、甘草补脾以制水，黄芪实腠理以司开合，则风水候去，芍药入脾经，能于土中泻木，腹痛者加之，以通壅也。"故尚适用于现代医学之急、慢性肾炎而具风水水渍肌肤证者。

**【验案】**

牟某，男，11 岁。1960 年 9 月 26 日初诊。

1 年前因心律失常，在县医院确诊为风湿性心脏病，未进行系统的治疗。近期出现心悸气短，动则喘息，不能平卧，形寒肢冷，一身悉肿，肢体沉重，睾丸亦肿大，胸满脘痞，纳呆，小便不利，两颧娇红如妆，唇甲略暗，舌胖嫩，苔白滑，脉代而微细。

处方：防己 6g，黄芪 20g，白术 10g，木瓜 6g，大腹皮 6g，茯苓皮 6g，桑白皮 6g，木通 6g，车前子 6g，槟榔片 6g，鸡内金 6g，干姜 3g，草豆蔻 6g，厚朴 6g。3 剂，水煎服。

9 月 30 日：服药 1 剂，肿消大半，已能平卧。续服 2 剂，水肿全消。嘱灸食窦、中脘、关元、内关、足三里、冲阳，为后续之治。[《牟永昌诊籍纂论》]

**按：**《素问·痹论》云："心痹者，脉不通，烦则心下鼓，暴上气而喘。"《金匮要略·水气病脉证并治》云："心水者，其身虚而少气，不得卧，烦而躁，其人阴肿。"表述了心脉痹阻，脉气不通，气血运行不畅，可产生心悸，胸闷，短气，唇甲暗及脉搏异常。由于心阳虚而水气盛，故身肿而少气；水气凌心，故心悸，不能平卧；前阴为肝肾经脉所过，肾脉出肺络心，心阳虚不能下交于肾，则肾水不得制约，溢于前阴，而致睾丸肿大。治当温阳散饮，化气行水，用《金匮要略》防己黄芪汤，益气健脾，除湿行水，而除肌表水湿。方中主以防己，以其苦降之性而利水消肿，辛散之性而祛肌表水邪。《诸病源候论·水肿诸候》云："水病者，由脾肾俱虚故也。肾虚不能宣通水气，脾虚不能制水，故水气盈溢，渗液皮肤，流遍四肢，所以通身肿也。"故健脾益肾为治水肿之大法。《诸病源候论·肿满候》又云："小儿肿满，由将养不调，脾肾二脏俱虚也。肾主水，其气下通于阴；脾主土，候肌肉而克水。肾虚不能传其水液，脾虚不能克制于水，水气流溢于皮肤，故令肿满。"本案即属此，故培补后天之本尤为重要。方中辅以黄芪，以其甘温之性，具生发之机，补气以生血，温运阳气以利水消肿；白术甘苦性温，甘温补中，苦可燥湿，故为"补脾燥湿之要药"，俾脾气得健，而水湿痰饮之邪得消。前人有"生姜走而不守，干姜能走能守，炮姜守而不走"之论，本案重在温阳化饮，故用干姜，温脾阳，散水湿，而为佐使药。盖因病人"一身悉肿，身体沉重"，又属皮水之候，故永昌公化裁五皮饮，以桑白皮、茯苓皮、大腹皮引领木通、车前子二药，以增利湿消肿之功。脾虚失运，必致胃纳之功失司，故有胸满、脘痞支饮兼胃家实之候。故永昌公宗《金匮要略》"支饮胸满者，厚朴大黄汤主之"之意，单取厚朴以行气化湿，则胸腹胀满之候可除；因枳实破气作用较强，易伤正气，大黄苦寒沉降，气味俱厚，力猛善走，

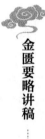

乃峻烈攻下之药，能伤人正气，二药于脾虚之证不利，故弃之，代之以槟榔、草豆蔻、鸡内金。槟榔，其味苦能降，味辛能散，温具通行之性，故有降气行滞之功，俾痰消水行，滞破积化；草豆蔻味辛性温而气芳香，功于健脾燥湿，行气开郁，以治湿滞中焦之候；凡动物弱于齿者，必强于胃，鸡内金为鸡肫内黄皮，善于消食磨积，故有健脾和胃、消食化积之功。药用木瓜，其味酸入肝而舒筋通络，温香入脾，化湿和胃，其可温通肌腠之湿滞，而除肢肿身重。诸药、诸方、诸法合用，以建补脾益气、温阳化饮、利水消肿之功。本案之治，永昌公师防己黄芪汤、五皮饮、厚朴大黄汤之法度，化裁用之，方名曰"加味防己黄芪汤"，药仅3剂，而收卓功，细读之，深思之，方悟公处方用药之奥蕴。正如《医宗金鉴·凡例》所云："方者一定之法，法者不定之方也。古人之方，即古人之法寓焉。立一方必有一方之精意存于其中，不求其精意而徒执其方，是执方而昧法也。"

　　水肿虽除，然风心病尚存。因患儿家庭经济困难，故永昌公有愈后诸穴之灸治，乃调补后天、补气益血之用。清代喻昌《医门法律·问病论》云："医，仁术也。仁人君子，必笃于情。笃于情，则视人犹己，问其苦，自无不到之处。"永昌公，仁人君子之医也。

### （3）越婢汤证（水蓄皮肤证）

【原文】风水，恶风，一身悉肿，脉浮，而渴，续自汗出，无大热，越婢汤主之。

【释文】风水病人，因水渍蓄留皮肤，故"一身悉肿"；肺胃有郁热，故"脉浮而渴"；热甚则逼汗自出；"无热"，是指表无大热，由于自汗出之由，故予越婢汤宣散水邪，清泄肺胃之热。

【方药】越婢汤方

麻黄六两　　石膏半斤　　生姜三两　　甘草二两　　大枣十五枚

上五味，以水六升，先煮麻黄，去上沫，内诸药，煮取三升，分温三服。

恶风者，加附子一枚，炮。

【按语】《金匮要略广注》云："越婢汤，汗剂也。麻黄发汗，甘草和中，石膏味辛解肌，姜枣通行津液。恶风加附子，固表而行阳也。"

　　越婢汤，《金匮要略》以其宣散水邪，清泄肺胃之功，以治水蓄皮肤证之风水。临证多见骨节疼痛，恶风寒，一身悉肿，口渴，自汗出，无大热，脉浮之候。

　　该方尚可用于治疗现代医学之急性肾小球肾炎，肾盂肾炎，慢性肾炎急性发作，不明原因之水肿，过敏性皮肤病而具水蓄皮肤证者。

【验案】

宋某，女，12 岁，1967 年 3 月 7 日初诊。

一周前，因感冒发热微咳，继而出现浮肿，当地医院尿常规检查示尿蛋白（+++），白细胞（++），颗粒管型（+），诊为急性肾小球肾炎，行西药治疗一周，效不显，经人介绍请吉忱公治疗。诊见四肢浮肿，按之没指，目窠状如新卧起之蚕，发热汗出，恶风而渴，烦躁不安，小便短赤，舌红苔薄白，中心略黄，脉浮。

证属风邪袭表，风遏水阻，水湿泛溢肌表而致风水。治宜宣散水邪，清解肌热，师越婢汤意加味。

处方：麻黄 6g，生石膏 20g，桑白皮 15g，白茅根 20g，甘草 6g，生姜 3 片，大枣 4 枚，水煎服。

服药 1 剂，浮肿、咳嗽、汗出恶风、发热之候，豁然若失，续服 5 剂，诸症悉除，尿检蛋白（+），余正常。予以原方加白术 15g，续服 8 剂，尿检正常。遂停药。嘱白茅根 10g，黄芪 15g，每日水煎代茶饮。[《柳吉忱医案》]

**按：**越婢汤方中加桑白皮、白茅根者，以增其清解下焦之湿热。其后加白术以增其益气健脾渗湿之效。乃寓越婢加术汤之意也。

### （4）防己茯苓汤证（水渍肌肤证）

**【原文】**皮水为病，四肢肿，水气在皮肤中，四肢聂聂动者，防己茯苓汤主之。

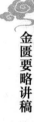
**【释文】**脾主四肢，脾病则运化失司，水湿渍留于四肢皮肤，故谓"皮水为病，四肢肿"；肿则阳气被郁，正邪相争，故肌肉有轻微跳动之候。故有防己茯苓汤之施，以成温阳化气，健脾利水之治。

**【方药】防己茯苓汤方**

防己三两　黄芪三两　桂枝三两　茯苓六两　甘草二两

上五味，以水六升，煮取二升，分温三服。

**【按语】**方中桂枝、茯苓温阳而利四肢之水邪，伍防己导水从小便排出；黄芪、甘草健脾气，补卫气，以制水。对此方之解，尤在泾云："皮中水气，浸淫四末，而壅遏卫气，气水相逐，则四肢聂聂动也。防己，茯苓善逐水气，桂枝得茯苓，则不发表而反行水，且合黄芪、甘草，助表中之气，以行防己、茯苓之力也。"

防己茯苓汤，乃《金匮要略》以其温阳化气，健脾利水之功，以治因脾虚失运，水湿渍留肌肤之皮水证。证见四肢浮肿而沉重，面目浮肿，体倦肢乏，四肢肌肉跳动，按之皮肌凹陷，或腹胀，或肤色明亮，舌淡，苔薄滑，脉沉。

该方尚可用于现代医学之慢性肾炎浮肿，心脏病浮肿，肝硬化腹水，贫血性浮肿等病而见水渍肌肤证者。

**【验案】** 衣某，男，44 岁，栖霞古镇都人。1960 年 6 月 11 日初诊。

素体虚弱，1 周前偶感风寒，继而出现腿肿，脚肿，转筋，咳嗽，自汗出，恶风等候。眼睑微浮肿，下肢按之没指，身体困重，脘痞纳呆，小便短少，舌淡红，苔白腻，脉滑。

处方：防己 10g，茯苓 10g，黄芪 10g，白术 10g，木瓜 10g，川木香 6g，厚朴 10g，橘红 10g，麦冬 10g，草豆蔻 10g，大腹皮 10g，姜皮 10g，桑白皮 10g，甘草 6g。3 剂，水煎服。

6 月 14 日：服药 1 剂，水肿消退，续服 2 剂，身重、脘痞、咳嗽、小便短少诸症悉除。[《牟永昌医案》]

**按：** 水肿，泛指人体内水液潴留，泛溢肌肤而发的疾病。究其因，《素问·水热穴论》谓"其本在肾，其末在肺"；《素问·至真要大论》云"诸湿肿满，皆属于脾"；张介宾云："凡水肿等证，乃脾、肺、肾三脏相干之病。盖水为至阴，故其本在肾；水化于气，故其标在肺；水惟畏土，故其制在脾。今肺虚则气不化精而化水，脾虚则土不制水反克，肾虚则水无所主而安行。"张氏之论言简意赅地说明了水肿病与肺、脾、肾三脏的关系。而《诸病源候论·水肿候》认为，水肿除与肺、肾、脾三脏功能有关外，还与胃关系亦甚密，其云："肾者主水，脾胃俱主土，土性克水，脾与胃合，相为表里，胃为水谷之海，今胃虚不能传化水气，使水气渗溢经络，浸渍腑脏，脾得水湿之气，加之则病，脾病则不能制水，故水独归于肾，三焦不泻，经脉闭塞，故水气溢于皮肤而令肿也。"

本案患者素体阳虚，外感风寒，致肺之宣发肃降功能失司，故发咳嗽、自汗出、恶风之证；因风遏水阻，脾之运化，肾之蒸腾气化功能失序，故水湿泛溢肌肤而见腿肿、脚肿之候；因脾失运化，胃失和降，小肠泌清别浊功能失司，故有身体困重、脘痞纳呆、小便短少之证。《金匮要略·水气病脉证并治》篇云："风水，脉浮身重，汗出恶风者，防己黄芪汤主之。""皮水为病，四肢肿，水气在皮肤中，四肢聂聂动者，防己茯苓汤主之。"故永昌公用防己剂治疗。防己原载于《神农本草经》，中药所用之防己，有汉防己、木防己之分。

本案所用为防己科植物粉防己的根。其味苦辛性寒，以苦寒之性，泄降之功而利水消肿，辛散之性而宣表祛风，任为主药；辅以茯苓益脾补气，淡渗水湿；药用黄芪补气升阳，益气固表；甘草助黄芪以建中气，助茯苓健脾渗湿，伍桂枝辛甘化阳俾卫阳得复。药用姜皮、桑白皮、大腹皮行水气以除腹胀水肿；木瓜温香入脾化湿和胃，以祛肌肤之湿滞，而除肢肿转筋之候；药用橘红宣通肺气，化痰止咳，麦冬生津润燥，清肺止咳；木香、草豆蔻、厚朴理气和胃，除胀通滞。于是诸药合用，使肺气得宣，脾气得健，肾气得化，三焦升降出入之功有序，水液气化之功有司，故收卓功。

### （5）甘草麻黄汤证（水渍肌肤证）

【原文】里水，越婢加术汤主之，甘草麻黄汤亦主之。

【释义】本条说明里水有二种治法。挟里热的施以越婢加术汤，本篇首条方证已解；无里热者用甘草麻黄汤治疗。方中甘草和中补脾，麻黄宣肺利水。

【方药】

**越婢加术汤方**

见上。

**甘草麻黄汤方**

甘草二两　麻黄四两

上二味，以水五升，先煮麻黄，去上沫，内甘草，煮取三升，温服一升，重覆汗出，不汗再服，慎风寒。

【验案】

越婢加术汤之案详前。

甘草麻黄汤多寓以麻黄剂中，今人很少单独用之而愈病，故阙。

### （6）麻黄附子汤证（正水证）

### （7）杏子汤证（风水证）

【原文】水之为病，其脉沉小，属少阴；浮者为风，无水，虚胀者为气，水，发其汗即已，脉沉者宜麻黄附子汤，浮者宜杏子汤。

【释义】表条表述了正水与风水的不同治法。水肿病脉沉小，与少阴肾有关，属正水；脉浮与肺有关，属风水。二者均可用发汗的方法来治疗。没有水而虚胀者是"气"，即气肿，非水肿故不可用汗法。正水脉沉宜用麻黄附子汤，温经发汗，兼顾温阳利水；风水脉浮，宜用杏子汤。

【方药】

**麻黄附子汤方**

麻黄三两　甘草二两　附子一枚（炮）

上三味，以水七升，先煮麻黄，去上沫，内诸药，煮取二升半，温服八分，日三服。

**杏子汤方**

未见。

【按语】《金匮要略广注》云："少阴水脏也；脉沉者，水之性，小者，阳气不充，故聚水为病。浮脉属表，风自外至，故脉浮。水有形，气无形，故无水虚胀者为气。水病发汗，则腠理开，水气泄，而即已，此麻黄为通用之要药也，然脉沉者，佐附子以温经，脉浮者，加杏仁以利气，经行气利，水自清矣。"从论中可知，李彣认为"浮者宜杏子汤"，当为甘草麻黄汤加杏仁而成。

【验案】二方多以药入案，故阙。

### （8）蒲灰散证（皮水证）

【原文】厥而皮水者，蒲灰散主之。方见消渴中。

【释文】皮水病人，内有郁热，外有水肿，阳气被阻，不能通达于四肢，故手足逆冷。治疗宜用蒲灰散，方中蒲灰、滑石清利湿热，通利小便，使水肿消失，阳气得伸，而厥冷之候得除。

【验案】蒲灰，即溪涧中大叶菖蒲，味咸能降，味辛能开。王一仁在广益医院治病，有钱姓男子，腹如鼓，股大如五斗瓮，臂如车轴之心，头面皆肿，遍体如冰，气咻咻若不续，见者皆曰必死。一仁商，取药房干菖蒲一巨捆，炽炭焚之，得灰半斤，随用滑石和研，用麻油调涂遍体，以开水调服一钱，日三服，明日肿减大半，一仁见有效，益厚涂之，改服二钱，日三服，三日而肿全消，饮食谈笑如常人，乃知经方之妙，不可思议也。前数年，予在家乡治谢姓小儿，茎及睾丸，明若水晶，令制而服之，一夕得小便甚多，其肿即消，惟腹满不减，继以姜、辛、术、附，后以急于赴沪，不复知其究竟，甲戌十一月，闻此儿十四岁矣。（录自《金匮发微》）

大凡水肿、淋证，见小便短赤者，多以此方为佐方用之。

### （9）芪芍桂酒汤证（黄汗湿热交蒸证）

【原文】问曰：黄汗之为病，身体肿—作重，发热汗出而渴，状如风水，汗沾衣，色正黄如柏汁，脉自沉，何从得之？师曰：以汗出入水中浴，水从汗孔入得之。宜芪芍桂酒汤主之。

【释文】黄汗病与风水病相似，但风水脉浮，黄汗脉沉，风水恶风，黄汗不恶风。"沾"，渍也，濡也。"汗沾衣"，即黄汗其汗渍衣，色正黄如柏汁，黄汗病是出汗时洗澡，水从汗孔侵入而得之。其症状为发热，汗出，口渴，身体肿。盖因水湿侵犯经脉，阻碍营卫运行，卫郁不能行水，滞留肌肤，而发全身肿；营郁为热，故发热汗出；气不化津，故口渴。宜用芪芍桂酒汤治之，以和营卫，泄郁热，利水气。

**【方药】黄芪芍药桂枝苦酒汤方**

黄芪<sub>五两</sub>　芍药<sub>三两</sub>　桂枝<sub>三两</sub>

上三味，以苦酒一升，水七升，相和煮取三升，温服一升，当心烦服，至六七日乃解。若心烦不止者，以苦酒阻故也。

**【按语】**方中桂枝，芍药调和营卫，以解郁遏，配苦酒以增强泄营中郁热之用，黄芪实卫止汗。于是诸药合用，俾营卫调和，气血畅通，则身肿，发热，黄汗等候得解。对此方证之用，《金匮要略广注》解云："汗出腠理开，入水则水气乘虚而入，故身肿。渴者，津液不行也。发热，汁如柏汁，湿热外蒸也。脉沉，水蓄于内也。桂枝行阳气，芍药泄邪热，黄芪实腠理以司开合，则水气无所容而自散矣。"并认为"汗出浴水，亦是偶举一端言之耳，大约黄汗由脾胃湿久生热，积热成黄，湿热交蒸而汗出矣。"可谓肯綮之见。李彣又云："苦酒，醋也。《经》云：味过于酸，肝气以津。是酸味能收，而亦能泄也。"

**【验案】**阙。

### （10）桂枝加黄芪汤证（黄汗水湿蓄留肌肉证）

**【原文】**黄汗之病，两胫自冷，假令发热，此属历节；食已汗出，又身常暮卧盗汗出者，此劳气也；若汗出已，反发热者，久久其身必甲错；发热不止者，必生恶疮。若身重，汗出已辄轻者，久久必身瞤，瞤即胸中痛，又从腰以上必汗出，下无汗，腰髋弛痛，如有物在皮中状，剧者不能食，身疼重，烦躁，小便不利，此为黄汗，桂枝加黄芪汤主之。

**【释文】**本条表述了黄汗与历节、虚劳病的鉴别及其转归和黄汗病的治法。

由于湿性重滞而下行，流入下肢关节后，阳气被郁，不能下达，故黄汗病虽然身体发热而两胫反冷，历节病则两胫发热。食后汗出，暮晚盗汗，是虚劳病胃气不足，阳虚有热之象，这与黄汗病阳郁为热而汗出者不同。阳郁为热之汗出后，发热等候即减轻。若汗出后发热仍不退是虚劳病而不是黄汗。且日久耗损营血，则肌肤失所养，则状如甲错。若长期发热不消，必致营气不通，正气日衰，一旦外感邪毒，与瘀热相合，还可发生恶疮。身重是湿胜之由，但汗出之后，湿随汗出，身重之候就会消失，身体反觉轻快，这是黄汗病的特征。固然湿随汗出而身重可以减轻，但

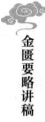

汗出耗伤阳气，因而肌肉发生跳动，胸阳不足，故亦感到胸痛。因上焦阳虚，故腰以上汗出；下焦湿胜，则"腰髋弛痛，如有物在皮中状"。若病势转剧，内伤于脾，则不能饮食；外伤肌肉，则身疼痛；伤于心则心烦而躁；伤于膀胱则小便不利。于是，水湿无法排泄，蓄留于肌肉而生水肿，这就是黄汗病。故有桂枝加黄芪汤之治。

**【方药】桂枝加黄芪汤方**

桂枝 芍药各二两　甘草二两　生姜三两　大枣十二枚　黄芪二两

上六味，以水八升，煮取三升，温服一升，须臾，饮热稀粥一升余，以助药力，温覆取微汗，若不汗更服。

**【按语】**方由桂枝汤加黄芪而成。桂枝汤解肌调和营卫，尤赖热粥以出微汗，再加黄芪行阳散邪增其通卫补气之力，俾阳郁得伸，则热可外达，营卫调和，而病臻痊可。

桂枝加黄芪汤，《金匮要略》以其和营卫，益心脾，固津止汗之功，而愈黄汗证。该方不但可治疗寒湿发黄证，尚可治疗营卫不和表虚证。故又适用于体虚感冒经久不愈，荨麻疹多日不解，皮肤过敏日久未愈，或过敏性鼻炎，慢性胃肠炎而具营卫失和，心脾两虚证者。

**【验案】**

**黄汗案：**黄某，男，37岁。1981年8月8日就诊。

2个月来，汗沾衣上，色黄如柏汁，小便亦黄，膝关节酸软无力，精神疲乏，查肝功能、黄疸指数等均正常。治疗月余，病情益甚。舌苔薄黄，脉浮缓。予桂枝加黄芪汤：生黄芪30g，桂枝6g，炒白芍9g，生姜3片，大枣15g，炙甘草5g。水煎，黄酒1盅冲服，另啜热稀粥以助药力，温覆取微汗。服4剂后，病情渐有好转，其后桂枝增至9g，以增强调和营卫、排泄黄汗之力。再服8剂后黄汗、尿黄均减，膝关节渐觉有力。守前法加重生黄芪剂量，并加茵陈，俾从汗溲二途分消。5剂后，汗黄、尿黄均大见好转，精神振作，眠食如常，腰酸已好，仅腰微痛。继进10剂，以巩固疗效。[《江苏中医杂志》1982年;（3）：25]

**自汗案：**宫某，女，41岁，干部，1965年4月20日初诊。

近期因工作及家务繁忙，身神疲惫，心烦少寐，多梦、心悸，四肢酸楚，月经先期，量少，清稀色淡；继自汗日甚，汗出黏稠，无法坚持工作。查面色无华，舌淡红，薄白苔，脉濡缓。

证属心脾两虚，营卫失和，卫失固津，营失濡脉而致诸候。治宜益心脾，和营卫，固津止汗，师桂枝加黄芪汤意加味。

处方：生黄芪30g，桂枝12g，制白芍15g，远志10g，龙眼肉10g，浮小麦

30g，炙甘草6g，大枣9枚，生姜3片。水煎服。另啜热稀粥以助药力。

服药1剂，诸候悉减，续服3剂，诸症若失，自汗而已。守桂枝加黄芪汤原方继服4剂以固疗效。[《柳吉忱医案》]

**按：** 吉忱公谓："桂枝加黄芪汤，非特为治黄汗之剂也。大凡心脾两虚，营卫失和而致自汗者皆可用之。此乃桂枝汤加黄芪之方证也。桂枝汤和营卫，濡气血，安和五脏，黄芪大补元气，以固卫敛汗，兼以行阳散邪之谓也。饮热稀粥，顾护中气，微汗以发越郁于肌表之邪也。"

**【原文】** 师曰：寸口脉迟而涩，迟则为寒，涩为血不足；趺阳脉微而迟，微则为气，迟则为寒。寒气不足，则手足逆冷，手足逆冷，则荣卫不利；荣卫不利，则腹满肠鸣相逐；气转膀胱，荣卫俱劳；阳气不通，即身冷，阴气不通即骨疼；阳前通则恶寒，阴前通则痹不仁，阴阳相得，其气乃行，大气一转，其气乃散，实则失气，虚则遗溺，名曰气分。

**【释文】** 此条以寸口，趺阳脉合参，说明了气血不足而兼寒证者，可以出现手足逆冷，腹满，肠鸣等证候，以至于甚者，可影响膀胱的功能。卫阳不行，则肌体失于温煦，则通身发冷，营阴失濡，筋骨失养则骨节疼痛，均是气血不足之证候。诚如《灵枢·脉度》篇所云："气之不得无行也，如水之流，如日月之行无休，故阴脉营其藏，阳脉荣其府，如环之无端，莫知其纪，终而复始。其流溢之气。内溉藏府，外濡腠理。"

《金匮要略广注》云："大凡水病所生，皆因气不利，而水亦为之不利，故必阴阳相得，正气乃行。元气为大气，大气一转，邪气乃散，而水亦散矣。实者，脾经邪气实也，即前腹满之谓，《灵枢》云：脾经得后与气，则快然如衰，故实则短少矢气（大便秽气）。虚者，膀胱正气虚也，即前气转膀胱之谓，《灵枢》云：膀胱不约为遗溺，故虚则遗溺（其转谓气下泄也，即不约之意）。此皆邪盛正衰，故失气者，邪气仍不得散，遗尿者，水气仍未尝行，而为气分也。"由此可见，失气和遗溺分别为气实与气虚之证候，水肿病若见这些证候，可进一步说明其病在气分，故谓"阴阳相得，其气乃行，大气一转，其气乃散"。

### （11）桂枝去芍药加麻黄细辛附子汤证（阳虚阴凝水饮证）

**【原文】** 气分，心下坚，大如盘，边如旋杯，水饮所作，桂枝去芍药加麻辛附子汤主之。

**【释文】** 本条是承上条，表述了气分病一种证候的治法。

心下相当于胃脘的上脘部分。由于阳虚阴凝之证，导致脾之运化功能失司，则水饮积留胃中，故痞结而坚，如盘如杯，可予桂枝去芍药加麻辛附子汤而治之，以成温经通阳，宣散水气之功。因芍药微寒，与证不利，故去之。

【方药】桂枝去芍药加麻黄细辛附子汤方

桂枝三两　生姜三两　甘草二两　大枣十二枚　麻黄 细辛各二两　附子一枚（炮）

上七味，以水七升，煮麻黄，去上沫，内诸药，煮取二升，分温三服，当汗出，如虫行皮中即愈。

【按语】该方为《伤寒论》之桂枝汤去芍药，合入麻黄细辛附子汤而成，故而尤在泾简称其方为"桂甘姜枣麻辛附子汤"。并云："气分即寒气乘阳之虚，而结于气者，心下坚大如盘，边如旋盘，其势亦已甚矣。然不直攻其气，而以辛甘温药，行阳以化气，视后人之袭用枳、朴、香、砂者，功拙悬殊矣。云当汗出如虫行皮者，盖欲使既结之阳，复行周身而愈也。"可谓肯綮之论。

桂枝去芍药加麻黄附子细辛汤，乃《金匮要略》以其温经通阳，宣散水气之功，而用于阳虚阴凝水饮留胃证。临证多见胃脘坚硬，尤上脘部按之有物如盘状，坚硬物胃限清楚，或浮肿，恶寒，四肢逆冷，口渴不欲饮，小便不利，舌淡，苔白，脉沉紧。

大凡现代医学之慢性胃炎，肝硬化腹水，肺源性心脏病，肾小球肾炎，肾病综合征等病而具该方证者，皆可辨证应用之。

【验案】

**急性肾炎案：**薛某，女，18岁。

6周前因咽痛、发热、恶寒就医，经治病情缓减，未至半月全身皆肿。入院检查，尿蛋白（+++），红细胞（++），白细胞（+），诊为急性肾炎。住院一个月，肿势有减，但尿常规未见改善。诊见患者全身漫肿，以头面为剧，恶风畏寒，神疲乏力，面色㿠白无华，胸闷气急，咳嗽少痰，纳差，便稀溲少，四肢清冷，舌淡边有齿印，苔薄白，脉浮取无力，沉按细微。

治当上以辛温宣肺解表，下以甘热助肾化气。

处方：麻黄、附子、炙甘草各6g，桂枝、生姜各10g，细辛2g，大枣3枚，木贼15g，茯苓皮30g。

煎服5剂后，溲频量多，肿消殆尽，咳减胸廓舒适。查：尿蛋白（+-）。唯余恶风形寒、纳差神疲之症，予上方去木贼、细辛，加黄芪30g，白术10g，7剂后诸证悉除。[《新中医》1987；（4）：41]

**肾下垂案：**朱某，女，42岁。

反复水肿 20 年，加重两个月。诊见全身水肿，面胀，目下窠中如卧蚕状，胸胁胀满，心下痞微痛，腰疼下坠，下肢按之凹陷不起，四肢欠温，周身肌肉及关节疼痛，恶寒，尿少，便溏，舌体胖大，质淡，脉沉弦而紧。检查：体重 62kg，24 小时尿量 850mL，心肺正常，血、尿、粪常规正常，血沉 25mm/h，超声波检查示双侧肾下垂。

证属阳虚水冷，乃少阴阳虚兼太阳营卫不和所致。治宜温阳散寒利水。

处方：桂枝 9g，生姜 3 片，大枣 6 枚，炙甘草 6g，麻黄 6g，附子 9g，细辛 6g，知母 9g。水煎服。

药后 9 小时全身微汗，恶寒怕冷解，四肢略温，尿量增加，24 小时尿量为 2180mL。继以上方与补中益气汤合方化裁，共进 35 剂，水肿消尽，诸症消失。体重 57kg。超声波检查：双肾形态位置正常。血沉 3mm/h。告愈出院。随访至今，未复发。[《陕西中医》1983；(6) 17]

### （12）枳术汤证（水气痞结于胃证）

【原文】心下坚，大如盘，边如旋盘，水饮发作，枳术汤主之。

【释文】本条表述了因脾弱运化失职，致水液转输失司，导致水气痞结于胃脘部，致心下坚满，状如盘如杯，故可予枳术汤行气散结，健脾利水之治。

【方药】枳术汤方

枳实七枚　　白术二两

上二味，以水五升，煮取三升，分温三服，腹中软，即当散也。

【按语】尤在泾解云："心下坚，大如盘，边如旋盘。"证如桂甘姜枣麻辛附子汤。对本方证之用，"曰水饮所作者，所以别于气分也。气无形，以辛甘散之；水有形，以苦泄之也。"李彣解云："枳实消胀，苦以泻之也，白术去湿，苦以燥之也。后张易水治痞，用枳术丸，亦从此汤化出，但此乃水饮所作，用汤以荡涤之，彼属食积所伤，则用丸以消磨之。一汤一丸，各有深意，非漫无主张也。"张元素，"易水学派"开山之祖，故称"张易水"。"枳术丸"，为李东垣《脾胃论》引张元素之方，故谓"后张易水治痞，用枳术丸"。

验诸临床，关于枳术汤之用，很少单独应用，家父吉忱公，蒙师牟永昌公多于复方中用之。

【验案】

陈某，女，57 岁，栖霞代家村人。1959 年 2 月 20 日初诊。

自去年开始，农村打破各户自炊，由生产队办食堂，而把患者家的面板拿去

"烧饭"了，因此生气，不久腹部胀满闷，短气，不能平躺，不能弯腰，也不能进食，进食则腹胀，朝食则不能暮食。

证见腹胀如鼓，四肢腰背皆不肿胀，四肢无力，呼吸困难，神倦怯寒，面色萎黄，小便少，大便不成形，舌淡，苔白腻，脉沉缓，双关脉微弦。

处方：①桂附枳术汤：枳壳 10g，炒白术 10g，制附子 10g，肉桂 2g，茯神 12g。水煎服。②阿魏猪脬脐疗方：阿魏 30g，硼砂 30g，好白干酒 350mL，猪膀胱 1 个。将前二味药研细末，纳入猪膀胱内，再注入白酒，扎紧其口，将此猪膀胱缚于患者脐部，令患者仰卧，再将麦皮盐炒装袋，热敷于上。

2 月 26 日：经上述二法治疗，诸症好转，腹胀满减轻大半，也能弯腰做饭，舌苔白薄，脉缓。

处方：①阿魏猪脬脐疗方续用。②商陆猪肾散：商陆 3g，广木香 3g，甘遂 3g 共为极细末备用。猪肾 1 个，刨开，将药末装入，外用黄土和泥包裹，焙干，去泥，研末，分成两份，早晚黄酒送下。③桂附枳术汤续服。

3 月 2 日三诊：鼓胀得以全解，诸症悉除。予以曲麦枳术丸以善其后。

处方：炒枳实 30g，炒白术 30g，黄精 30g，炒神曲 30g，炒麦芽 30g，共为细末，炼蜜为丸，如梧子大。每日 2 次，每次 1 丸。[《牟永昌诊籍纂论》]

**按：**鼓胀，根据腹部膨胀而命名。《灵枢·水胀论》云："鼓胀何如？岐伯曰：腹胀，身皆大，大如肤胀，色苍黄，腹筋起，此其候也。"《素问·腹中论》云："有病心腹满，且食则不能暮食，此为何病？岐伯对曰：名为鼓胀。"《景岳全书·气分诸胀论治》云："单腹胀者，名为鼓胀，以外虽坚满，而中空无物，其象如鼓，故名鼓胀。"本案病人之发病，看似因恚怒忧思而致鼓胀，细究之，盖因破自炊、吃食堂，继而又因"食堂散了"，而复自炊，又无米下锅，因营养障碍而造成鼓胀。故永昌公用"阿魏猪脬脐疗方"，消痞逐水治其标。《唐本草》谓阿魏"味辛，平，无毒"，入肝、脾、胃经。《本草经疏》云其"入足太阴，足阳明"，功于消积，故阿魏有治癥瘕痞块之用；硼砂味甘咸，性凉，甘凉清热，咸可软坚，长于消痰破结；白酒溶阿魏、硼砂成药液，盛于猪脬内，便于渗透。脐中，穴名神阙，脐中内连十二经脉、奇经八脉及五脏六腑。从解剖上看，脐在胚胎发育过程中，为腹壁最后的闭合处，与全身皮肤结构比较，其表皮角质层最薄，屏障功能最弱，易于药物渗透而被吸收，此即脐疗法的作用机理。今所加药物，均有除鼓胀消胀决水之功。肝气郁结，脾肾阳虚，气化失司而见单腹胀，故永昌公用"桂附枳术汤"。恚怒伤肝，忧思伤脾，故方以枳壳行气导积，消胀除鼓；白术健脾益气；茯神健脾补中，利水渗湿，而消腹水；脾阳不振，实因肾阳不足，故方用附子、肉桂，峻补下焦元阳，俾肾阳得充，脾阳得振，健运有司，则鼓胀腹水得消。本方标本兼治，治疗三日，鼓胀之证大减。

　　二诊时，续以阿魏猪脬脐疗方，以逐水邪。另予"商陆猪肾散"。方中商陆、甘遂逐水消肿；木香辛散苦降而温通，芳香性燥，可升可降，《本草便读》谓木香"燥脾土以疏肝，香利三焦破气滞"，故可解腹胀；猪肾，又称猪腰子，味咸性平，有益肾利水之功，《四川中药志》治卒肿满，有猪肾、甘遂之处方。四药相伍，作散剂服，乃逐水消肿之良剂。为增其健脾益气，和中消胀之功，仍予桂附枳术汤，实又寓《金匮要略》之枳术汤，以行气散结、健脾利水之功，除"心下坚，大如盘"，"水饮所作"之证。诸法皆施，标本兼治，续治三日，鼓胀得以全解，诸症悉除。曲麦枳术丸乃健脾和胃、益气和中之剂，为久服长安之用。

　　商陆，分赤白两种，《本草逢原》谓"赤者性劣，色白者良。辛寒，有毒。其制，当铜刀刮去皮，水浸一宿，或醋炒，或黑豆拌煎。故今用之品，为白商陆"。

　　桂附枳术汤、阿魏猪脬脐疗方、商陆猪肾散，均系蒙师牟永昌公家传之方。


## 附方：

　　《外台》防己黄芪汤：治风水，脉浮为在表，其人或头汗出，表无他病，病者但下重，从腰以上为和，腰以下当肿及阴，难以屈伸。方见风湿中。

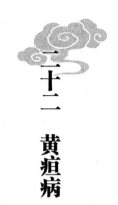

# 二十二 黄疸病

## （一）概说

黄疸，病证名，又名黄瘅。《金匮要略衬注》云："黄疸者，一病名也。凡发黄之病，其证因各异，而其为病，固亦各别也。唯其发黄之证，则是同一耳。"大凡证分为阳黄、阴黄、急黄。多因湿热或寒湿郁积中焦，不得宣泄而致。证见皮肤、巩膜深黄，晚期青黄，尿深黄，爪甲黄，身倦纳呆，身热呕逆等候。病首载于《黄帝内经》，如《灵枢·论疾诊尺》篇云："寒热身痛，面色微黄，齿垢黄，黄疸也。"《素问·平人气象论》云："溺黄安卧者，黄疸。""目黄者，黄疸。"《素问·六元正纪大论》云："民病寒热，嗌干黄瘅，䰻盅饮发。"又云："溽暑湿热相薄，争于左之上，民病黄瘅而为胕肿。"对其致病之因，王冰注云："瘅，热也。又湿热也。"《金匮要略·黄疸病脉证并治》篇，专论黄疸的病因，证候，脉象及治法，并根据黄疸病的不同病因病机证候，分为谷疸、酒疸、女劳疸三种类型。同时，除论述了黄疸一证外，还涉及有关病证与黄疸病的鉴别。

## （二）证候与证治

### 1. 黄疸病证候

【原文】寸口脉浮而缓，浮则为风，缓则为痹，痹非中风；四肢苦烦，脾色必黄，瘀热以行。

趺阳脉紧而数，数则为热，热则消谷，紧则为寒，食即为满。尺脉浮为伤肾，趺阳脉紧为伤脾。风寒相搏，食谷即眩，谷气不消，胃中苦浊，浊气下流，小便不通，阴被其寒，热留膀胱，身体尽黄，名曰谷疸。

额上黑，微汗出，手足中热，薄暮即发，膀胱急，小便自利，名曰女劳疸，腹如水状，不治。

心中懊憹而热，不能食，时欲吐，名曰酒疸。

【释文】上述经文，主要是从脉象上说明黄疸病的发病机制。

寸口脉浮而缓，在伤寒是外感表虚的脉象；在杂病脉浮则为风，而缓为湿之候。痹者，闭也，是指脾家蕴有湿热，非风寒湿杂至之痹。仲景恐人误认为脉浮为外感，故插入"痹非中风"一句以示区别。由此可知，脾是病湿的渊薮。脾主四肢、肌肉，脾有湿热，四肢为湿所困，必感疲困；若脾经蕴热溢入血分，行于体表，必然发生黄疸，故谓"脾色必黄，瘀热以行"。

上文进一步从脉象上阐明谷疸、女劳疸、酒疸的病理机制。

趺阳脉主候脾胃，紧脉主脾寒，数脉主胃热，胃热则能食善饥，但脾寒运化失司，必致食后胀满，湿自内生，于是脾湿胃热而致谷疸。

"尺脉浮为伤肾，趺阳脉紧为伤脾"，此两句是插笔，指出谷疸和女劳疸的不同脉象。"风寒相搏"，泛指湿热相搏，"风寒"泛指病邪，为产生脾胃湿热的根源；"苦浊"，指湿热，浊气。因脾胃有湿热，即使能勉强进食，食后反而不适，湿热上冲则头眩，下流则肾之气化失职，而致小便不利。"阴被其寒，热流膀胱"二句，"阴"指脾，谓脾寒生湿，挟胃热流入膀胱，而为小便不利。故湿热相搏，小便不利，于是形成黄疸。因为与饮食有关，故称为谷疸。

女劳疸是肾劳引起，故尺脉浮。尺浮不是表证，是肾虚热浮的征象。额上黑是肾色外现。微汗出，手足中热，薄暮即发。皆是肾虚有热的表现。而膀胱急，小便自利，是肾虚所致，与虚劳病的里急相同。由此可知，女劳疸的证候是额上黑，微汗出，手足中热，小便自利，而且双目不黄，其发病之因不是湿，属脾肾两虚所致。

酒疸是饮酒过度所致。酒热伤胃，故"心中懊憹而热"；"不能食，时欲吐"，是嗜酒伤胃所致。

【原文】阳明病脉迟者，食难用饱，饱则发烦，头眩，小便必难，此欲作谷疸；虽下之，腹满如故，所以然者，脉迟故也。

【释文】本条是指谷疸从寒化的病机。谷疸属于实证的，多属胃热，脉当数，今反迟，是太阴脾之虚寒证。脾气虚寒，运化失职，不能消化谷食，故谓"食难用饱"。饱则气滞不化而感烦闷，浊气上犯清窍则头眩，浊气下流则膀胱气化失司，而小便难。病属虚寒，虽见腹满，但不宜用下法，下则损伤中阳，不但腹满如故，且反而促使病情加重。本病辨证的关键是脉迟，同时应伴有舌淡神疲，色黄晦暗，与实热发黄之"阳黄"不同，属"阴黄"范畴。可予《医学心悟》之"茵陈术附汤"（茵陈、白术、附子、干姜、肉桂、炙甘草）化裁用之。

【原文】夫病酒黄疸，必小便不利，其候心中热，足下热，是其证也。

酒黄疸者，或无热，靖言了了，腹满，欲吐，鼻燥，其脉浮者先吐之，沉弦者先下之。

酒疸，心中热欲吐者，吐之愈。

酒疸下之，久久为黑疸，目青面黑，心中如啖蒜齑状。大便正黑，皮肤爪之不仁，其脉浮弱，虽黑微黄，故知之。

【释文】上三条是对酒疸症状的进一步表述，同时指出酒疸的治疗原则。

酒疸是嗜酒过度，湿热内积而成。"小便不利"，则湿热无由排泄，因而溢于血分，泛于肌表而发黄。"心中热，足下热"，是内热的反应，也是酒疸的必具证候。从"必小便不利"可推知，小便利则湿热可从小便排出，不致成酒疸，此即《伤寒论》"若小便自利者，不能发黄"之谓也。

"靖言了了"，示语言不乱，神情安静，是由于心中无热。"腹满"，是湿热内蕴胃肠，上冲则鼻燥，欲吐。从治法讲欲吐者当用吐法，腹满者当用下法。这样就形成了又可吐又可下的局面，这样就必须根据脉象来决定治法。大凡脉浮者病近于上，可先用吐法；脉沉者，病近于里，可先用下法。这是从脉象上阐明病机，目的是指导临床用药，不能违背正气抗病的趋势。但仅从脉象来决定治法，尚不够全面，当从整体观念上确定切合病情的治法。

酒疸是湿热内蕴于胃所致，欲吐是病势向上之状，通过呕吐，将湿热之毒排出，故"欲吐者，吐之愈"，是顺应病势的一种疗法，即"因势利导"之谓。

末段经文是指示酒疸误治可转变成黑疸。"心中如啖蒜齑状"，胃中烦热，而酸辣嘈杂，心中懊憹之状。"爪之不仁"，即搔抓皮肤，没有感觉。若酒疸不当下而下之，必然损伤正气，久之就会导致黑疸。证见目青面黑，心中懊憹，肌肤麻木，大便黑色，此皆血瘀之证、其脉浮而弱，为热浮于上而阴不足之候。从心中懊憹，面部鼻黑而就带微黄来看，此证是酒疸误下转变而来的。大凡黄疸经久，皆可转变成黑疸，非但酒疸误下而致。

【原文】师曰：病黄疸，发热烦喘，胸满口燥者，以病发时，火劫其汗，两热所得，然黄家所得，从湿得之。一身尽发热，而黄，肚热，热在里，当下之。

【释文】本条表述了因火劫发黄的证治。本条的病候在初期虽然发热，但不是外感发热，而是里证发热，应当清解其热。若误用火劫发汗，在里之热不得外解，反而增剧，故曰"两热相得"。瘀热在里，可发黄疸。而心烦气喘，胸满口燥等候，皆出于火劫之后。"一身尽发热"，意谓高热之候，毫无恶寒之象，这是腹中里热之故，所以当用下法。"然黄家所得，从湿得之"是插笔，说明黄疸病多得之于湿，惟本条之证是有热无湿的黄疸，由于热在于里，故当用下法。

【原文】脉沉，渴欲饮水，小便不利者，皆发黄。

腹满，舌痿黄，躁不得睡，属黄家（舌痿疑作身痿）。

黄疸之病，当以十八日为期，治之十日以上瘥，反剧为难治。

疸而渴者，其疸难治；疸而不渴者，其疸可治。发于阴部，其人必呕；发于阳部，其人振寒而发热也。

【释文】前两条指示了湿热发黄与寒湿发黄的不同证候。脉沉主病在里，乃湿热瘀滞的反应。郁热在里，故口渴欲饮水；小便不利，是湿热无由排泄，因而发生黄疸。属湿热发黄之证候。

"腹满"是太阴脾之寒湿证，是脾虚运化失职所致。这里的腹满按之软，与实热拒按者不同。"躁不得睡"，是湿郁于中焦，胃不和心不安之谓。腹满而黄色晦暗属阴黄范畴，故谓"黄家"。

后两条是对黄疸病的预后的情况加以判断。疾病的发展，是以正气的盛衰来决定的。一些疾病经过治疗，到一定的时期，会因正胜邪却而病愈。如黄疸当以十八日为期。亦有对症用药，至十日以上不差而反剧者，这是正不胜邪的原因，病属难治。"黄疸之病，当以十八日为期"，《金匮要略广注》解云："疸者，脾邪湿热所致，脾属土，土无定位，寄旺于四季之季月各十八日，则十八日乃土之成数也，十八日为期，则土气衰而病愈。"

黄疸口渴，是湿热相持的现象，同时也意味着邪重热盛，病势方张，其治疗也难；口不渴，意谓病邪较浅，正始胜邪，故易治。阴部指里，病在里，可能会出现呕证。阳部指表，病在表，可能出现振寒发热之候。

上述两条是推断预后的约略之辞，当根据疾病的整体证候而辨证施治。

## 2. 黄疸病证治

### （1）茵陈蒿汤证（湿热蕴结证）

【原文】谷疸之为病，寒热不食，食即头眩，心胸不安，久久发黄，为谷

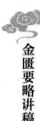

疸，茵陈蒿汤主之。

【释文】本条表述了谷疸湿热证的治法，及谷疸尚未形成之前的一段病理过程。最先表现为"寒热不食"，这里的寒热不是表证，而是湿热相搏，营卫运行壅塞所致，它和宿食病的恶寒发热同一病机。因湿热内留，影响脾胃的健运功能，故食欲减退。食后湿热上冲则头眩，心胸不安。更因小便不利，湿热无由排出，而日久湿热蕴结而成黄疸，故而有茵陈蒿汤清利湿热，以除黄疸。

【方药】**茵陈蒿汤方**

茵陈蒿六两　　栀子十四枚　　大黄二两

上三味，以水一斗，先煮茵陈，减六升，内二味，煮取三升，去滓，分温三服，小便当利，尿如皂角汁状，色正赤，一宿腹减，黄从小便去也。

【按语】茵陈蒿汤在《伤寒论》中，乃为阳明病瘀热在里发黄证而设方，功于清利湿热，利胆退黄。而在《金匮要略》黄疸篇乃为谷疸湿热证而设方。方中重用茵陈蒿，以其善于清利湿热，利胆退黄而为主药；辅以栀子通利三焦，导湿热下行，引湿热之邪从小便而出；大黄苦寒，泻热逐瘀，通利大便而为佐使药。三药合用，使湿热瘀滞之邪下泄，黄疸自退。故此方被后世誉为治湿热黄疸第一方。

茵陈蒿汤，《金匮要略》以其清利湿热，利疸退黄之功而治黄疸。证见身黄，目黄，黄色鲜明，小便黄而不利。身热，纳呆，心中懊恼，口苦而干，大便干，苔黄厚腻，脉弦数等候。

现代研究显示，该方可保肝，利胆，降低血清谷丙转氨酶和天门冬氨酸氨基转移酶，降血脂，解除胃肠道平滑肌痉挛，增强胃肠道推进。故可用以治疗急、慢性传染性肝炎，急、慢性胆囊炎，肝损伤性黄疸，胃肠炎及其溃疡等消化道疾病而具肝胆蕴热证者。

【验案】

刘某，男，41岁。1974年7月2日就诊。

就诊前感心下痞满、食欲不振，尿黄，急来医院就诊，查肝功：黄疸指数12mg/dL，谷丙转氨酶200U/L。诊断为急性黄疸型肝炎，收传染科住院治疗。经用保肝和支持疗法，治疗半月，病情未见明显好转，继而出现腹水、昏迷，经各种急救处理和输血，仍未见效，病情危重，黄疸指数80mg/dL，凡登白试验阳性。以亚急性重型肝炎，肝昏迷，而请中医会诊。查：体温不高，心率快，呼吸急，神志昏迷，巩膜深度黄染，舌苔黄腻中心黑，脉弦数。

证属肝胆郁热，湿热蕴蒸阳明，内陷心包，上蒙清窍，病属中医急黄之候。治宜清热解毒，疏肝利胆。师茵陈蒿汤、栀子柏皮汤、大柴胡汤意化裁。

处方：茵陈 30g，栀子 15g，大黄 10g，黄柏 10g，柴胡 20g，黄芩 10g，炙甘草 6g，大枣 4 枚。水煎服。

服药 1 剂，当天连续排便 3 次，色黑如糊，小便亦通利，腹软，神志略清。续服 3 剂，已省人事，黄疸减轻，能进食，口干欲饮。续服 5 剂，黄疸明显减退，腹水亦基本消退，神志清。予以上方加垂盆草 15g，虎杖 15g，郁金 10g，茯苓 15g。续服 5 剂，诸症若失。住院月余，以病愈出院。[《柳吉忱诊籍纂论》]

**按：** 本案为一重症肝炎患者，病属中医"急黄"范畴，因"瘀热在里"，故公予以《金匮要略》茵陈蒿汤；"身黄发热者"，予栀子柏皮汤；"心下痞硬""食欲不振"，予以大柴胡汤化裁。《普济方·黄疸门》云："治黄纲领，大要疏导湿热与大便小便之中。"故公于三方合一。三诊时，因腹水黄疸未全消除，宗清代尤怡"小便利，则湿热除而黄自已。故利小便为黄家通法"之论，而药加垂盆草、虎杖、茯苓。故续服 5 剂，而诸症若失。

此案乃重症垂危之患者，公临证有是病必用是药，于平淡间而妙手回春，实乃公志虑渊微，机颖明发，然后可与于斯也。余阅此案，沉思良久，深感"医，仁道也"。诚如《新修本草》孔志约序云："天地之大德曰生，运阴阳以播物；含灵之所保曰命，资亨育以尽年。"

### （2）硝石矾石散证（女劳疸兼瘀血证）

**【原文】** 黄家，日晡所发热，而反恶寒，此为女劳得之。膀胱急，少腹满，身尽黄，额上黑，足下热，因作黑疸。其腹胀如水状，大便必黑，时溏，此女劳之病，非水也。腹满者难治。硝石矾石散主之。

**【释文】** 本条是表述了女劳疸兼有瘀血的证治。黄疸病多日晡时发热较重。而此证反于日晡时恶寒，同时又有"膀胱急，少腹满，额上黑，足下热"之候。盖因由肾虚有热而致之女劳疸。若再兼大便黑，便溏之候，则为女劳疸兼有瘀血之证，此乃女劳疸的变型证候。虽然谓腹胀如水状，然与水肿病无关。当施以硝石矾石散，以除湿祛瘀。若发展至后期，出现腹满的，是肝肾两败之候，预后多不良。

"黑疸"，《金匮要略札记》云："凡疸久久不差，而色者，多带黑色，谓之黑疸，非有一种黑疸病，故另无治法。"

**【方药】硝石矾石散方**

硝石 矾石（烧）等分

上二味，为散，以大麦粥汁和服方寸匕，日三服。病随大小便去，小便正黄，大便正黑，是其候也。

【按语】方中硝石即火硝，味苦咸，入血分而清坚；矾石入血分而胜湿。两药同用，有消瘀逐湿之效。用大麦粥和服，有顾护中气健脾胃之功，又可清除二石的副作用。对此方之用，尤在泾解云："硝石咸寒除热，矾石除痼热在骨髓。骨于肾合，用以清肾热也。大麦粥和服，恐伤胃也。"由此可知，古今之解大即相同。

硝石矾石散，乃《金匮要略》以化瘀活血，清利湿热之功，而用以治疗女劳疸兼瘀血证者。临床多证见脘腹痞满，胁痛不移，入暮尤著，身目发黄，小便短赤，大便黑，或时溏，或肢冷，足心热，或便血，或呕血，或肌肤有瘀点，舌质紫或见瘀斑，脉涩等候。

其现代应用同茵陈蒿汤范畴。

【验案】

任，经闭三月，膀胱急，少腹满，身尽黄，额上黑，足下热，大便色黑，时结时溏，纳少神疲，脉象细涩。良由寒客血室，宿瘀不行，积于膀胱少腹之间也，女劳疸之重证，非易速愈，古方用硝石矾石散，今仿其意而不用药：归尾、茯苓、红花、砂仁、赤芍、桃仁、肉桂、茵陈、丹参、清宁丸、延胡索、血余炭、泽泻。
[《丁甘仁医案》]

### （3）栀子大黄汤证（酒疸偏热证）

【原文】酒黄疸，心中懊恼，或热痛，栀子大黄汤主之。

【释文】心中懊恼是酒疸必具的证候，热痛是心中懊恼进一步加重的结果，是里热太重所致。故有栀子大黄汤以清除实热。

【方药】栀子大黄汤方

栀子十四枚　大黄一两　枳实五枚　豉一升

上四味，以水六升，煮取二升，分温三服。

【按语】方中栀子、豆豉清胃中之郁热，大黄、枳实除胃肠之积滞。酒疸或其他黄疸之偏于热胜者，皆可用此方。对此尤在泾解云："酒家热积成实，为心中懊恼，或心中热痛，栀子、淡豆豉彻热于上，枳实、大黄除实于中，亦上下分消之法也。"

栀子大黄汤，乃《伤寒论》栀子豉汤加枳实、大黄而成。《金匮要略》以其清胆利胆，理气退黄之功，而用于治疗酒疸之疾。故适用于现代医学之肝胆疾患而以黄疸偏于热胜证者。

【验案】湿热阳黄。原因：此人好饮酒，数斤不醉，适至六月暑温当令，又饮酒过量，致有黄疸重证。症候：壮热不退，面目遍身色如老橘，口渴思饮，大小便秘，日渐沉重，卧床不起。六脉沉实而数，舌苔黄燥。疗法：阳黄证宜清解，因仿仲景茵陈蒿加大黄栀子汤主之；以茵陈利湿清热为君，以大黄、厚朴通大便为臣，以栀子清心肾之热为佐，加木通利水道，使邪由前阴分走不致停滞为使。连进二剂，二便均通，黄亦稍退，脉象亦较前柔和，仍照原方减去木通，加茯苓、六一散，续进二剂，至四日黄症已退过半。但年高气弱，不宜过于攻伐，因照原方减去大黄，加薏苡仁，又接服四剂，未十日而黄症逐渐痊愈矣。[《全国名医验案类编》]

### （4）桂枝加黄芪汤证（黄疸表虚证）

【原文】诸病黄家，但利其小便，假令脉浮，当以汗解之，宜桂枝加黄芪汤主之。

【释文】利小便以排出病邪，是黄疸病的正治之法，故谓"诸病黄家，但利其小便"。但也有例外，如若黄疸初起，有恶寒发热，脉浮自汗表证者，审其非内热影响者，仍当汗解，故有桂枝加黄芪汤之施。桂枝汤调和营卫以解表，加黄芪以扶正抵邪。

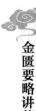

【方药】桂枝加黄芪汤方

桂枝 芍药各三两　甘草二两　　生姜三两　　大枣十二枚　　黄芪二两

上六味，以水八升，煮取三升，温服一升，须臾饮热稀粥一升余，以助药力，温覆取微汗；若不汗，更服。

【按语】对此方之用，《金匮要略心典》解云："小便利，则湿热除而黄自已，故利小便为黄家通法。然脉浮则邪近在表，宜以汗解。""但本无外风而欲出汗，则桂枝发散之中，必兼黄芪固卫，斯病去而表不伤，抑亦助正气而逐邪气也。"

桂枝加黄芪汤，乃《金匮要略》以其通阳化气，调和营卫之功，而为黄疸表虚证而设方。多适用于诸病黄家，或寒湿黄汗证，或营卫不和表虚证。应当注意的是，方中桂枝量要大于黄芪，方成固表中以达驱除寒湿之邪。

【验案】尤在泾："面目身体悉黄，而中无痞闷，小便自利，此仲景所谓虚黄也，即以仲景法治之。桂枝、黄芪、白芍、茯苓、生姜、炙草、大枣。"[《柳选四家医案·静香楼医案》]

### （5）猪膏发煎证（胃肠燥结萎黄证）

【原文】诸黄，猪膏发煎主之。

【释文】本条表述了由于胃肠燥结而引起的萎黄证，未必因湿而起，故用猪膏煎调治之。

【方药】猪膏发煎方

猪膏半斤　乱发如鸡子大三枚

上二味，和膏中煎之，发消药成，分再服，病从小便出。

【按语】对此方之解，《金匮要略心典》记云："此治黄疸不湿而燥者之法。"按《伤寒类要》云："男子女人黄疸，饮食不消，胃胀，热生黄衣，在胃中有燥屎使然，猪膏发煎则愈。盖湿热经久，变为坚燥。《本草》猪脂利血脉，解风热，乱发消郁，开关格，利水道，故曰'病从小便出'。"

猪膏发煎，乃《金匮要略》为胃肠燥结所致萎黄证而设方。而今多用于黄疸不显而燥者，如现代医学之黄疸型肝炎，慢性肝炎，肝硬化腹水及慢性、老年性便秘。

【验案】

王某，男，38岁。1971年1月27日初诊。

患者性情急躁，半年前因当生产队队长与社员争执而感脘腹不适且痛，小腹拘挛，自觉气从小腹上冲至心下，继而至咽，旋即昏厥。家人将其急送医院，未至医院即醒。后每二三日发作一次，诸医以郁证调治罔效。时正月初一，适余值班，患者来诊。见其为一中年壮汉，眼布红丝，轻度黄染，舌淡白苔，脉弦。

证属肝气郁结，阴阳失和，冲脉之气厥而上逆；胃肠结而起萎黄。

治疗先用《金匮要略》猪膏发煎。

猪脂半斤、乱发鸡子大三团，煎之，发消药成。分5天服用，每天2次。

猪脂利血脉，荣冲脉，乱发消郁开结，则少腹急满可愈。

服药三日，欣然相告未发，嘱续服用。翌日夜其家人告知病作，因病人之家在医院驻地，余即出诊赴其宅。见病人仰卧在床，神志不清，针刺人中、十宣，闻其喉中痰声作而厥逆缓，旋即呓语，但仍神志不清，诊其脉沉弦。处以桂枝加桂汤，桂枝20g，白芍15g，炙甘草10g，生姜10g，大枣10g。嘱翌日取药。服药1周，未厥，惟时感脘腹不适，嘱原方续服，并让其自灸气冲穴。续治疗1周，病人欣然相告，诸症悉除。[《柳少逸医案选》]

**按**：余在接诊此案之前一年，尚在栖霞县医院中医科工作，曾遇一类似患者，予以奔豚汤罔效。因业师牟永昌公已西去，故于周末假日回莱阳问道于家父吉忱公，公笑云："尔何不用《金匮要略》猪膏发煎？猪脂补虚、润燥、缓急、开郁，乱发消瘀、散结、疏肝、利胆，故奔豚、黄疸可解。经方有其证，必有其方，证不分巨细，药味不在多寡，只要证准方符必效。"后用其方，病果愈。

此案病人患病日久，多医用药无效，心情沮丧懊恼，肝气郁结更甚，故予以猪膏发煎以润燥开结。盖因枢机不利，气化失司，开合失序、阴寒内盛，冲脉之气从少腹上凌心阳，故予桂枝加桂汤调和阴阳，益冲降逆。虽见肝气郁结之证，然无火热之邪，故不用奔豚汤。

清代赵学敏曾云："医者，意也。用药不如用意，治有未效，必以意求。苟意入元微，自理有洞解，然后用药无不效。"家父吉忱公以猪膏发煎治奔豚，猪膏、乱发之用，即以用意而收功也。

### （6）茵陈五苓散证（黄疸湿重于热证）

【原文】黄疸病，茵陈五苓散主之（一本云：茵陈汤及五苓散并主之）。

【释义】茵陈五苓散，即五苓散加茵陈而成。以五苓散主以利水祛湿，茵陈清热利湿，由此可知，本方适用于湿重而内热不甚之黄疸病。

【方药】**茵陈五苓散方**

茵陈蒿末十分　　五苓散（泽泻、猪苓、茯苓、白术、桂枝）五分

上二味，和，先食饮方寸七，日三服。

【按语】《金匮要略广注》云："五苓散，发汗利小便，表里双解之剂也，加茵陈，苦以泄水，寒以撤热，则去湿热更捷，而共成治疸之功，此亦发汗利小便之法也。"

茵陈五苓散，乃《金匮要略》为黄疸湿重于热证而设方。大凡肝胆疾患而证见身目便俱黄，小便短少，无汗，身及四肢困重，纳呆，泛呕，舌苔黄而腻，脉滑或濡缓者皆可用。

【验案】

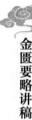

**阳黄案**：刘某，男，22 岁，栖霞河南乔村人。1959 年 9 月 23 日初诊。

患者于本月开始食欲减退，腹胀满，双目、全身发黄，小便赤涩，大便干燥，舌苔黄腻，脉弱微数。

证属外感湿热疫毒，从表入里，肝胆郁而不达，湿热蕴结，胆液外溢肌肤，而致阳黄。治宜泻火利胆，清热利湿。

处方：茵陈 90g，栀子 15g，大黄 10g，茯苓 10g，猪苓 10g，泽泻 10g，炒白术 10g，炙甘草 6g。

先煎茵陈，后入诸药，每剂煎取药液 200mL，每日 1 剂，分 3 次服。

10 月 1 日：服药 3 剂，全身黄疸消退，小便微黄，舌苔薄黄，六脉弦。原方去大黄，续服。

11 月 5 日：续服 3 剂，诸症悉除，每日以茵陈 15g，大枣 10g，煎汤代茶饮。

[《牟永昌诊籍纂论》]

**按**：此案为急性黄疸型肝炎，此乃外感湿热疫毒而致阳黄，所以清热、利湿

为治阳黄两大法门。该案发热，腹胀，双目、全身发黄，小便赤涩，大便干燥，乃《伤寒论》茵陈蒿汤之证也；患急性黄疸型肝炎七八日，身目俱黄，小便黄赤，伴有胸闷，纳呆、腹胀满，此《金匮要略》之茵陈五苓散证也。故永昌公处以茵陈蒿汤，方中茵陈主黄疸而利水，栀子清三焦之郁热，大黄导热下行，三药合用，以成清热利湿退黄之功。因该案病人尚伴胸闷、纳呆、腹胀满之候，此乃湿困脾胃，浊邪不化，脾胃运化功能减退所致，故永昌公又合入《伤寒论》之五苓散，亦寓《金匮要略》之茵陈五苓散，以增健脾和胃、利水化湿、温阳化气之功。方中白术健脾和胃，二苓、泽泻利水化湿。因小便赤涩，桂枝辛温，于证不利，故弃之不用。"淡味渗泄为阳"，茯苓有渗泄之功，具升清降浊之用，可代桂枝温阳化气。实则乃《伤寒论》之五苓散减桂枝，则成《明医指掌》之四苓散。此即《金匮要略》"诸病黄家，但利其小便"之谓，亦即陈自明"用药之法，有是病必用是药"之谓也。

《金匮要略·黄疸病脉证并治》篇有"黄疸之病，当以十八日为期，治之十日以上瘥，反剧为难治"之记。该案病人，发病七八日，经永昌公6剂中药而治愈，验证了黄疸病向愈或剧增，有"十八日为期"的时向性。永昌公辨证精确，方药准当，收效于预期，诚如《续名医类案》所云："药不在多，贵在得宜"。

《本事方》案：有一人病伤寒七八日，身体洞黄，鼻目皆痛，两髀及项颈腰背强急，大便涩，小便如金。予曰：脉紧且数，脾元受阻，暑热蕴蓄于太阳之经，宿谷相搏，郁蒸不得散，故使头面有汗，至颈下无之；若鼻中气冷，寸口近掌无脉则不疗，急用茵陈五苓散与之，数服而差。

### （7）大黄硝石汤证（黄疸病热盛里实证）

【原文】黄疸，腹满，小便不利而赤，自汗出，此为表和里实，当下之，宜大黄硝石汤。

【释文】本条表述了黄疸病热盛里实的证治。导致黄疸病腹部胀满，小便不利而赤，是内热极盛的表现。因为里热熏蒸，故见自汗。里有实热，而表和无病，汗出更易耗损津液，故用大黄硝石汤以下之。

【方药】大黄硝石汤方

大黄　黄柏　硝石各四两　　栀子十五枚

上四味，以水六升，煮取二升，去滓，内硝更煮，取一升，顿服。

【按语】对此方之用，《金匮要略广注》解云："腹满，小便不利而赤，里病也；自汗出，表和也。里病者，湿热内甚，用栀子清上焦湿热，黄柏清下焦湿热，硝石则于苦寒泄热之中，而有燥烈发散之意，使药力无所不至，而湿热悉消散矣。"

综上所述，大黄硝石汤证是热胜，当与茵陈蒿汤证之湿热两盛是有区别的。故而对黄疸病除区别阴黄、阳黄外，还须分别在湿热发黄中有湿胜、热胜，或湿热两盛之证候。大黄硝石汤与硝石矾石汤俱适用于肝胆湿热而具瘀血者。前者所主瘀血痛证较轻，而后者较重，且其治重在活血化瘀。

**【验案】**《静俭堂治验》："某，患黄疸，更数医，累月不见效，发黄益甚，周身如橘子色，无光泽，带暗黑，眼中黄如金色，小便短少，色黄如柏汁，呼吸迫促，起居不安，求治于予。乃以指头按胸肋上，黄色不散，此疸证之尤重者也。乃合茵陈汤、大黄硝石汤作大剂，日服三四帖，及三十日，黄色渐散去，小便清利而痊愈。凡察疸证之轻重，以指重按患者胸肋之骨间，放指则黄色其迹见白，忽复如元黄色者，此轻证易治也；至重者，则虽重按，则黄色不少散，屹然不动；以此人属重证，故合茵陈蒿汤、大黄硝石汤与之。"［《金匮今释》］

### （8）小半夏汤证（脾胃虚寒证）

**【原文】**黄疸病，小便色不变，欲自利，腹满而喘，不可除热，热除必哕；哕者，小半夏汤主之。

**【释文】**本条是对黄疸病误治的处理。凡黄疸病属实热的，小便必现赤色；现小便颜色正常，又有泄泻的倾向，及虚胀气喘之候，可知乃脾胃虚寒之证。若误认为是实热而用栀子剂以除热，必定会损伤胃气而发生呕逆，当此之时，可用小半夏汤以温胃降逆止呕。

**【方药】**小半夏汤方

半夏一升　　生姜半斤

上二味，以水七升，煮取一升半，分温再服。

**【按语】**对此方之解，《金匮要略广注》云："小便色不变，欲自利，里无湿热可知，腹满而喘，脾气虚而肺气不利耳。用苦寒药攻里除热，则胃寒而虚气上逆，故哕，宜小半夏汤散逆上呕。"

**【验案】**临证多作对药应用，故案阙。

### （9）小柴胡汤证（肝气犯胃证）

**【原文】**诸黄，腹痛而呕者，宜柴胡汤。

**【释文】**本条表述了黄疸病兼证的处理。黄疸病若见腹痛而呕者，这是肝气犯胃所致，故有小柴胡汤调达气机，疏肝理气，和胃止呕。

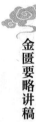

【方药】小柴胡汤方

柴胡半斤　黄芩三两　人参三两　甘草三两　半夏半升　生姜三两　大枣十二枚

上七味，以水一斗二升，煮取六升，去滓，再煮取三升，温服一升，日三服。

【按语】小柴胡汤在《伤寒论》中，乃为枢机不利，正邪分争于半表半里证而设方。而在《金匮要略》黄疸病篇用治黄疸病见腹痛呕逆者，非谓小柴胡汤为治黄疸之方也。对此，李彣解云："腹痛而呕，病在少阳，脾胃病者，木邪易张也。故以小柴胡散邪气，止痛呕，亦非小柴胡汤能治诸黄也。"对此方之用，见拙著《柴胡汤类方及其应用》。

【验案】

**肝癌案**：闫某，男，42 岁，农民，1990 年 3 月就诊。

腹胀、乏力、下肢浮肿 1 月余。患者于 1 个月来感腹胀剧烈，不能纳食，稍进饮食则胀甚，并感乏力，不能户外活动，下肢浮肿，按之凹陷不起，且常鼻衄，大便稀溏，小便黄赤。检查：面部及颈、胸部有多个蜘蛛痣，肝病容及肝掌。舌红绛无苔，唇红绛，脉弦细数。辅助检查：肝功：锌浊度 20 单位，碘试验（+++），黄疸指数 16 单位，碱性磷酸酶 18 单位，HBSAg：1:516；B 超示：①肝硬化（肝大，回声不均质，门静脉宽 1.8cm，脾厚 6.4cm）；②继发性肝癌（肝右叶可见一 3.4cm×4.6cm 之光团）。

证属肝胆气郁，日久化热，暗耗肝阴，正虚邪瘀。治当枢转气机，散瘀扶正。

处方：柴胡 15g，黄芩 12g，半夏 10g，童参 15g，龟甲 15g，鳖甲 15g，三七 10g，白花蛇舌草 30g，半枝莲 30g，水蛭 10g，黄芪 15g，甘草 10g，生姜 10g，大枣 5 枚，水煎服。

服上方 10 剂后，做 B 超检查：肝右叶包块消失，可进少量饮食，服药 20 剂后，做 B 超检查：肝右叶包块消失，门静脉及脾恢复正常。但病人仍感腹胀、便溏、纳差，上方加砂仁 12g，云苓 15g，白术 15g，去水蛭 10g，再服 20 剂，病情基本稳定，唯有时仍感腹部胀闷，便时稀。查肝功：锌浊度 15 单位，碘试验（+），HBSAg 1：156，其余正常；B 超示：肝大，光点粗，回声仍不均质。病人感觉良好，可参加一般农业劳动。以鳖甲煎丸善后，并嘱长期服用。[《柴胡汤类方及其应用》]

### （10）小建中汤（营卫失调致萎黄证）

【原文】男子黄，小便自利，当与虚劳小建中汤。

【释文】本条是属虚劳范围的萎黄证，非黄疸病也。由于小便自利，证属里虚。

由于用小建中汤，可知是营卫失和所致。

**【方药】小建中汤方**

桂枝三两（去皮）　甘草三两（炙）　大枣十二枚　芍药六两　生姜三两　胶饴一升

上六味，以水七升，煮取三升，去滓，内胶饴，更上微火消解，温服一升，日三服。

**【按语】**对此方之解，李彣云："黄病湿热内郁，当利小便，今反利者，中州虚竭也。盖黄病属脾，而脾主中州，行津液，脾虚则利而津液亡。小建中汤建立中气，使脾土健运不息，足以制水而湿热自去，此《内经》养正邪自消之方也。"

**【验案】**案例详见"虚劳"篇，故阙。

## 附方：

**瓜蒂汤**：治诸黄。方见暍病中。

**《千金》麻黄醇酒汤**：治黄疸。

麻黄三两

上一味，以美清酒五升，煮取二升半，顿服尽。冬月用酒，春月用水煮之。

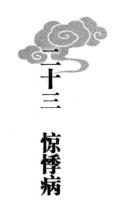

## （一）概说

惊悸，病证名。惊与悸，实是两种病情。惊为心情之一，系指受到意外刺激而出现的震惊心理。如《素问·举痛论》云："惊则气乱。"悸，为心惊跳之候。如《灵枢·本神》篇云："癫疾始作而引口啼呼喘悸者，候之手阳明、太阳。"一般均将惊悸并论，如《素问·评热论》云："诸水病者，故不得卧，卧则惊悸。"《金匮要略·惊悸吐衄下血胸满瘀血》篇中谓："动则为惊，弱则为悸。"故其治，有桂枝去芍药加蜀漆龙骨牡蛎救逆汤以治惊病；半夏麻黄丸则治寒饮凌心之悸，然此方之用，与"弱则为悸"证候不同，故应区别之。

鉴于惊、悸、吐、衄、下血和瘀血诸疾均与心和血有着密切的联系，故张仲景在《金匮要略》中合为一篇论述之。

## （二）证候与证治

### 1. 惊悸病证候

【原文】寸口脉动而弱，动即为惊，弱则为悸。

【释文】本条表述了惊、悸的病机。《金匮通玄类证撰注》云："惊，触外物惊，故脉动。悸，自内恐物，属阴，故脉弱。"大凡惊多从外来，惊则气乱，故脉见动摇不宁。悸病多内生，由于气血不足，故脉弱不任重按。对此，尤在泾尚注云："惊则气乱，脉动；悸属里虚，故脉弱。动即为惊者，因惊而脉动，病从外来；弱则为悸者。因弱而为悸，病从内生；其动而且弱者，则内已虚，而外复干之也。"

**2. 惊悸病证治**

**（1）桂枝救逆汤证（劫汗损心阳证）**

【原文】火邪者，桂枝去芍药加蜀漆牡蛎龙骨救逆汤主之。

【释文】本条表述了火劫发汗，损伤心阳，致神气浮越，神不守舍，出惊狂、卧起不安之候。故有桂枝救逆汤之治。

【方药】桂枝救逆汤方

桂枝三两（去皮）　甘草二两（炙）　生姜三两　牡蛎五两（熬）　龙骨四两　大枣十二枚
蜀漆三两（洗去腥）

上为末，以水一斗二升，先煮蜀漆，减二升，内诸药，煮取三升，去滓，温服一升。

【按语】此条但举"火邪"二字，而不详其见证，实则本方证见于《伤寒论》112条："伤寒脉浮，医以火迫劫之，亡阳，必惊狂，卧起不安者，桂枝去芍药加蜀漆牡蛎龙骨救逆汤主之。"对此方之用，李彣解云："方内皆回阳固脱之品也。成无己注云：伤寒脉浮者，邪在表，火劫发汗，汗者心之液，汗多亡阳则心气虚，心恶热，火邪内破，则心神浮越，故惊狂、起卧不安。与桂枝汤解未尽表邪，去芍药，以其益阴，非亡阳所宜也。火邪错逆。加蜀漆之辛以散之；阳气亡脱，加龙骨、牡蛎之属是也。"

【验案】"伤寒脉浮"，后世医家，均戒"火劫"，未见医案，故阙。

**（2）半夏麻黄丸证（水饮致悸证）**

【原文】心下悸者，半夏麻黄丸主之。

【释文】本条论述水饮致悸的治法。"弱则为悸"，乃血虚致心血亏致悸，而此条乃水饮内停，上凌于心，心阳被遏，故心下悸动。方用半夏麻黄丸以蠲饮清水，宣发阳气。

【方药】半夏麻黄丸方

半夏　麻黄等分

上二味，末之，炼蜜和丸如小豆大，饮服三丸，日三服。

【按语】对此方之用，尤在泾解云："此治饮气抑其阳气者之法。半夏蠲饮气，麻黄发阳，妙在作丸与服，缓以图之，麻黄之辛甘，不能发越津气，而但升引阳气；即半夏之苦辛，亦不恃蠲除饮气，而并和养中气。非仲景神明善变者其孰能与于此哉。"

【验案】阙。

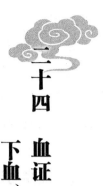

二十四 血证（吐、衄、下血、瘀血病）

## （一）概说

**1. 吐血**　病证名，亦名呕血。为血液从口中吐出的一种病证。《灵枢·经筋》篇云："手太阴之筋"，"其病当所过者，多转筋，痛甚成息贲，胁急，吐血"。《邪气藏府病形》篇云："肺脉"，"涩甚为呕血"。《素问·举痛论》云："怒则气逆，甚则呕血及飧泄。"

**2. 衄血**　病证名。广义的"衄血"系指皮肤、五官出血，名肌衄、鼻衄、齿衄、舌衄等。狭义的"衄血"为鼻出血，故称鼻衄，或简称衄。如《灵枢·邪气脏腑病形》篇云："肝脉"，"大盛为内痈，善呕衄"。呕衄：即呕血和衄血，口鼻出血之谓。《素问·至真要大论》云："民病厥心痛，呕血泄血衄衄。"呕血泄血衄衄即吐血、下血、鼻衄之候。他如《灵枢·百病始生》篇云："阳络伤则血外溢，血外溢则衄血。"此乃广义的"衄"。

**3. 下血**　即便血，病证名。系指血自肛门而下，或血便夹杂而下，或在大便前后而下，或单纯下血者。《素问·阳明别论》云："结阴者便血一升。"又云："阴络伤则血内溢，血内溢则后血。"故又有血便、下血、泻血、结阴之名。根据出血部位不同，有远血、近血之分；按颜色新浊，有肠风、肠毒之别。

**4. 瘀血**　系指离经之血积存体内，或血行不畅，阻滞于经脉及脏腑内的血液，均称为瘀血。故瘀血是疾病形成中的病理产物，又是某些疾病的致病因素。《黄帝内经》无瘀血一词，但有对其病候及病因病机的描述。如《素问·缪刺论》云："人有所堕坠，恶血留内，腹中胀满，不得前后。"《灵枢·邪气藏府病形》篇云："有所堕坠，恶血留内，若有所大怒，气上而不下，积于胁下，则伤肝。"因胸满仅是瘀血的一个证候，故不作专病论之。

吐血、衄血、下血和瘀血，尽管各自的发病机制和出血部位不同，且治疗方法亦各异，鉴于皆为血脉之病，故在《金匮要略·惊悸吐衄下血胸满瘀血病脉证治》篇中，均以血证而统为一篇之中。

## （二）证候与证治

### 1. 血证证候

【原文】师曰：尺脉浮，目睛晕黄，衄未止，晕黄去，目睛慧了，知衄今止。

【释文】本条表述了从脉证判断衄血的预后。尺脉主肾，肾寓相火，目为肝窍，肝主藏血。尺脉浮为肾虚火浮，目睛晕黄为肝有郁热。五脏之中，肝肾属阴，阴虚则火旺，势必迫血上升，故知衄未止；如果晕去黄退，目睛清明，这是阴复火降，血亦宁静，故知衄血可止。对此，尤在泾解云："尺脉浮，知肾有游火；目睛晕黄，知肝有毒热，衄病得此，则未欲止。盖血为阴类，为肝肾之火热所逼而不守也。若晕黄去，目睛且慧了，知不独肝热除，身热亦除矣，故其衄今当止。"经文仅云"晕黄去目睛慧"，未言及脉，是省略笔法，其脉当静而不浮。

【原文】又曰：从春至夏衄者，太阳；从秋至冬衄者，阳明。

【释文】对此条所述，历代医家多从脏腑经络理论而解之。如《金匮要略广注》云："衄血出于鼻，手太阳经上顺抵鼻，足太阳经从颠入络脑，手阳明经挟鼻孔，足阳明经起鼻交颊中，四经皆循鼻分，故皆能致衄。太阳行身之表，《内经》云：太阳为开，是春生夏长，阳气在外，有开之义，故春夏衄者，太阳。阳明行身之里，《经》云：阳明为合，是秋收冬藏，阳气在内，有藏之义，故秋冬衄者，阳明。"对衄者为何在阳经不在阴经？又为何在太阳、阳明，而不在少阳呢？《金匮要略心典》解云："血从阴经并冲任而出者则为吐，从阳经并督脉而出者则为衄，故衄病皆在阳经。但春夏阳气浮，则属太阳；秋冬阳气伏，则属阳明为异耳。所以然者，就阴阳言，则阳主外，阴主内；就三阳言，则太阳为开，阳明为合，少阳之脉不入鼻颊，故不主衄也。"

【原文】衄家不可汗，汗出必额上陷，脉紧急，直视不能眴，不得眠。

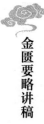

金匮要略讲稿

238

【释文】本条见于《伤寒论》太阳篇，表述了衄家忌汗，误汗则预后不良。因衄复汗是重竭其阴，阴虚则阳浮，故见上述诸候。对此，《金匮要略心典》解云："血与汗皆阴也，衄家复汗，则阴重伤矣。脉者血之府，额上陷者，额上两旁之动脉，因血脱于上而陷下不起也。脉紧急者，寸口之脉，血不荣而失其柔，如木无液而枝劲也。真视不眴不眠者，阴气亡则阳独胜也。经云'夺血者无汗'，此之谓夫。"

【原文】病人面无血色，无寒热，脉沉弦者，衄；浮弱，手按之绝者，下血；烦咳者，必吐血。

【释文】本条论述了出血病的几种脉证。病人面无血色，是亡血家的体征。因失血则气血不能上荣，所以面色㿠白。无寒热，说明失血非由外感，而属内伤之病。这两句是本条的总纲。沉脉候肾，弦为肝脉，假若病人脉见沉弦，属病人水不涵木，肾虚不能养肝，肝气偏旺，肝旺则气逆上升，而见血逆，故知衄血。脉沉为阳虚，弱为血虚。若脉见浮弱，按之即绝者，谓脉无根，则为阳虚上浮，血脱于下，故知下血。若同一脉象，证见烦咳者，是阳虚浮越上焦，扰动心脉，必致吐血。

【原文】夫吐血，咳逆上气，其脉数而有热，不得卧者，死。

【释文】本条是表述了吐血的预后。吐血本因阴虚火旺，若见上述证候，是阴血已虚，而阳气独胜之候，则预后不良。由于气逆于上，故"咳逆上气"。内热尚盛，故"脉数而有热"。热盛气逆，必然"不得卧"。诚如尤在泾所云："以既灼之阴，而从独胜之阳，有不尽不已之势，故死。"

【原文】夫酒客咳者，必致吐血，此因极饮过度所致也。

【释文】本条表述了酒客吐血的病机。酒客咳嗽，势必吐血，这是因饮酒过度之人，胃多积热，上熏于肺，肃降失司，故见咳嗽；热在上焦，因咳而震伤肺络，故"必致吐血"。

【原文】寸口脉弦而大，弦则为减，大则为芤，减则为寒，芤则为虚，寒虚相搏，此名曰革，妇人则半产漏下，男子则亡血。

【释文】本条已见于《血痹虚劳篇》："脉弦而大，弦则为减，大则为芤，减则为寒，芤则为虚，虚寒相搏，此名为革，妇人则半产漏下，男子则亡血失精。"尤在泾云："仲景复举之者，盖谓亡血之证，有从虚寒得之者耳。"故惟于此是专为失血立论，故条文末尾删去"失精"二字。

【原文】亡血不可发其表，汗出则寒栗而振。

【释文】本条已见于《伤寒论》太阳篇，唯文字稍异。意谓亡血忌汗，若误用汗法，不仅伤阴，更伤其阳，而见"寒栗而振"之候。

【原文】病人胸满，唇痿，舌青，口燥，但欲漱水不欲咽，无寒热，脉微大来迟，腹不满，其人言我满，为有瘀血。

【释文】本条表述了瘀血的脉证。瘀血壅滞，气机痞塞，故见"胸满"。其病不在胃肠而在于瘀血内结，故腹部外形不满，而病人却感胀满，这是有瘀血的一种征象。瘀血留滞，则新血不荣，血不外荣，则唇痿舌青。瘀阻之处，必有郁热，故口燥欲漱水；但病在血分，所以虽燥而不欲饮。"无寒热"说明无外感。本条所述证候而见"脉大来迟"之脉，知为瘀血证无疑。

【原文】病者如热状，烦满，口干燥而渴，其脉反无热，此为阴伏，是瘀血也，当下之。

【释文】本条是承上条互详脉证。前条云"口燥，但欲漱水不欲咽"，此云"口干燥而渴"，前后似不一致，其实是瘀血郁热的轻重问题，瘀热不甚故仅"欲漱水不欲咽"；瘀热久则病甚，则"口干燥而渴"。

对此尤在泾注云："此二条辨瘀血之见证。胸满者，血瘀而为之不利也；唇痿唇青，血不荣也；口燥欲漱水者，血结则气燥也，无寒热，病不由表也；脉微大来迟，血积经隧，则脉涩下利也；腹不满，其人言我满，外无形而内实有滞，知其血积在阴，而非气壅在阳也。故曰为有瘀血。"

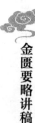

金匮要略讲稿

### 2. 血证证治

#### （1）柏叶汤证（虚寒吐血证）

【原文】吐血不止者，柏叶汤主之。

【释文】本条表述了吐血不止的治法。吐血久而不止，多为中气虚寒，气不摄血所致。故有柏叶汤行温中止血之治。

【方药】柏叶汤方

柏叶 干姜各三两 艾叶三把

上三味，以水五升，取马通汁一升合煮，取一升，分温再服。

【按语】方中柏叶之清降，折其上逆之势而止血；马通微温，止血而引之下行；干姜、艾叶温阳守中，使气能摄血。四药合用，具温中止血之效。对此方之施，李彣解云："心属君火，肝属相火，凡吐血，皆火邪迫之也。柏叶生而西向，秉兑金之气，以克制肝木。艾叶甘辛微温，其性入内而不炎于上，使气血反归于里。吐血则气虚中寒，血得寒气，愈加瘀凝而吐不止，干姜炒黑，止而不走，能入血分，以温经使百脉流通，血归故道，此阳生阴长之义也。马通汁（即马屎）咸，与血同味，故能走血，引火下行，盖血生于心，心属午火，马为午兽，与少阴君火同气，故用之为使，以泻君火也。"

柏叶汤，乃《金匮要略》以其温中止血之功，而为虚寒吐血证设方。临证多见血色淡或暗，恶寒，面色萎黄，脉虚弱之候。鉴于该方具温经散寒，敛血归经之功。故可用于鼻腔出血，牙龈出血，上消化道出血，上呼吸道出血者而具虚寒证者。

家父吉忱公、蒙师牟永昌公，将三药均作炭，以辅方入药，药性平和，适用于各类出血者。鉴于马通取之不宜，故可用童便代之。

【验案】

彭某，男，43岁。患支气管扩张，咯血，并有结核病史。一般来说，此类病人多属阴虚火热之体，治宜养阴清肺，但此患者咳痰稀薄，形寒畏冷，舌苔白薄，脉象沉缓。前医用四生丸加白芍、白及、仙鹤草之类，反觉胸闷不适，食纳减少，此肺气虚寒，不能摄血所致。拟温肺摄血，用柏叶汤：侧柏叶 12g，干姜炭 5g，艾叶 3g，童便一杯兑，服两剂，咯血已止，仍咳稀痰；继用六君子汤加干姜、细辛、五味子，服 3 剂，咳嗽减轻，食欲转好。[《金匮要略浅述》]

### （2）黄土汤证（虚寒便血证）

【原文】下血，先便后血，此远血也，黄土汤主之。

【释文】本条表述了虚寒便血的证治。下血，大便在先，便后出血，名曰"远血"。所谓远血是与近血对比而言。下文赤小豆当归散证，其血出自肛门，为失血后便，谓之"近血"。远血病机，是中气虚寒，不能摄血，而血渗于下。故有黄土汤温脾摄血之治。此方亦主衄血。

【方药】黄土汤方

甘草 干地黄 白术 附子（炮）阿胶 黄芩 各三两　灶中黄土 半斤

上七味，以水八升，煮取三升，分温而服。

【按语】据尤在泾之解可知，方中黄土（伏龙肝），合白术、附子温中祛寒，以恢复脾脏统血之功；甘草、地黄、阿胶养血止血；黄芩一味反佐，以其苦寒之性，以制约诸药温燥之性，以防太过。而黄土汤不但可治下血，且吐血、衄血及崩中不止之候，凡见面色萎黄，掌中烦热，腹痛喜按，恶寒体倦等候，属脾阳不足，统摄无权者，皆可用之。故广泛用于现代医学之慢性消化道出血，功能性子宫出血，过敏性或血小板减少性紫癜，再生障碍性贫血，而具黄土汤证者。

对该方之用，《金匮要略广注》云："脾胃属土，色黄，黄土功能助胃，灶中之土，更得火气，以火能生土也；白术、甘草皆培植中土；阿胶、地黄养阴血；黄芩清热，入肺经，肺与大肠相为表里也；附子能引补血药以养不足之真阴，故用以温经逐湿。"由此可见，该方注重了阴阳调和、阴平阳秘的作用，既扶脾阳，又补脾阴，此即《素问·至真要大论》所云："调气之方，必别阴阳。"亦即景岳"善补阳者，必于阴中求阳，则阳得阴助而生化无穷；善补阴者，必于阳中求阴，则阴得阳升而泉源不竭"之谓也。

【验案】

赵某，男，47岁，职工，1963年6月27日就诊。

大便溏薄色黑，伴有胃脘不舒，隐隐作痛，喜温喜按，恶寒体倦，四肢不温，面色萎黄，舌淡体胖，边有齿痕，薄白苔，脉象沉细。往有十二指肠溃疡病史。

证属中焦虚寒，脾阳不足，统血之功失职而致远血，治宜补脾散寒，统血摄血，师黄土汤加味治之。

处方：伏龙肝30g，炒白术15g，生地炭15g，制附子10g，阿胶10g（烊化），黄芩炭6g，白及6g，白蔹10g，地榆炭20g，三七3g（研冲），炙甘草6g。水煎服。

服药2剂，脘腹胀痛悉除，大便微溏，复进2剂，大便正常，恶寒体倦之候亦息。效不更方，原方继服，以求痊可。[《柳吉忱医案》]

按：此乃上消化道出血案。方以黄土温补脾阳，补血摄血；制附子温中祛寒；黄芩既可制约附子之燥，炒炭又可解郁热而止血；白及、白蔹、三七佐白术益脾和胃，又协阿胶、生地炭养阴益津；地榆敛脾阴，涩肠可愈便溏，炒炭可止血固泄；炙甘草调和药性，使诸药合入脾胃而达病所。故2剂豁然，复进2剂下血而止。

### （3）赤小豆当归散证（湿热下血证）

【原文】下血，先血后便，此近血也，赤小豆当归散主之。

【释文】从方剂药物组成可知，赤小豆当归散，适用于湿热便血之证。

【方药】赤小豆当归散方

赤小豆三斤（浸令芽出，曝干）　当归三两

上二味，杵为散，浆水服方寸匕，日三服。

【按语】对此方之用，尤在泾解云："下血先血后便者，由大肠伤于湿热，而血渗于下也。大肠与肛门近，故曰近血。赤小豆能行水湿，解热毒；当归引血归经，且举血中陷下之气也。"对当归之用，历代医家均谓其引血归经。对赤小豆之用，李彣之解尤详："心主血，赤小豆色赤，心之谷也，其性下行入阴分，故治下痢肠澼，而

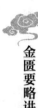

能排脓散血，除湿清热也。"赤小豆"浸令芽出，暴干"之用，其理同谷、麦之芽，取其春生枢转气机之功，以成安和五脏，通达六腑之效而愈病。

【验案】王（左），内痔便血又发，气虚不能摄血，血渗大肠，兼湿热内蕴所致，拟益气养阴，而化湿热。赤豆一两，当归二钱，党参一钱五分，荆芥炭八分，炙黄芪二钱，大白芍一钱五分，侧柏炭一钱五分，清炙草六分，生地炭三钱，槐花炭三钱（包）。[《丁甘仁医案》]

### （4）泻心汤证（热盛吐衄血证）

【原文】心气不足，吐血、衄血，泻心汤主之。

【释文】壮火食气，故令心气不足。邪火有余，逼血妄行，而致吐血、衄血之证。故有泻心汤之施，以其苦寒清泄之功，直折其热，俾火降而血自止，此方乃澄本清源之治。

【方药】泻心汤方

大黄二两　黄连　黄芩各一两

上三味，以水三升，煮取一升，顿服之。

【按语】对此之解，《金匮要略心典》云："心气不足者，心中之阴气不足也，阴不足则阳独盛，血为热迫，而妄行不止矣。大黄、黄连、黄芩，泻其心之热，而血自宁。"

泻心汤，在《伤寒论》中名大黄黄连泻心汤，方由大黄、黄连组成，而用于无形热邪聚于心，气机不畅而致痞证。方仅两味，宋代林亿认为当有黄芩，而孙思邈亦云"此方当有黄芩"。

《史记·扁鹊仓公列传》中，多次提到仓公运用"火齐汤"疗病的医案，但有方无药。而在《张氏医通》中有"伊尹三黄汤"，当为伊尹《汤液经法》中之方，并注云："仓公名'火齐汤'，《金匮》名曰'泻心汤'。"药由黄连、黄芩、大黄组成；陶弘景《辅行诀脏腑用药法要》中名"小泻心汤"。《张氏医通》中亦载"大黄黄连泻心汤"，并注"玉函，即黄连泻心汤"。由此可见：伊尹三黄汤，源自《汤液经法》。仓公称之为"火齐汤"，齐，同剂，又名"火剂汤"，张仲景在《金匮要略》中称为"泻心汤"。"伊尹三黄汤"去黄芩，即为《伤寒论》中的"大黄黄连泻心汤"，亦即《伤寒论》之别本《玉函经》中之"黄连泻心汤"。

泻心汤，或谓大黄黄连泻心汤，为泄热消痞之良剂，现代药理研究证明有抗炎、抗凝血作用，广泛应用于急、慢性胃肠炎，小儿急性咽炎，急性扁桃体炎，痢疾，以及癫痫，癔病，高血压，脑血管意外等阳盛热迫证者。

## 【验案】

林某，男，二十余岁。

1963 年夏患细菌性痢疾，经某医院治疗服西药无效，昼夜大便一二十次，少腹急痛，里急后重兼夹黏液脓血少许，痛苦非常。延余诊治，拟大黄黄连泻心汤加生白芍、甘草、山楂、黑地榆。服 1 剂，大便次数大减，排便轻快。守前方更服 1 剂，基本好转。后因其气虚。前方去大黄加党参 1 剂，而善其后。[《新中医》1979；( 5 )；42 ]

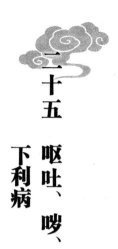

二十五　呕吐、哕、下利病

## （一）概说

呕吐，病证名，出自《黄帝内经》。就其病因病机，《素问·六元正纪大论》云："火郁之发""民病""呕逆"。《素问·至真要大论》云："诸呕吐酸，暴注下迫，皆属于热。"《素问·举痛论》云："寒气客于肠胃，厥逆上出，故痛而呕也。"对其病候，《素问·脉解》篇云："太阴""所谓食则呕者，物盛满而上溢，故呕也。"《素问·至真要大论》篇云："阳明之复""病生""呕苦咳哕烦心。"又云："阳明在泉""民病喜呕""呕有苦，善太息，心胁痛不能反侧。"《灵枢·经脉》篇云："肝所生病者，胸满呕逆。"《灵枢·邪气脏腑病形》篇云："胆病者，善太息，口苦，呕宿疾。"大凡有物有声曰呕，有物无声曰吐，有声无物曰哕。其实呕与吐常同时发生，很难截然区分。任何影响到胃的功能，均可导致胃气上逆而生呕吐。细而分之，又有实吐、虚呕、寒呕、热呕，外感呕吐，内伤呕吐，气呕、血呕、痰呕、食呕、脾虚呕吐、阴虚呕吐之别。《金匮要略·呕吐哕下利病脉证治》篇将呕吐之病因病机分为实热、虚热、虚寒、寒热错杂，以及水饮停蓄等证候。并有相应的方药应用。

哕，病证名，为呃逆之古称。最早见于《黄帝内经》。如《灵枢·口问》篇云："黄帝曰：人之哕者，何气使然？岐伯曰：谷入于胃，胃气上注于肺。今有故寒气与新谷气，俱还入于胃，新故相乱，真邪相攻，气并相逆，复出于胃，故为哕。"《素问·宣明五气》篇云："胃为气逆为哕。"《证治准绳·杂病》而谓"呃逆即《内经》所谓哕也"。《医林绳墨》曰："盖哕者，有声无物之谓，乃干呕也。"对哕证之治，《金匮要略·呕吐哕下利病的证治》篇，对"干呕、吐逆、吐涎沫"之候，有半夏干姜散之治；对"干呕、哕，若手足厥者"，有橘皮汤之治；对"病人似喘不喘，似呕不呕，似哕不哕，彻心中愦愦然无奈者"，有生姜半夏汤之治。

下利，病证名，简称利。古代医著指痢疾与泄泻。对其病因病机，《素问·至真要大论》云："阳明之复，清气大举"，"甚则心痛痞满，腹胀而泄。"又云："太阴之胜"，"善注泄"。《素问·宣明五气》篇云："大肠小肠为泄。"《素问·脉要精微论》云："胃脉""虚则泄"。《灵枢·师传》篇云："胃中寒，肠中热，则胀而且泄。"《灵枢·邪气脏腑病形》篇云："大肠病者，肠中切痛而鸣濯濯，冬日重感于寒即泄，当脐而痛。"对其脉证，《灵枢·论疾诊尺》篇云："尺肤寒，其脉小者，泄少气。"《素问·平人气象论》云："尺寒脉细，谓自后泄。"《灵枢·邪气脏腑病形》篇云："肺脉""小甚为泄。"仲景在《金匮要略·呕吐哕下利病脉证治》篇中。所论之下利，包括泄泻和痢疾两证。从病机上概括虚寒和实热两种类型，其治，如表里皆寒而泄泻者，温里有四逆汤，攻表有桂枝汤；阴盛格阳之寒泻，宜通脉四逆汤；气虚肠滑的气利，宜诃梨勒散；热结旁流的泄泻及休息痢，宜大承气汤；热重实轻而下痢谵语者，宜小承气汤；寒痢滑脱者，宜桃花汤；热痢下重，宜白头翁汤；泻后余热不尽的虚烦，宜栀子豉汤。

鉴于呕吐、哕、下利三病，均属胃肠病，故仲景在《金匮要略》中合为一篇来论述之。又因本篇条文多重复见于《伤寒论》和《金匮要略·痰饮咳嗽脉证并治》篇的内容，故学习本篇的内容时当参阅之。

## （二）证候与证治

### 1. 呕吐、哕、下利病证候

【原文】夫呕家有痈脓，不可治呕，脓尽自愈。

先呕却渴者，此为欲解；先渴却呕者，为水停心下，此属饮家。呕家本渴，今反不渴者，以心下有支饮故也，此属支饮。

【释文】前条表述了胃有痈脓之呕吐，不可用止呕药来治疗。胃有痈脓，脓从呕出，呕吐的目的是排脓，是正气驱邪外出的反应；若用止呕法，必造成痈脓内留，而生变证。

后条表述了胃有停饮造成呕吐，并从渴与呕的先后，以测知饮邪的去向。上段的先呕后渴，是水饮从呕吐中排出，渴是胃气恢复的征象，故谓"此为欲解"。若是先渴后呕，是胃有停水，津不能荣口唇，故口渴；因渴而多饮，以致停水日夥，因而引起呕吐，故谓"此属饮家"。下段表述了呕吐必伤津液，应有口渴的病状；如不渴，是胃有停饮，故曰"此属支饮"。

【原文】问曰：病人脉数，数为热，当消谷引食，而反吐者，何也？师曰：以发其汗，令阳微，膈气虚，脉乃数，数为客热，不能消谷，胃中虚冷故也。

脉弦者，虚也，胃气无余，朝食暮吐，变为胃反；寒在于上，医反下之，今脉反弦，故名曰虚。

寸口脉微而数，微则无气，无气则荣虚，荣虚则血不足，血不足则胸中冷。

趺阳脉浮而涩，浮则为虚，涩则伤脾，脾伤则不磨，朝食暮吐，暮食朝吐，宿谷不化，名曰胃反。脉紧而涩，其病难治。

【释文】上述诸段文字是合论胃反呕吐的病机、症状和预后。

脉数本主热，若因胃中邪热而数脉，应食欲亢进，现在不能食而反呕吐，是误用发汗药损伤胃阳所致。这时脉数，不是胃有邪热所致，而是虚热，虚热所致的脉数，必然是数而无力，虚热是暂时性的，故曰"客热"。其理，诚如尤在泾所云："其数为客热上浮之数，而非胃实气热之数矣。"

脉弦是土虚木贼之象，故谓"脉弦者，虚也"。因寒在于上，更用寒药攻下，损其胃阳，以致不能消化谷食，成为"胃反"，即"朝食暮吐，暮食朝吐"之候，所以说"胃气无余"。此弦脉是不任重按的虚弦脉象。故尤在泾注云："故其脉弦非阴寒外加之弦，而为胃虚生寒之弦矣。"

寸口六脉"微而数"，是数而无力之象。即"阳微，膈气虚，脉乃数"之因，即气虚血少之证，全身虚寒所致，故谓"微则无气"。"无气"尤言气虚。卫以气为主，气虚则卫虚；营以血为充，血虚则营亦不足，营卫俱虚，则胸中宗气必不足，故见"胸中冷"之候，导致"胃反"之证。对此，尤在泾解云："营卫俱虚，则胸中之积而为宗气者少矣，故胸中冷。"

趺阳脉以候脾胃，胃为阳土，脾为阴土，胃以降为和，故趺阳脉不应浮，浮则胃气升而不降，故谓"浮则为虚"。脾以升为健，故趺阳脉不当涩，涩则脾气伤，故谓"涩则伤脾"。脾胃两虚，不能消化谷食，势必导致上出而吐而成胃反。尤在泾云："土德本缓，而脉反紧，则肝有余；土气本和，而脉反涩，则血不足，脏真不足，而贼邪有余，故曰难治。"

【原文】病人欲吐者，不可下之。

【释文】病人欲吐，是病邪在上，正气有驱邪上出之势，治当因而越之；若使用下法，是违背病理的自然趋势，故曰"不可下之。"

【原文】哕而腹满，视其前后，知何部不利，利之即愈。

【释文】本条指出了哕与腹满并见，应观察二便的情况，即"视其前后"，而随证施治。二者病候并见，当以腹满为本证，呃逆为标证。如腹满为实证，实则气上逆，发生呃逆，若此时小便不利，是水邪上逆，治当利小便而呕逆可愈；若大便不利，是由于胃肠实热，邪气上逆所致，当通利大便，则胃气下降，则呕逆可愈。这是实证。然疾病后期出现呃逆者，为脾肾两败，不论伤寒，杂病，均属危证。

### 2. 呕吐、哕、下利病证治

#### （1）吴茱萸汤证（胃虚寒凝，或肝寒犯胃证）

【原文】呕而胸满者，茱萸汤主之。

【释文】大凡胃阳不足，寒饮内停，胃气上逆，因而发生干呕，胸满的证候，有吴茱萸汤以散寒化饮。

【方药】**茱萸汤方**

吴茱萸一升　人参三两　生姜六两　大枣十二枚

上四味，以水五升，煮取三升，温服七合，日三服。

【按语】在《伤寒论》中称吴茱萸汤。方中以吴茱萸、生姜散寒降逆，人参、大枣补中益气，四药合用，以成补虚、散寒、降逆、和胃之治。对此，《金匮要略心典》解云："胸中，阳也。呕而胸满，阳不治而阴乘之也。故以吴茱萸散阴降逆，人参、姜、枣补中益阳气。"

【验案】

朱某，女，41岁，职工，1974年5月23日。

每于饭后感胸闷脘腹胀满，呕逆，已有年余，某医予半夏泻心汤或香砂六君子汤罔效，故请家父吉忱公诊治。询之呕吐物为少量食物和稀水，患者告知吐出物淡而无味，吐前无恶心，无脘腹痛，二便正常，面色不荣，四肢不温，舌淡苔白，脉沉微弦。

证属脾胃虚寒，胃失和降，故予以茱萸汤，以健脾和胃，散寒化饮。

处方：吴茱萸6g，红参6g，生姜12g，大枣6枚。水煎服。

服药1剂，呕止胸闷脘腹胀满息，续3剂，诸证悉除。[《柳吉忱医案》]

【原文】干呕，吐涎沫，头痛者，茱萸汤主之。方见上。

【释文】此条并见于《伤寒论》厥阴病篇，乃阴寒上乘，干呕头痛的证治。

【按语】此乃肝寒犯胃的证治，治宜暖肝和胃，温中降逆，平冲止呕。

邪从寒化，阴寒内盛、浊阴上逆而致"干呕、吐涎沫、头痛"诸证。有声无物谓之哕，为肝寒犯胃、浊阴上逆而致；胃阳不布，而吐涎沫；肝脉与督脉会于颠顶，肝经寒邪循经上冲则头痛。方以吴茱萸暖肝和胃；配生姜宣散寒邪，降逆止呕；人参、大枣补虚和中，诸药合用，以奏温降肝胃、泄浊通阳之功。为治疗寒逆干呕和肝寒头痛的有效方剂。柯琴在《伤寒附翼》中称："少阴吐利，手足厥冷，烦躁欲死者，此方主之。"并誉"此拨乱反正剂。与麻黄附子之拔帜先登，附子克武之固守社稷者，鼎足而立也"。而《医方集解》称"此足厥阴少阴阳明药也"；《绛雪园古方选注》称"吴茱萸汤厥阴阳明药"也；《医学衷中参西录》称"吴茱萸汤之实用，乃肝胃同治之剂也"。《皇汉医学》有治头痛，《伤寒解惑论》有治厌食的案例。现代中医学杂志则有运用吴茱萸汤治疗呕吐、呃逆、痢疾、眩晕及神经官能症、神经性呕吐、上消化道癌的临床报道。

《伤寒论》中应用吴茱萸汤证共三条：一为阳明"食谷欲吐"（243条）；一为少阴"吐利，手足逆冷，烦躁欲死"（309条）；一为本条"干呕，吐涎沫，头痛"。三条见证虽不同，但阴寒内盛、浊阴上逆病机一致，故均治以吴茱萸汤。

吴茱萸汤广验于临床，常用于急慢性胃炎，胃溃疡，瀑布状胃等消化系统疾病；神经系统的头痛；妊娠恶阻、子痫等以干呕、吐涎沫、头痛为主要证候者。

【验案】

张某，女，49岁，医生。1974年6月29日就诊。

患者每次骑自行车上班，行车十余步远，即胃脘胁肋不适，头旋微痛。干呕、吐涎沫，偶吐小量食物，口淡，舌淡苔白滑，脉沉弦微细。

证属肝寒犯胃，中阳不振，胃失和降，致浊阴之气上逆，痰涎随之上升，而致干呕、吐涎沫；厥阴肝经之脉上出额，会督脉于颠顶，阴寒之气循经上冲，则头旋而痛。寒伤中阳，气机受阻，故胃脘不适；肝之脉络布胁，肝寒则肝络凝滞不通，故胁肋不适。其脉舌亦肝寒犯胃之候。故予吴茱萸汤暖肝胃，散寒降浊。

处方：吴茱萸6g，党参15g，生姜20g，大枣6枚。水煎服。

服药1剂，诸证悉除。嘱续服3剂，以利于中阳得振。

**按**：患者为卫校内科教研室教师，时值西医学习中医班学员在中医科实习，由余诊治。见药仅四味，众学员均有疑容。患者服药1剂，复诊告知痊愈，众学员又悉奇之。余解云：此患阴寒凝滞，浊阴上逆而致。因吴茱萸能下三阴之逆气，故用吴茱萸，暖肝温胃，散寒降浊为主药；重用生姜，辛散寒邪，暖胃止呕，为辅；寒邪内犯，易伤正气，故有参、枣，补脾胃以扶正气，且制吴茱萸、生姜之辛燥，共为佐使药。故四药合用，俾肝温胃暖，而呕逆诸候可平。由此可见仲景立方，精而不杂。诚如清代魏之琇所云："药不在多，贵得其宜。"

### （2）半夏泻心汤证（寒热错杂之痞证）

【原文】呕而肠鸣，心下痞者，半夏泻心汤主之。

【释义】本条表述了呕吐属于寒热错杂的证治。其主要证候是"心下痞"，是由病邪乘虚内结于胃，致胃之升降失常而致。胃气上逆故呕，脾失健运则肠鸣，以致形成寒热错杂的证候。半夏泻心汤为寒热并用，辛开苦降之剂，方中人参、大枣、甘草以养中气，半夏、干姜之辛以降逆止呕；黄连、黄芩以清热。故俾脾胃和调，升降有序，寒热并调而愈病。

【方药】半夏泻心汤方

半夏半升（洗）　黄芩　干姜　人参各三两　黄连一两　大枣十二枚　甘草三两（炙）

上七味，以水一斗，煮取六升，去滓，再煮取三升，温服一升，日三服。

【按语】此方尚见于《伤寒论》太阳篇，乃为脾胃不和而致痞证而设方。对杂病用此方。《金匮要略心典》解云："邪气乘虚，陷入心下，中气则痞；中气即痞，升降失常，于是阳独上逆而呕，阴独下走而肠鸣。虽是三焦俱病，而中气为上下之枢，故不必治其上下，而但治其中。黄连、黄芩以降阳，半夏、干姜以升阴，阴升阳降，痞将自解。人参、甘草则补养中气，以为交阴阳通上下之用也。"

王旭高云："泻心者，实泻胃也。心下痞即胃痞也。"又云："不曰泻胃而曰泻心，恐混以苦寒、伤其胃阳，又误为传入阳明，以治阳明之法治之也。"方中以半夏为主药，重在辛温散痞而和阴，又解除心下痞满之效，故称"半夏泻心汤"。

半夏泻心汤乃为寒热错杂之心下痞而设之方，现多用于现代医学之急慢性胃肠炎、胃及十二指肠溃疡、胃窦炎、幽门梗阻、痢疾、慢性肝炎、早期肝硬化等见痰热互结、湿与热合、寒热错杂之证者，为辛开苦降消痞之良剂。

《汤液经法》中有泻心汤一首，由黄连、黄芩、人参、干姜、大枣组成。"救误用消下，其人阳气素实，外邪乘虚陷入，致心下痞满，食不下，利反不止，雷鸣腹痛方。"仲景依托此方，加半夏而为"半夏泻心汤"；加生姜而为"生姜泻心汤"；重用炙甘草，为"甘草泻心汤"。

【验案】

冠心病案：李某，男，43 岁。往有冠心病病史。近日胸闷如塞，痰多黄稠，心下满而痞硬，恶心脘灼，纳呆，心烦意乱，大便溏，肠鸣辘辘可闻，小便短赤。舌苔边白中见黄，脉右关弱，左关弦。

证属脾虚胃弱，心阳不足，痰浊中阻。治宜健脾和胃，通阳泄浊，豁痰通痞。

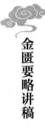

师半夏泻心汤意化裁。

处方：姜半夏10g，黄芩10g，红参10g，干姜6g，炙甘草10g，黄连6g，全栝蒌10g，大枣十二枚。水煎去渣再煎温服。

服药5剂，胸闷脘痞悉减，心烦悉除。递进5剂，病臻痊可，守方半剂续服以善后。[《伤寒方证便览》]

**胃窦炎案**：张某，男，48岁，职工。1973年9月23日就诊。

往有胃炎史，脘腹胀满，大便溏泄经年，纳谷不馨，甚则嘈杂呕恶，嗳气频作，口中黏腻而苦，平素大便溏泻，每因情绪变化而腹痛腹泻加剧。经X线钡餐检查示：胃窦炎。B超示：胆壁毛糙。舌淡体胖，边有齿痕，苔薄黄微腻，脉沉细微弦。

证属湿热蕴结，肝气犯脾，胃失和降，而致心下痞、腹泻。师半夏泻心汤合痛泻要方意施之。

处方：制半夏10g，黄芩10g，黄连6g，党参10g，炮姜3g，炒白术15g，制白芍10g，陈皮10g，防风6g，炙甘草6g。水煎服。

服药4剂，诸症豁然。二诊时原方加白蔻10g，郁金10g。续服十余剂，病臻痊可。X线钡餐检查胃窦炎已愈。[《柳吉忱医案》]

### （3）黄芩加半夏生姜汤证（热邪内犯肠胃证）

**【原文】** 干呕而利者，黄芩加半夏生姜汤主之。

**【释文】** 本条表述了热利和干呕的治法。本证是热邪内犯肠胃所引起的。盖因热邪入里而下利，又复上逆则干呕，但以下利为主，故用黄芩汤清热和中，加半夏、生姜以降逆止呕。本方证与半夏泻心汤相似而实有别。彼方证之主症见心下痞，故主治胃而兼治肠；本方证主症是下利，故主治肠而兼治胃。本方既可治干呕暴注下迫的热泻，又可治干呕下利脓血的热痢。若不呕，可去半夏生姜，即《伤寒论》治湿热痢之黄芩汤。

**【方药】黄芩加半夏生姜汤方**

黄芩三两　甘草二两（炙）　芍药一两　半夏半升　生姜三两　大枣十二枚

上六味，以水一斗，煮取三升，去滓，温服一升，日再、夜一服。

**【按语】** 黄芩汤、黄芩加生姜半夏汤方见《伤寒论》，乃为少阳病兼阳明下利证而设方。黄芩汤方出自《伤寒论》，由黄芩、芍药、炙甘草、大枣组成，功于清热止痢，多用于腹痛下利，大便黏液不爽之热痢。后世治痢诸方多由此演变而来，如《素问病机气宜保命集》之黄芩芍药汤，方由黄芩、芍药、炙甘草组成；尚有芍药汤，由芍药、当归、黄连、槟榔、木香、甘草、大黄、黄芩、官桂组成。故汪昂在

《医方集解》中称黄芩汤为"万世治痢之祖方"。该方在古医书《汤液经法》中称之为小阴旦汤。陶弘景在《辅行诀用药法要》中谓此方"治天行病身热，汗出，头目痛，腹中痛，干呕，下利者。"方中以黄芩清热止利，芍药敛阴和营止痛，伍甘草、大枣酸甘化阴，以增和中缓急止痛之功。若胃气上逆兼呕者，加半夏、生姜以降逆止呕，故名曰"黄芩加半夏生姜汤"。此方又可解为小柴胡汤去柴胡、人参加芍药而成。可释为黄芩与半夏、生姜，成辛开苦降之伍；芍药、甘草、生姜、大枣相伍，乃酸甘化阴，辛甘化阳之伍。故诸药合用，而成调达枢机，和解少阳，调和营卫，清泻阳明里热之效，以成和胃降逆止呕之用。

综上所述，黄芩加半夏生姜汤，乃《金匮要略》为治热邪内犯肠胃而致下利，干呕证而设方。同黄芩汤一样，功可抗炎，抗菌，解热，镇痛，镇静，增强机体免疫机能，故适用于治疗细菌性痢疾，阿米巴痢疾，急性肠炎，过敏性肠炎，胃肠神经官能症，急性胆囊炎，胆结石合并感染等病而具热邪内犯消化道证者。

**【验案】**

于某，男，41岁，干部。1973年7月23日就诊。

下痢赤白，腹痛，里急后重三日，今晨加剧，并伴恶心干呕，急来医院肠道门诊就诊。化验检查：大便检出阿米巴原虫，建议入院治疗，病人拒绝入院治疗，故延请中医诊治。

患者身热腹痛频作，入厕则下痢红白黏液，日十余次，里急后重，小腹重坠楚痛，恶心干呕，面色萎黄，舌淡，苔黄白相间且腻，脉沉微滑。

证属邪热内迫阳明，致肠胃失和而致下利干呕之候，故有黄芩加半夏生姜汤之治。

处方：黄芩12g，白芍12g，制半夏10g，白头翁10g，地榆20g，甘草10g，生姜3片，大枣4枚。水煎服。

服药4剂，诸症豁然，身热、干呕哕气、里急后重之候已除，下利次数已大减，日仅二三次，大便已成黄色软便。续服十余剂，病臻痊可，予以每日地榆、紫参各20g，甘草6g，水煎服，以固疗效。[《柳吉忱医案》]

**按：**方加地榆，以其味苦微寒，性沉降而涩，以成收敛泻火之功；紫参味苦酸性微寒，苦能降泄，酸能收敛，寒可清热，合甘草名紫参汤，乃下利之治方。

**（4）小半夏汤证（停饮呕吐证）**

**【原文】**诸呕吐，谷不得下者，小半夏汤主之。（方尚见于痰饮篇中）

**【释文】**此条表述了停饮呕吐的证治。呕吐，谷不得下，乃胃中停水所致，故予小半夏汤以逐饮止呕。对此李彣解云："呕吐，谷不下，上焦气逆也，小半夏汤散逆降气也。"

**【方药】小半夏汤方**

半夏—升　生姜半斤

上二味，以水七升，煮取一升半，分温再服。

**【按语】**胃有停饮，每易引起呕吐，小半夏汤对此功效颇著，其理，诚如尤在泾所云："呕吐，谷不下者，胃中有饮，随气上逆，而阻其谷入之路也。故以半夏消饮，生姜降逆，逆止饮消，谷斯下矣。"以呕吐、口不渴，心下痞是小半夏汤之主症，若兼头眩、心悸，可方加茯苓以利水，即小半夏加茯苓汤之治也。

**【验案】**见痰饮篇。

## （5）猪苓汤证（停饮呕吐证）

**【原文】**呕吐而病在膈上，后思水者解，急与之。思水者，猪苓散主之。

**【释文】**本条表述了呕吐饮水多所致停饮的治法。盖因停饮引起呕吐，吐后又思水，是饮去阳复之候，故云："思水者解。"此时当"少少与饮，令胃气和则愈。"若因思水而尽量与饮，势必因胃弱不能消水，就形成旧饮方去，新饮复停之候，故有猪苓散健脾利水，以防新饮再留。

**【方药】猪苓散方**

猪苓 茯苓 白术各等分

上三味，杵为散，饮服方寸匕，日三服。

**【按语】**猪苓散非《伤寒论》之猪苓汤，乃五苓散（茯苓、猪苓、泽泻、桂枝、白术）去桂枝、泽泻组成。方中猪苓、茯苓泄湿而利水，白术补脾以生津，共成消停饮，润津液之治。对此方之用，尤在泾解云："病在膈上，病隔间有痰饮也；后思水者，知饮已去，故曰欲解。即先呕却渴者，此为欲解之义。夫饮邪已去，津液暴竭，而思得水；设不得，则津液亡而气亦耗，故当急与。而呕吐之余，中气未复，不能胜水，设过与之，则留饮方去，新饮复生，故宜猪苓散以崇土而逐水也。"因五苓散去桂枝，《明医指掌》名四苓散。四苓散去泽泻，吉忱公名三苓散。

**【验案】**该方之用，或入五苓散，或入猪苓汤，古今医家很少有猪苓散之独案。故阙。

### （6）四逆汤证（阴盛格阳寒性呕吐证）

**【原文】** 呕而脉弱，小便复利，身有微热，见厥者，难治。四逆汤主之。

**【释文】** 本条表述了虚寒性呕吐之阴盛格阳证。呕而脉弱，是胃气已虚；小便复利，是肾虚不摄；阴寒内盛，阴盛格阳，故见四肢逆冷；格阳于外，而身有微热。故予四逆汤急救回阳。因于病势危急，故谓"难治"。此条尚见于《伤寒论》第377条，为少阴病之寒化证而设方。

**【方药】** 四逆汤方

附子一枚（生用）　干姜一两半　甘草二两（炙）

上三味，以水三升，煮取一升二合，去滓，分温再服。强人可大附子一枚，干姜三两。

**【按语】** 对此方之用，《金匮要略广注》解云："呕者，寒在上，小便利者，寒在下，脉弱者，气衰于里，微热而厥者，阳亡于表也，此虚寒欲脱之证，故难治也。"又云："附子无干姜不热，又生附配干姜，补中有发，所以回阳也，炙甘草所以补中。"《素问·至真要大论》云："寒淫于内，治以甘热"，"寒淫所胜，平以辛热。"乃附子之热，干姜之辛，甘草之甘是也。劫阴扶阳，必以甘草为君；干姜味辛性热，必以干姜为臣；附子味大热，开腠理，暖肌通经，必凭大热，是以附子为使。由此可见，四逆汤乃有甘热之甘草干姜汤，含辛热之干姜附子汤组成，因其主治阴盛阳虚之四肢逆冷之证，故名四逆汤。

现代研究表明，四逆汤有很好的强心、抗心律失常、抗休克作用，并有明显的扩张血管和提高耐缺氧作用。临床多用于心肌梗死、心源性休克、急性胃炎合并脱水等病。

《辅行诀用药法要》中有"小泻脾汤，药由附子、干姜、炙甘草组成。治脾气实下利清谷，里寒外热，腹冷，脉微者方。"故而四逆汤实乃《汤液经法》之小泻脾汤。

**【验案】**

贾某，男，62岁。1974年3月14日初诊。

患冠心病多年，近因隆冬寒盛而发。症见心前区剧痛，频繁发作，痛掣肩背及手臂内侧，心悸短气，汗出肢冷，喘息不得平卧，舌淡苔薄白，脉微细。入中医科住院，由吉忱公诊治。

此乃阳虚阴逆，心脉痹阻而致胸痹。治宜温阳救逆，益气通脉之法。师四逆汤意加味施之。

处方：制附子 10g，干姜 12g，丹参 20g，茯苓 20g，人参 10g，炙甘草 12g。水煎服。

药用 4 剂，胸痛大减，息平可平卧。

续服 4 剂，诸症若失，原方加地龙 10g，巴戟天 10g。续服。

经治 1 个月，痊愈出院。[《柳吉忱诊籍纂论》]

**按：** 清代林佩琴《类证治裁》记云："胸中阳气，如离照当空，旷然无外。设地气一上，则窒塞有加。故知胸痹者，阳气不用，阴气上逆之候也。然有微甚不同，微者但通其不足之阳于上焦，甚者必驱其厥逆之阴于下焦。"茯苓四逆汤乃《伤寒论》为汗下后，阴阳两虚证而设方。方由四逆汤（附子、干姜、甘草）加人参、茯苓而成。鉴于茯苓四逆汤，功于扶阳救逆，而本案为阳虚阴逆，心脉痹阻而致之胸痹，故吉忱公加味用之。干姜附子汤以其回阳救逆之功，适用于心肾之阳衰微之证。其理，诚如林佩琴所论"甚者用附子"，"大辛热以驱下焦之阴，而复上焦之阳。"其治，若"补天浴日，独出手眼"。方加甘草为四逆汤；四逆汤加人参，名四逆加人参汤；方再加茯苓，名茯苓四逆汤，由此可知诸方加味之妙。公认为四逆汤以补阳，则心阳得交，胸阳得振；加茯苓、人参以益心脾之阴。此即《内经》"从阴引阳、从阳引阴"之大法也。"一味丹参饮，功同四物汤。"意谓丹参功同四物汤，能祛瘀以生新。故公谓"丹参一味，具活血、养血之功，为治疗冠心病心绞痛之要药"。因理、法、方、药朗然，故用药 4 剂，则胸痛大减，续服 4 剂，诸症若失。二诊时药加巴戟天，乃以其辛甘性温之功，专入肾家而鼓舞阳气；地龙入肝、肾、肺经，而通络疗痹，故佐二药有助阳通脉行痹之用。经治 2 个月，收效于预期，痊愈出院。

### （7）小柴胡汤证

**【原文】** 呕而发热者，小柴胡汤主之。

**【释义】** 本条表述了少阳热邪迫胃引起呕吐的治法。小柴胡汤乃为往来寒热，胸胁苦满，心烦喜呕，默默不欲饮食，口苦、咽干、目眩、脉弦之证而设方。其使用原则为："有柴胡证，但见一证便是，不必悉俱。""呕而发热者"，柴胡证俱，故予以小柴胡汤。对此，尤在泾解云："呕而发热，邪在少阳之经，欲止其呕，必解其邪，小柴胡和解少阳之正法也。"

**【方药】小柴胡汤方**

柴胡 半斤　黄芩 三两　人参 三两　甘草 三两　半夏 半升　生姜 三两　大枣 十二枚

上七味，以水一斗二升，煮取六升，去滓，再煎取三升，温服一升，日三服。

**【按语】** 王旭高认为：小柴胡汤独治阳枢，故曰"小"；"大柴胡汤"阴阳二枢并治，故称"大"。其在临床应用上，只要方证相符，则往往效若桴鼓，故此方多为后世医家所推崇。如清代唐容川，于仲景言外之旨别有会心，其在《血证论》中尝云："此方乃达表和里，升清降浊之活剂，人身之表，腠理实营卫之枢机；人身之里，三焦实脏腑之总管，为少阳内主三焦，外主腠理，论少阳之体，则为相火之气，根于胆腑；论少阳之用，则为清阳之气，寄在胃中。方取参、枣、甘草以培养其胃；而用黄芩、半夏降其浊实；柴胡、生姜升其清阳，是以气机和畅，而腠理三焦，罔不调治。"唐氏所论，提示了小柴胡汤药物组成之妙。诸药合用，辛、苦、甘三味俱全，则枢机得利，三焦以通，胆气以达，而诸症悉除。且此方之验，除"辛开苦降"之伍，又妙在参甘两味，《医宗已任编》云："养汗以开玄府，犹之参苏饮之人参，助肺气以托邪；桂枝汤之甘芍，和营血以发卫；补中益气之参芪，助升提以散表。""少阳主三阳之枢，邪入其经，汗、吐、下三法，皆在禁例。然则邪何以祛之，必转其枢机，俾此经之邪，从阴来还之于阴，从阳来还之于阳，以分溃也。然转枢机必赖中气健运，中气健运，其资于人参甘草。"故编者认为，此方中之药，不可随意去之，若妄自加减，必失小柴胡汤制方之本意。

至于小柴胡汤去渣再煎，寓意亦深，乃取其清能入胆之义。喻嘉言尝云："少阳经用药，有汗、吐、下三禁，故但取小柴胡汤以和之。然一药之中，柴胡欲出表，黄芩欲入里，半夏欲祛痰，纷纷而动，不和甚矣，故去渣复煎，使其药性合而为一。"又非和于表，亦非和于里，乃合于中也，是以煎至最熟，令药气并停胃中，少顷即随胃气以敷布表里，而表里之邪，不觉潜消默夺。所以方中既用人参甘草，复加生姜大枣，不言其复，全藉胃中天真之气为斡旋。

近代医家在小柴胡汤的应用方面，拓展扩大，在历代应用之基础上，又将其用于多种急慢性疾病。如败血症、胸膜炎、肝炎、胆囊炎、胆结石、痢疾、妊娠恶阻、腮腺炎并发睾丸炎、鼻窦炎、病毒性角膜炎、小儿脑积水、肾炎、肾盂肾炎、尿毒症、关节痛、三叉神经痛、癫痫、肿瘤等。对小柴胡汤之用，编者著有《柴胡汤类方及其应用》一籍，详细介绍了小柴胡汤及其类方的临床应用。

编者业师世医牟永昌公，在治疗痹证过程中，常插用几剂小柴胡汤，每常有意想不到的效果。少阳乃初生之阳，属半表半里，能使表里间阳气转枢出入。由于枢机不利，表里间阳气不能转枢通达，导致阳气不能鼓动邪气外出，致痹证不解。故用小柴胡汤加减治之，非出臆造，乃牟师深究博览、运用古方、独出新意之处。

【验案】

**痞满证案：**闫某，女，46岁。1986年10月3日初诊。

恶心呕吐，吐物味酸苦带涎，伴脘痞胁胀，纳食呆滞，神疲肢倦，头晕不寐，口苦咽干，舌淡苔白薄，右关脉弱，左关脉弦。B超示胆壁毛糙，X线钡餐示浅表性胃炎。

证属枢机不利，开合失司，痰气交阻，胆火被郁之证。治宜调达枢机，和解少阳，健脾和胃，豁痰消郁。故予小柴胡汤加味治之。

处方：柴胡12g，黄芩6g，党参12g，姜半夏6g，陈皮10g，厚朴10g，白及6g，枳壳10g，炒白术12g，郁金10g，炙甘草6g，姜枣各10g。水煎服。

服5剂，诸症豁然。唯仍有恶心感，予以原方加竹茹12g，茯苓12g，苏梗10g。继服10剂，诸症悉除。予以香砂养胃丸预后。[《柴胡汤类方及其应用》]

**妊娠恶阻案：**王某，女，26岁，农民。1990年5月初诊。

停经50天，伴恶心剧吐约10天。患者既往月经正常，此次约50天未至，于大约10天前，晨起感恶心，进食后即刻呕吐，此后，进食则吐，严重时，呕吐物带有鲜血。来诊时，病人呈痛苦容貌，舌红苔薄黄少津，脉弦细数，查妊娠试验（＋）。诊断：早孕，妊娠恶阻。

证属素体肝肾不足，妊娠而阴血趋下养胎，阳气浮越于上，冲脉之气夹胃气上逆而致呕吐。治宜调达枢机、和胃降冲之法。予以小柴胡汤加竹茹、桑寄生。

处方：柴胡12g，黄芩12g，半夏10g，党参12g，竹茹15g，桑寄生10g，甘草6g，生姜5片，大枣5枚。水煎服。

服药3剂后，呕吐大减，可进少量饮食。又加砂仁10g，服4剂后，呕吐止，惟感恶心，此乃正常生理现象，不需再服他药，以苏梗6g，桑寄生6g，山楂6g，代茶饮之。[《柴胡汤类方及其应用》]


### （8）大半夏汤证（虚寒性胃反证）

【原文】胃反呕吐者，大半夏汤主之。（《千金》云：治胃反，不受食，食入即吐。《外台》云：治呕，心下痞硬者。）

【释文】本条表述了胃反属虚寒性的证治。大凡因胃虚、胃气上逆，故有朝食暮吐，暮食朝吐之候，故有大半夏汤健脾和胃，益虚安中，降逆止呕之施。

**【方药】大半夏汤方**

半夏二升（洗完用）　人参三两　白蜜一升

上三味，以水一斗二升，和蜜扬之二百四十遍，煮药取二升半，温服一升，余分再服。

**【按语】**《九折堂读书记·金匮要略》云："大半夏汤原自《灵枢·邪客篇》半夏汤来，古人未言及何？"方由半夏秫米组成。对大半夏汤之解，尤在泾尚云："胃反者，胃虚不能消谷，朝食暮吐也。又胃脉本下行，虚则反逆也，故以半夏降逆，人参、白蜜益虚安中。"对白蜜之用，《金匮要略广注》引李东玺语：《经》云呕家不宜甘味。此用白蜜何欤？不知此胃反自属脾虚，《经》所谓甘味入脾归其所喜是也。况君以半夏，味辛而止呕，佐以人参、气温而补中，胃反自立止矣。"

由此可见，大半夏汤，乃《金匮要略》以其健脾和胃，降逆止呕之功，用以治疗虚寒性胃反之证候。故尚适用于治疗现代医学之神经性呕吐，幽门痉挛等病见上述证候者。

**【验案】**

王某，女，63 岁。1965 年 9 月 13 日就诊。

往有十二指肠球部溃疡，近期伴有恶心呕吐，便秘腹胀，每餐所食，约二三小时必吐出。见患者形体消瘦，面色萎黄，形寒肢冷。舌淡红，苔白腻，脉沉弦而细。

证属脾胃虚弱，胃气上逆而致胃反呕吐证，治宜健脾和胃，益虚安中，降逆止呕之剂，师大半夏汤加味调之。

处方：制半夏 10g，红参 10g，陈皮 10g，茯苓 10g，竹茹 10g，枳壳 6g，炒白术 10g，炙甘草 6g，白蜜 20g，生姜 3 片为引。水煎服。

服药 4 剂，每日偶有胃反，继服 12 剂诸证若失。续服 20 剂，胃反呕吐之候已息，面有润色，体重增加，大便正常。[《柳吉忱医案》]

**按：**此案乃大半夏汤合六君子汤而成，或谓温胆汤合四君子汤而成。以增其补虚和胃，降逆止呕之功。

## （9）大黄甘草汤证（胃热上冲胃反证）

**【原文】**食已即吐者，大黄甘草汤主之。（《外台》方又治吐水。）

**【释文】**本条表述了胃热上冲之胃反证治。该证多因胃肠实热，大便秘结所引起的呕吐。大凡下既不通，势必导致胃气上逆而呕，火性急迫，故食入即吐。而本方之用，功于通利大便，荡涤热邪，俾胃气下降，呕吐自会停止。乃仿承气汤意，因

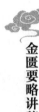

无腹满。故不用枳实、厚朴。

**【方药】大黄甘草汤方**

大黄四两　甘草一两

上二味，以水三升，煮取一升，分温再服。

**【按语】**对此方之用，尤在泾解云："《经》云：清阳出上窍，浊阴走下窍，本乎天者亲上，本乎地者亲下也。若下既不通，必反上逆。所谓阴阳反作，气逆不从，食虽入胃，而气反出之矣。故以大黄通其大便，使浊气下行浊道，而呕吐自止。不然，止之降之无益也。"

**【验案】**

张某，女，40 岁，1947 年立秋后五日初诊。

因台风所致粮食歉收，因天天食"糠饼子"而大便秘结，大便坚硬如羊屎，难以排出，时有腹痛，近三日未大便，且食入即吐，不思饮食。故来栖东县医院就诊。查见痛苦病容，舌质红，苔黄而干，寸口脉象沉涩，趺阳脉浮而数。

证属久食糟糠之饭，难以消化，大便秘结，胃肠蕴热，腑气不通，胃气上逆，食入即吐，而成胃反之证。治宜荡涤实热，通利大便。故予大黄甘草汤之施。

处方：生大黄 20g（后入），生甘草 10g。水煎服。佐服小米稀粥，以和中润燥。

1 剂药后，燥屎下，大便通。2 剂诸症悉除，已能进食，无呕吐。其后可食"菜团子"，不可食用"糠饼子"。[《柳吉忱医案》]

### （10）茯苓泽泻汤证（胃中停饮证）

**【原文】**胃反，吐而渴，欲饮水者，茯苓泽泻汤主之。

**【释文】**本条表述了胃有停饮，及呕吐与口渴并见的证治。本证因胃有停饮而呕吐，同时又因停饮妨碍脾气之转输运化，致津液不能上达，故渴欲饮水，从而导致停水愈多，呕吐愈甚，且口渴亦不能终止。故其治当利水止呕。水去呕止，不治渴而自愈。故有茯苓泽泻汤之施。

**【方药】茯苓泽泻汤方**

茯苓半斤　泽泻四两　甘草二两　桂枝二两　白术三两　生姜四两

上六味，以水一斗，煮取三升，内泽泻，再煮，取二升半，温服八合，日三服。

**【按语】**茯苓泽泻汤乃五苓散去猪苓，加甘草、生姜而成，易汤服之。《金匮要略广注》解云："吐而泻者，津液亡而胃虚燥也，饮水则水停心下，茯苓、泽泻降气行饮，此五苓散原方之义也。然胃反，因脾虚气逆，故加生姜散逆，甘草和脾，又五苓散治外有微热，故用桂枝，此胃反无表热而亦用之者，桂枝非一于攻表药也，乃彻上下，达表里，为通行津液，和阳散水之剂。"

茯苓泽泻汤，《金匮要略》以其和阳散水，通行津液之功，用以治疗因胃中停饮而致吐而渴之胃反证。因饮阻脾胃乃虚寒之证，故见呕吐频繁且剧。畏寒，以呕吐后引饮，吐出为清稀物或水，无气味，舌淡，脉沉或紧。鉴于此，该方尚适用于治疗现代医学之慢性胃炎，慢性肠炎，神经性呕吐，幽门水肿，及肝硬化腹水而属本方证者。

【验案】一妇年二十四五，患呕吐，三四日或四五日一发，发必心下痛，如此者二三个月，后至每日二三发，甚则振寒昏迷，吐后发热，诸医施呕吐之治或与驱蛔之药无效。余诊之：渴好汤水甚，因与茯苓泽泻汤，令频服少量，自其夜，病势稍缓，廿余日诸证悉退。[《金匮今释》引藤田谦造案]

### （11）文蛤汤证（水饮停中证）

【原文】吐后，渴欲得水而贪饮者，文蛤汤主之。兼主微风、脉紧、头痛。

【释文】《金匮要略广注》云："吐亡津液，故贪饮，因饮水而停饮于中，则津液不布，愈饮愈渴。"文蛤味咸，走肾邪而胜水气，以利水饮于内；麻黄、石膏等六味，即大青龙汤去桂枝，发汗药也，使水饮从毛窍中泄去，以散水饮于外。《经》云：开鬼门，洁净府。此一方两得之。以内有麻黄、生姜等解表药，故兼主微风脉紧，头痛。

【方药】文蛤汤方

文蛤五两　麻黄 甘草 生姜各三两　石膏五两　杏仁五十个　大枣十二枚

上七味，以水六升，煮取二升，温服一升，汗出即愈。

【按语】文蛤汤，《金匮玉涵要略辑义》解云："此大青龙汤，去桂枝，加文蛤。水停于里，文蛤之微寒，可以利水而消饮。水溢于外，青龙之辛热，可以胜湿而解表，此汤与泽泻汤、猪苓汤皆预防水饮之剂。"或谓麻杏石甘汤合文蛤、姜、枣而成。

【验案】阙。

### （12）半夏干姜散证（胃寒津凝证）

【原文】干呕吐逆，吐涎沫，半夏干姜散主之。

【释文】胃中有寒，津液凝固为痰涎，随胃气上逆，故见干呕，吐逆，吐涎沫之候。故有半夏干姜散之施，以温胃散饮，止呕降逆。

【方药】半夏干姜散方

半夏　干姜各等分

上二味，杵为散，取方寸匕，浆水一升半，煎取七合，顿服之。

【按语】半夏干姜散乃小半夏汤易生姜而成，因小半夏汤其功于止呕散饮，故用生姜；而本方证的病机是胃腑虚寒，故用干姜温胃，以成温胃止呕之效。对此之解，《金匮要略广注》记云："干呕吐逆，胃不纳谷也，吐涎沫，脾不摄涎也。此中气虚寒所致。干姜温中，半夏降逆，浆水煎者，酸温之性可以收液，顿服之，使药味骤然而下，则治之有力，足以压下浊逆气也。"其解肯綮且详细。

【验案】临证以对药入方，故案阙。


### （13）生姜半夏汤证（正气与寒饮相搏证）

【原文】病人胸中似喘不喘，似呕不呕，似哕不哕，彻心中愦愦然无奈者，生姜半夏汤主之。

【释文】《金匮要略注解》云："愦，闷也。"故正气与寒饮之邪相搏，致胸阳不展，故见胸中烦闷已极之症；气机逆乱，致肺气肃降失司，故见似喘不喘之候；胃失和降，故见似呕不呕，似哕不哕之疾，故有生姜半夏汤辛散水饮，以舒展胸中阳气。

【方药】生姜半夏汤方

半夏半升　生姜汁一升

上二味，以水三升，煮半夏取二升，内生姜汁，煮取一升半，小冷，分四服，日三夜一服，呕止，停后服。

【按语】对此之用，《金匮要略心典》解云："寒邪搏饮，结于胸中而不得出，则气之呼吸往来，出入升降者阻矣。似喘不喘，似呕不呕，似哕不哕，皆寒饮与气，相互搏击之证也。且饮，水邪也；心阳脏也。以水邪而逼处心脏，欲却不能，欲受不可，则彻心愦愦然无奈也。生姜半夏汤，即小半夏汤。而生姜用汁，则降逆之力少，而散结之力多，乃正治饮气相搏，欲出不出者之良法也。"

"小冷"服之，恐寒饮固结于中，拒热药而不纳，反致吐逆，今热当冷饮，下嗌以后，冷体即消，热性便发，且于总体治则无碍而有大益。药顿服之，则药力峻猛，足以止逆降气，呕吐可立解，然心中烦闷，寒饮内结，难以猝消，故"分四服"

之服药法，俾胸中邪气徐徐散去。则此可见，仲景立方设法，尤重煎药法，服药法，医者不可疏之。

【验案】临证以对药入方，故案阙。

### （14）橘皮汤证（虚寒哕逆证）

【原文】干呕，哕，若手足厥者，橘皮汤主之。

【释文】胃腑虚寒，胃阳不展，故手足厥冷。橘皮汤是以橘皮降气，生姜止呕，合而用之，则胃气得舒，阳气得振，则呕哕与厥冷自愈。

【方药】橘皮汤方

橘皮四两　生姜半斤

上二味，以水七升，煮取三升，温服一升，下咽即愈。

【按语】对此方之用，《金匮要略广注》云："呕哕至于厥逆，何不用姜、桂？盖此因水饮内蓄，其气但上逆而不温于四末，故致手足厥逆，非亡阳也。橘皮、生姜散水饮而止呕吐，为安胃和中之良剂。"由此可知，干呕、哕非反胃，手足厥非无阳，胃不和则气不至于四肢。橘皮和胃，生姜散逆气，气行胃和，故呕哕与厥自愈，不可认为阳虚而遂投温补之品。

橘皮汤，乃《金匮要略》以其安胃和中之功，而治虚寒哕证。证见干呕，或恶心，或呕吐，或嗳气，脘腹冷痛，遇寒则呃逆频作，或手足逆冷，舌淡，苔薄，脉沉紧等候。本方尚可用以治疗现代医学之急性胃炎，幽门不全梗阻，幽门水肿，神经性呕吐，妊娠呕吐等病具上述证候者。

【验案】方舆輗："尝见一男子，暑月霍乱，吐泻虽已止，干呕未止，兼发哕，手足微厥，脉细至欲绝，更医数人，凡附子理中汤、四逆加人参汤、吴茱萸汤、参附、参姜之类，殆尽其术，一不容受。余最后至，诊之，少有所见，即作橘皮汤令煮，斟取澄清，冷热得中。细细啜之。余镇日留连于病家，再四诊视，指令服药之度，移时药达，稍安静，遂得救治。"[《金匮今释》引]

### （15）橘皮竹茹汤证（虚热哕逆证）

【原文】哕逆者，橘皮竹茹汤主之。

【释文】橘皮汤证是胃腑虚寒，本橘皮竹茹汤证是胃腑虚热。益因胃有虚热，而胃气上逆而致哕逆，故用橘皮、生姜以降逆而止哕逆之候，竹茹甘寒以清胃热；人参、甘草、大枣以补虚。诸药合用，共奏清热补虚、降逆止哕之效。

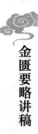

【方药】橘皮竹茹汤方

橘皮二斤　竹茹二升　大枣三十枚　生姜半斤　甘草五两　人参一两

上六味，以水一斗，煮取三升，温服一升，日三服。

【按语】橘皮汤乃为虚寒哕逆证而设方，而橘皮竹茹汤乃为虚热哕逆证而设方。虽均为哕逆证之治方，然一虚寒，一虚热，则寒热两重天也。而对此方之用，《金匮要略心典》解云："胃虚而热乘之，则作哕逆。橘皮、生姜和胃散逆；竹茹除热止呕哕；人参、甘草、大枣益虚安中也。"由此解可知，此哕逆因胃中虚热气逆所致。虚者有人参、甘草、大枣之施；散逆有橘皮、生姜之用；竹茹甘寒，疏逆气而清胃热，故用以为君药。

【验案】尤在泾云："胃虚气热，干呕不便：橘皮竹茹汤加芦根、杭米。""胃有火邪，故呕而不食；胆有热邪，故合目自汗；橘皮竹茹汤加石斛。"[《柳选四家医案·静香楼医案》]

【原文】夫六腑气绝于外者，手足寒，上气，脚缩，五脏气绝于内者，利不禁，下甚者，手足不仁。

【释文】六腑为阳，阳主外，阳绝不通于外，为手足寒，阳不外通，则并而上，为上气脚缩。五脏为阴，阴者主内，阴绝不守内，则下利而不禁，甚者阴不交阳，而经脉闭塞，为手足不仁。

【原文】下利脉沉弦者，下重；脉大者，为未止；脉微弱数者，为欲自止，虽发热不死。

【释文】脉沉为里为下，沉中见弦，为少阳之气滞于下而不得越，故下利重。脉大为邪盛，又大为病进，故利不止。数为阳脉，于微弱中见之，则为阳气将复，故知下利欲止，虽有身热，必自愈，不得比于下利发热不止者，死之例也。

【原文】下利，手足厥冷，无脉者，灸之不温，若脉不还，反微喘者，死。少阴负趺阳者，为顺也。

【释文】下利者手足厥冷无脉，为阴亡而阳亦绝矣。灸之则可引既绝之阳，乃厥不回，脉不还，而反微喘者，残阳上奔，大气下脱，故为死证。下利为土负水胜之病，"少阴负趺阳者"，意谓少阴太溪脉弱，足阳明趺阳脉胜，于是水负土胜，故谓之顺。

【原文】下利，有微热而渴，脉弱者，今自愈。

下利脉数，有微热，汗出，令自愈；设脉紧，为未解。

下利，脉数而渴者，令自愈；设不差，必圊脓血，以有热故也。

下利，脉反弦，发热身汗者，自愈。

【释文】下利有微热而渴者，为胃阳复也；脉弱者，邪气衰也，正复邪衰，故令下利自愈。下利病脉数者，亦阳气复也；微热汗出者，为正气方振而势外达，亦为欲愈之候。若下利其脉紧则为邪尚盛，必能与正相争，故为未解之候。若下利脉数而渴者，示阳气已受当自愈；若脉不弱而数，则阳之复已过，阴寒虽解，而热气转增，将更伤阴而发生下脓血之候。"圊脓血"即下利脓血。弦脉阴阳两属，若与发热汗出并见，则弦脉属阳脉，故病愈。

【原文】下利气者，当利其小便。

【释文】下利而又失气，多因于湿热大盛，气滞于大肠所致，故治当利其小便，以分利肠中湿邪，此即"急开支河"之法也。

【原文】下利，寸脉反浮数，尺中自涩者，必圊脓血。

【释文】下利为里病，寸脉主表，不应浮数，故曰"反浮数"。此处的浮数不是表里，是气分热盛所致，热盛于气分而伤血分，故下利脓血，而尺脉见涩象。《金匮要略心典》云："清与圊同，即完谷也。"

【原文】下利清谷，不可攻其表，汗出必胀满。

【释文】因"下利清谷"是脾胃虚寒所致，纵有表证未除，亦应以虚证为急，不可轻用汗法，若误发其汗，则阳气益虚，阴气更盛，脾胃健运失常，必腹部胀满。

【原文】下利，脉沉而迟，其人面少赤，身有微热，下利清谷者，必郁冒汗出而解，病人必微厥，所以然者，其面戴阳，下虚故也。

【释文】下利清谷，身有微热而戴阳，是里气虚寒，阳浮于上，与在表之邪相合所致，此时正气尚能振奋者，还可以通过郁冒汗出而解，解后手足当温，但在郁冒汗出之前，可能手足有轻微的寒冷感。

《金匮要略注解》云："戴阳者，言额上赤色也。"盖因戴阳是内真寒而外假热，证候表现上多为头面热，两足冷，烦躁，脉沉细无力，或沉数无力。凡肾气虚弱之人，感受外邪后，若虚阳上浮与在表之邪相合，往往会出现这种现象，若误以为是表邪而发汗，则虚阳外越，则有衰脱的可能。

【原文】下利后脉绝，手足厥冷，晬时脉还，手足温者生，脉不还者死。

【释义】暴注下利，损耗津液，阳气衰竭，因而出现脉绝、手足厥冷之危候。服回阳药后，若利止脉起，手足转暖，是阳气恢复之候，故主生。"晬时"，谓一昼夜的时间。若利虽止，经一昼夜而脉仍不起，手足亦不温者，是真阳已经，故无生之理。

## （16）四逆汤证（里寒证）

## （17）桂枝汤证（表虚证）

【原文】下利，腹胀满，身体疼痛者，先温其里，乃攻其表。温里宜四逆汤，攻表宜桂枝汤。

【释义】下利，腹部胀满，为里有寒，身体疼痛，乃表有邪。故而必先温其里，然后攻其表。所以热者，里气不充，则外攻无力，阳气外泄，则里寒转剧。四逆汤用生附，则寓发散于温补之中，桂枝汤有甘草、芍药，则兼固里于散邪之内。足见仲景用法之精妙，而李彣谓："四逆、桂枝两汤，为治表里不易法。"

【方药】**四逆汤方**

附子一枚（生用） 干姜一两半 甘草二两（炙）

上三味，以水三升，煮取一升二合，去滓，分温再服。强人可大附子一枚，干姜二两。

**桂枝汤方**

桂枝三两（去皮） 芍药三两 甘草二两（炙） 生姜三两 大枣十二枚（擘）

上五味，㕮咀，以水七升，微火煮取三升，去滓，适寒温服一升，服已，须臾啜稀粥一升余，以助药力，温覆令一时许，遍身漐漐微似有汗者益佳，不可令如水淋漓，若一服汗出病差，停后服。

【按语】此条乃表里同病，故有先温里寒，有四逆汤之施；后解表邪，有桂枝汤之用，此表里双解之法。故尤在泾有"仲景用法之精如此"之感叹。

四逆汤由甘热之甘草干姜汤，合辛热之干姜附子汤组成，用以治疗阴盛阳虚之里寒证。

桂枝汤，以桂枝甘草汤辛甘化阳，芍药甘草汤酸甘化阴，姜枣具酸甘辛之味，而和营卫。诸药合用，共奏解肌祛风，调和营卫之功。啜粥温覆以助药力，既益汗源，又防伤正，乃相得益彰之功。故桂枝汤为伤寒第一方，既可解表，尚可加减以疗诸多杂病。

由此可见，若正气已虚，里证为急者，当先温里，后解其表；若正气未虚，表证为急者，当先解表后攻其里。这是仲景治病须分别先后缓急之重要法则。

### （18）大承气汤证（痞满燥实证及热痢证）

**【原文】**下利三部脉皆平，按之心下坚者，急下之，宜大承气汤。

下利脉迟而滑者，实也，利未欲止，急下之，宜大承气汤。

下利，脉反滑者，当有所去，下乃愈，宜大承气汤。

下利已差，至其年月日时复发者，以病不尽故也，当下之，宜大承气汤。

**【释文】**下利，心下坚是实证；三部脉皆平而不弱，可知正气不虚。下利易损伤津液，故宜急下之，故曰"宜大承气汤"。

脉迟主寒象，若与滑脉并见，则不主寒而主实。下利既由于邪实，则实不去则利不止，故宜急下。

下利，而脉见滑象，是为有宿食，应当攻去，故谓"当有所去"。

下利已愈，但因病邪未能根除，如果因气候影响而发作，尚可以用攻下法以排除未尽之邪。故谓"以病不尽故也，当下之"。

下之，宜大承气汤，方由大黄、厚朴、枳实、芒硝组成，详见"痉病"中。

**【验案】**

朱某，男，22岁。1966年7月11日初诊。

下利2日，日达二十余次，便下黏液赤多白少，腹痛胀闷，且肛门灼痛，发热，体温38℃，口干渴，喜冷饮，舌红苔黄厚，脉洪数。

证属湿热蕴结肠间，而致赤白痢。治宜清利湿热之毒，荡涤壅肠之邪，予大承气汤加味调之。

处方：①大黄10g（后入），枳实10g，厚朴10g，芒硝10g，紫参30g。水煎服。②自采野生鲜萹草500g，水煎液浸渍双足。

服药加外治，二日，诸症豁然，予以原方减芒硝，续服2剂，病告痊愈。

**按：**大承气汤，清利湿热之毒，荡涤肠腑之热邪，紫参苦酸微寒，苦能降泄，酸能收敛，故为治痢之要药。萹草全国均有分布，多生于荒野、田边、路旁，大凡夏季痢疾，或煎服，或热汤浴足，均有良效。

二诊时，去芒硝，乃为轻下热结之小承气汤也。[《柳吉忱医案》]

## （19）小承气汤证（下利实热证）

**【原文】**下利谵语者，有燥屎也，小承气汤主之。

**【释文】**下利谵语，不一定是实证，但必须是脉来滑数，粪便黏秽，腹满按痛，舌苔黄厚干燥者，方可用小承气汤。

**【方药】小承气汤方**

大黄四两　厚朴三两（炙，去皮）　枳实大者三枚（炙）

上三味，以水四升，煮取一升二合，去滓，分温二服，得利则止。

**【按语】**对小承气汤用于此证者，《金匮要略心典》解云："谵语者，胃实之证，为有燥屎也。与心下坚、脉滑者大同。然前用大承气汤者，以因实而致利，去之惟恐不速也，此用小承气者，以病成而适实，攻之恐伤及其正也。"

**【验案】**

**热结旁流案：**林某，男，12岁。

患者于1968年8月12日以流行性乙型脑炎入院，经西药治疗仍高热惊厥不解。余与业师牟永昌公应邀会诊，见病人烦躁不宁，神昏谵语，四肢微厥，腹满微硬，无汗，体温仍高达40℃不退，小便短赤，先大便闭结，续得下利臭水，舌苔黄腻，脉滑数。

师曰：此乃热邪传入阳明，大肠中燥屎内结，而成热结旁流。故予小承气汤处之：生大黄10g，厚朴6g，枳实6g。水煎服。

1剂后汗出、便通、热退、识清。论及此案，师曰："《瘟疫论》尝云：'热结旁流者，以胃家实，内热壅闷，先大便闭结，续得下利，纯臭水，全然无粪，日三四度，或十数度，宜大承气汤得结粪而利。'因未至大实满，故予小承气汤，此活法也。"
[《牟永昌诊籍纂论》]

**手术后肠梗阻案：**宋某，因右侧腹股沟嵌顿疝，自用力复位，引起肠穿孔及腹膜炎。肠缝合术后第三天，发生动力性肠梗阻。此时腹胀，有压痛及肌紧张，肠鸣音消失，无大便或排气。脉洪大有力，舌苔黄燥，取行气导滞、清热解毒法。用小承气汤加黄芩、黄柏、金银花、连翘治疗。服药4小时后，肠蠕动增强，排稀便两次，腹胀及腹痛迅速减轻，次日下午开始进食。[天津医药杂志，1961，（1）：1]

## （20）桃花汤证（虚寒下利证）

**【原文】**下利便脓血者，桃花汤主之。

【释文】此条与《伤寒论》太阴病篇第307条相同。久痢之证，必致虚寒滑脱，其所下脓血必是暗而不鲜，因此条在《伤寒论》中，文前冠以"少阴病"，故其脉微细而弱，此外必见舌苔淡白，精神不振，四肢疲软，腹部喜暖喜按等虚寒证候，因其属脾虚寒盛之候，故列"太阴篇"，为虚寒兼证，即太阴病兼少阴病。对桃花汤之用，《金匮要略广注》解云："便脓血，人但知为协热，而不知有里寒者，盖寒则血为凝滞，不能随经以行，瘀而不散，必致寻窍而出，此见伤寒少阴证，以肾为阴脏，位居下部，故用辛温重涩之剂以治之也。"

【方药】桃花汤方

赤石脂一斤，一半锉，一半筛末　干姜一两　粳米一升

上三味，以水七升，煮米令熟，去滓，温服七合，内赤石脂末方寸匕，日三服。若一服愈，余勿服。

【按语】此证多由下利或湿热痢迁延日久，损伤脾阳所致。若久之则脾肾阳虚下利日甚，文中虽冠以"少阴病"，以其为脾虚寒盛之候，故列太阴篇虚寒兼证。下利脓血，为中焦阳虚，统摄无权所致，而不同于白头翁汤之湿热蕴结于肠证。故方重在温涩，主以赤石脂涩肠止泻，干姜温中散寒，粳米补脾益胃，以奏温中涩肠之用。名桃花汤者，有二说：因赤石脂其色赤白相间，《唐本草》名桃花石，加之本方汤色淡红，若桃花之色，故名之桃花汤；而王晋三则云："桃花汤非名其色也，肾脏阳虚用之，一若寒谷有阳和之致，故名。"

本方验诸临床，历代医家多有发挥。《金匮要略心典》称："此治湿寒内淫，脏气不固，脓血不止者之法。"《太平惠民和剂局方》云："以桃花丸治冷痢腹痛，下白冻如鱼脑，赤石脂煅，干姜炮，等分为末，蒸饼和丸。"《斗门方》有"治小儿疳泻，赤石脂末，米汤调服半钱，立瘥"的记载。

本方主药赤石脂含有硅酸铝及铁、锰、钙的氧化物，内服能吸着消化道内有害物质，对发炎的胃肠黏膜有保护作用，对胃肠出血也有保护作用，所以临床用于急慢性痢疾、阿米巴痢疾、胃及十二指肠溃疡及妇科宫颈糜烂，均有很好的疗效。

【验案】

**滑脱案：**曲某，男，53岁。

往有慢性肠炎史，近因滑脱不禁就诊。症见下利稀薄，带有白冻，腹部隐隐作痛，纳呆食少，神疲无力，四肢不温，腰酸肢冷，面色苍白，舌淡苔薄白，脉沉细而弱。

证属脾虚中寒，寒湿滞于肠中，而下利稀薄有白冻。治宜温补脾胃，予桃花汤

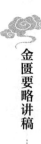

加味

处方：赤石脂20g，干姜10g，粳米20g，紫参20g，诃子12g，肉蔻6g。水煎服。

服药3剂，腹痛若失，大便成形，然仍日大便3～4次，续服3剂，诸症豁然。因此患者属久泻久利，故加酸涩收敛止泻之乌梅。服药5剂，病愈，予补脾益肠丸以善后。[《柳少逸医案选》]

**慢性阿米巴痢疾案**：洪某，男，52岁。1959年4月10日入院。

自诉：腹泻已3个月，大便每日三四次至七八次不等，性状稀黄，间有脓血或黏液。经西医注射磺胺剂依米丁，给服磺胺咪、喹碘方等，有时大便次数减少，仍未愈。近日来下腹作痛，大便次数每日增至十余次，四肢无力，乃请求住院根治。

查：体温36.5℃，脉搏70次/分，呼吸20次/分，慢性病容，脱水征，心肺正常，腹部柔软，肝脾未扪及。大便稀水状兼有脓血黏液，镜检有脓细胞，红细胞及溶组织内阿米巴。

入院后给予乌梅丸内服，每日3次，每次10粒。2日后精神略佳，但脉搏濡小，舌现白滑苔，时有腹痛，改予桃花汤，煎服3剂，腹痛全止，脓血亦除，大便次数恢复正常。调理一周，面转红润，食欲亦佳，体重增加而出院。两周后复查，一切正常。[广东中医，1959，（8）：332]

## （21）白头翁汤证（热利证）

**【原文】**热利下重者，白头翁汤主之。

**【释义】**本条表述了热利的证治。此条尚见于《伤寒论》第370条，乃阳明篇为热利下重证而设方。《金匮要略广注》云："热则伤气，气虚下陷，故致后重。""本方俱苦寒药，寒能胜热，苦以泄热，且厚肠胃。"

**【方药】白头翁汤方**

白头翁二两　黄连 黄柏 秦皮各三两

上四味，以水七升，煮取三升，去滓，温服一升，不愈更服。

**【按语】**此乃阳明热利的证治，法当清热燥湿，凉血解毒。《伤寒来苏集》云："四味皆苦寒除湿胜热之品也。"《医方集解》称："此足阳阴、少阴、厥阴药也。"伤寒邪热入里，因作利者，谓之热利，此乃阳明热邪与湿相搏壅滞肠道，热伤脉络故下利脓血，腹痛，里急后重。白头翁，《神农本草经》言其能逐血止腹痛；陶弘景谓其能止毒利；李东垣称仲景治热利下重，用白头翁汤，盖肾欲坚，急食苦以坚之。

故主药为白头翁，并名之方以白头翁，苦寒清热凉血解毒，柏、连清热燥湿，苦坚阴以厚肠，秦皮凉血止血，诸药合用，共成清热燥湿、凉血解毒之功为治湿热痢有效方剂。

现代临床多用以治疗细菌性痢疾，非特异性溃疡性结肠炎，急性肠炎，胃炎，阿米巴性肝脓肿，急性结膜炎，黄水疮等病而见湿热证者。

【验案】

**痢疾案：** 倪某，女，31 岁。1980 年 8 月 2 日初诊。

三日前，急发腹痛，里急后重，肛门灼热，利下脓血，赤多白少，壮热口渴，渴欲饮水，头痛烦躁。经医院肠道门诊确诊为细菌性痢疾，服磺胺剂罔效，转中医科中药治疗。查舌红苔黄，脉滑数。

证属疫毒熏灼肠道，耗伤气血，即"热利下重者"之证，治宜解毒，凉血止利，故予以白头翁汤加味主之。

处方：白头翁 15g，黄柏 10g，黄连 10g，秦皮 10g，地榆 20g，紫参 20g。水煎服。

服药 1 剂利止，热解。续服 3 剂，诸症若失。因虑其血虚利久伤阴，续以《金匮要略》白头翁汤加甘草阿胶汤服之，续用药 5 剂后，以善其后。[《柳少逸医案选》]

## （22）栀子豉汤证（下利后虚烦证）

【原文】下利后，更烦，按之心下濡者，为虚烦也，栀子豉汤主之。

【释文】栀子豉汤尚见于《伤寒论》阳明篇，乃为热扰胸膈证而设方。本条表述了下利虚烦的证治。对此，《金匮要略广注》语云："利后更烦者，热也，若心下濡，则内非实热，故为虚烦。然烦出于肺，病属上焦，栀子入肺经，故用栀子豉汤清上焦虚热。"

【方药】**栀子豉汤方**

栀子十四枚　香豉四合（绵裹）

上二味，以水四升，先煮栀子，得二升半，内豉，煮取一升半，去滓，分二服，温进一服，得吐则止。

【按语】对此方之解，《金匮要略心典》解云："下利后更烦者，热邪不从下减，而复上动也；按之心下濡，则中无阻滞可知，故曰虚烦。香豉、栀子能撤热而除烦，得吐则热从上出而愈，因其高而越之之意也。"

**【验案】**

陈某，男，26 岁，1973 年 11 月 16 日初诊。

患者为民办教师，值"文革"期间，民办教师久未"转正"，因久思郁闷，致烦热不宁，夜难入寐，舌质偏红，舌苔微黄，脉弦数。

此乃情志抑郁，枢机不利，气机不畅，而致抑郁寡欢，精神萎靡，心烦不得眠，予柴胡加龙骨牡蛎汤 3 剂。

药后诸症悉减，续服 3 剂，效不显，遂问道于吉忱公。公曰："此人虽有郁火扰心神，但无烦惊，且柴胡久服疏泄耗阴，故不显效。此患者正气虚衰，邪气不盛，当宗仲景"虚烦不得眠，心中懊侬，栀子豉汤主之"。遂调栀子豉汤。

处方：生栀子 10g，淡豆豉 15g，如仲景法煎服之。

3 剂服后患者欣然相告：心烦息，神情朗然，夜寐宁，续服 5 剂，诸症悉除，嘱服天王补心丹，滋阴养血，补心安神。[《柳少逸医案选》]

**按**：患者久思郁闷，致枢机不利，胆火被郁，热扰于心神，故心烦不得眠，初予柴胡加龙骨牡蛎汤，虽见效但不显。且柴胡久服易劫肝阴，故柴胡剂不易久服。患者久思致忧愁悲伤，肺在志为忧，久之则热郁胸膈，心烦懊侬，故复诊予以栀子豉汤。方中主以栀子，苦寒清热除烦，又导火下行；豆豉气味俱轻，宣散胸中郁热，又和降胃气。二药相伍，降中有宣，宣中有降，为清宣胸中郁热，解虚烦懊侬不眠之良方，故 8 剂而愈。

清代任越庵《伤寒法祖》云："因名立方者，粗工也；据症定方者，中工也；于症中审病机，察病情者，良工也。"余一诊处柴胡剂而效不显，"粗工"也，家父察病情、审病机示用栀子豉汤而收功，"良工"也。故余诚信秦伯未语，"医道在乎识证，立法，明方，此为三大关键"。

### （23）通脉四逆汤证（阴盛格阳证）

**【原文】**下利清谷，里寒外热，汗出而厥者，通脉四逆汤主之。

**【释文】**"汗出而厥"，"里寒外热"，是阴盛格阳之候，故有通脉四逆汤之施。对此，《金匮要略广注》则有详解："下利清谷，即里寒也；外热者，阴盛格阳也；汗出而厥，则亡阳液脱矣。汤名通脉四逆者，以十二经行于周身，阴阳气各交接于手足指头。《经》云：阴阳气不相顺接，便为厥。厥者，手足逆冷是也。附子益阳散寒，干姜、炙甘草温中固脱，则厥温脉通，利自止矣。"

【方药】通脉四逆汤方

附子大者一枚（生用）　干姜三两，强人可四两　甘草二两（炙）　葱白四茎

上四味，以水三升，煮取一升二合，去滓，分温再服。

【按语】通脉四逆汤证为少阴阳衰，阴寒内盛，虚阳外越之证，较四逆汤证更为严重。虽本方与四逆汤药味及主治相同，但其附、干姜用量较大，取其大辛大热之剂，以速破在内之阴寒，并急回外越之虚阳，诸药合用，以成抑阴回阳、通达内外之功。《医宗金鉴》云："以其能大壮元阳，主持中外，共招外热返之于内。"所以冠以通脉四逆，以别于四逆汤也。

现代研究表明，本方可用以治疗急、慢性呼吸衰竭，休克，心力衰竭，急、慢性肾功能衰竭，风湿性关节炎，急、慢性胃肠炎等病而见通脉四逆汤证者。

【验案】

**中暑（阴盛格阳）案**：李某，男，38岁。

素体禀赋不足，1978年8月18日上午在田间锄禾，天气炎热，汗出如流，体乏口渴，去溪头小泉引饮，饮毕感甘凉解渴，倏尔脘腹作痛。待到田间，突然闷倒，昏不知人，牙关紧急，家人急掐人中，旋即复苏。急回村，医生予藿香正气水，未愈。于翌日来院延余医治。家人告知：仍腹泻腹痛不已，伴恶心呕吐。见病人神疲乏力，发热恶寒，四肢逆冷，气喘不语，舌淡，苔薄白，脉弱。

此即《金匮要略》之"太阳中暍"证。暍者，《说文解字》云："伤暑也。"《玉篇》谓："中热也。"即今之中暑。然服藿香正气水不效，盖因此乃阴盛格阳之候。1978年，戊午岁，"上少阴火，中太微火运，下阳明燥金，热化七，清化九"，乃"太乙天符"之岁，刚柔失守，化疫之年。少阳司天，岁火太过，大暑流行；岁阳明在泉，消燥之气盛行，8月，五之气，亦火热之气加临，患者热引寒泉之水，且又素体阳虚，故此乃阴盛格阳之暑证，治当抑阴通阳，通达内外之法，故予通脉四逆汤。生附子12g，干姜15g，炙甘草10g。宗仲景之煎药法，水煎服。

服药3剂，腹泻腹痛止，热退，肢厥息。仍有恶心干呕，尚须益阴和阳，故二诊加猪胆汁，乃通脉四逆加猪胆汁汤意。续服5剂，病告痊愈。[《伤寒方证便览》]

**（24）紫参汤证（热毒下利证）**

【原文】下利肺痛，紫参汤主之。

【释文】《金匮要略广注》云："肺与大肠相表里，下利，则大肠虚热，上逆迫肺，故肺痛。紫参主心腹积聚，肠胃邪热，佐甘草以和中也。"

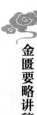

**【方药】紫参汤方**

紫参<sub>半斤</sub>　甘草<sub>三两</sub>

上二味，以水五升，先煮紫参，取二升，内甘草，煮取一升半，分温三服。

**【按语】**《金匮要略讲义》1963年版按："肺痛"不知何证，故存疑不释，此误导也。而经方大家尤在泾解云："赵氏曰：大肠与肺合，大抵肠中积聚，则肺气不行；肺有所积，大肠亦不固，二害互为病。大肠病而气塞于肺者痛，肺有积亦痛，痛必通用。紫参通九窍，利大小肠，气通则痛愈，积去则利自止。喻氏曰：后人有疑此非仲景之方者，夫讵知肠胃有病，其所关全在肺气耶。"

现代研究表明，该方有抗菌、抗炎、解热作用，故今多用于急性肠炎，过敏性肠炎，细菌性痢疾，阿米巴痢疾，大叶性肺炎而见热毒证者。

**【验案】**

张某，女，19岁，1971年7月27日就诊。

上午下田锄禾，渴饮山水，遂感腹部不适，继而入厕，大便数次，发热恶寒，大便先稀，后下脓血便，急来院就诊，西医以细菌性痢疾服磺胺药治疗罔效。由赤脚医生陪同由余中药治疗。现仍发热口渴，渴欲饮水，头痛烦躁，胸闷不适，全腹压痛，下利不止，舌红苔黄，脉滑数。

证属疫毒熏灼肠腑，而致热利，予以紫参地榆汤治之。

处方：紫参100g，地榆60g，生甘草12g。水煎服。

服药1剂，下利止，2剂诸症悉除。[《柳少逸医案选》]

**按：**紫参为蓼科多年生草本植物拳参的根，具苦酸微寒之性，能清热解毒，凉血止血，为止泻治痢之良药，此案用之，即《金匮要略》紫参汤之谓也。地榆为蔷薇科多年生草本植物地榆的根茎和根，味苦微寒，具凉血止血，消肿止痛之功，故为血痢之良药。对热痢或血痢，余多以二药合用，名"紫参地榆汤"，并推广应用。

**（25）诃梨勒散证（气虚下陷之气利证）**

**【原文】**气利，诃梨勒散主之。

**【释文】**尤在泾云："气利，气与屎俱失也。"李𢁒云："气利者，下利气虚下陷而滑脱也，诃梨勒性收涩，能温胃固肠，粥饮和者假谷气以助胃，顿服者，二味并下，更有力也。"

【**方药**】**诃梨勒散方**

诃梨勒十枚（煨）

上一味，为散，粥饮和，顿服。

【**按语**】诃梨勒即诃子。《金匮要略注解》云："气利，气虚而痢者，故诃子能涩大肠。气虚者，暂收涩，利也当自愈。"盖因诃子味酸苦，性平，入肺大肠经，具涩肠止泻，敛肺止咳之功。故《金匮要略》有诃梨勒散治气利之施。然今少有单用，多与他药合用，如用于久泻久痢之偏热者，与黄连、木香、生甘草同用，名"诃子散"；若与米壳、干姜、陈皮同用，可治久泻久痢之偏寒者，名"诃子皮散"，并适用于久泻脱肛者，余蒙师牟永昌公，多以诃子入二神丸或四神丸而治肾泄。

【**验案**】阙。

## 附方：

《千金翼》**小承气汤**：治大便不通，哕，数谵语。方见上。

《外台》**黄芩汤**：治干呕下利。

黄芩 人参 干姜各二两　桂枝一两　大枣十二枚　半夏半升

上六味，以水七升，煮取三升，温分三服。

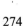

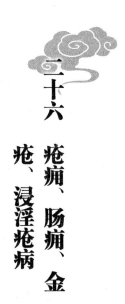

## （一）概说

疮痈：即痈肿，病证名，系指气血受邪毒所困而壅塞不通，引起局部肿胀的病证。最早的文献见于《黄帝内经》。对其病因病机，《素问·生气通天论》云："营气不充，逆于肉理，乃生痈肿。"《灵枢·痈疽》篇云："寒邪客于经脉之中则血泣，血泣则不通，不通则卫气归之不得复反，故痈肿。"《素问·阴阳别论》云："三阳为病发寒热，下为痈肿。"《素问·气厥论》云："肾移寒于肝，痈肿少气。""脾移寒于肝，痈肿。"而且《内经》对体表之痈与疽的症候做了鉴别分析，如《灵枢·痈疽》篇记云："营卫稽留于经脉之中，则血泣而不行，不行则卫气从之而不通，壅遏不得行，故热。大热不止，热胜则肉腐，肉腐则为脓。然不能陷，骨髓不为燋枯，五脏不为伤，故命曰痈。""热气淳盛，下陷肌肤，筋髓枯。内联五藏，血气竭，当其痈下，筋骨良肉皆无余，故命曰疽。"疽者，上则皮肤以坚，上如牛领之皮。痈者，其皮上薄以泽。而《金匮要略》则从脉证上来判断痈肿发生的可能性，并运用按诊，从热与不热，来鉴别有脓或无脓。

肠痈：病证名，即在肠内生痈并发腹痛的一种疾病。多因饮食不节，暴怒忧思，跌仆奔走而致肠胃运化失司，湿热内壅而成。该病首见于《素问·厥论》篇，然对其病之脉证未见详论。而《金匮要略·疮痈肠痈浸淫病脉证并治》篇，对于肠痈的阐述比较详细。如从脉象的迟紧与洪数，来判断肠痈患者是否成脓。而且对脓未成属热证实证者，及脓已成属虚证寒证者，均有相应的辨证施治法要。

金疮：病证名，又名金创，为刀斧金属器械所伤的一类疾病。浸淫疮：病证名，多为心火脾湿，凝滞不散，或感风邪，郁于肌肤而成。初起形如粟米，瘙痒不止，搔破流黄水，蔓延迅速，浸淫成片，兼有身热。该病首见于《黄帝内经》，如《素问·玉机真藏论》云："夏脉""太过则令人身热而肤痛，为浸淫。"《素问·气交变大论》云："岁火太过，炎暑流行"，"身热骨痛而为浸淫"。二病在《金匮要略·疮痈肠痈浸淫病脉证并治》篇中均有记述，然论述欠详，但有"疗金疮，王不留行散主之"，及"浸淫疮，黄连粉主之"之治。

鉴于痈肿，肠痈，金疮，浸淫疮诸病，均属外科疾病，故仲景在《金匮要略》中合为一篇论述之。

## （二）证候与证治

### 1. 疮痈、肠痈、金疮、浸淫疮病证候

【原文】诸浮数脉，应当发热，而反洒淅恶寒，若有痛处，当发其痈。

【释文】本条从脉证上表述了痈肿发生的可能性。诸浮数脉皆属阳，阳证当发热，而反见"洒淅恶寒"者，盖因卫气被遏而不行所致。卫气行则营行畅，营行被阻，故见局部疼痛，继而会发生痈肿。

【原文】师曰：诸痈肿，欲知有脓、无脓，以手掩肿上，热者，为有脓，不热者，为无脓。

【释文】本条表述了痈肿以有脓、无脓为辨证要点。痈肿之候，脓不成，毒不化，而毒不化，则脓不成。故以手掩于肿上，热者毒已聚，则有脓；不热者，毒不聚，则无脓。

### 2. 疮痈、肠痈、金疮、浸淫疮病证治

#### （1）薏苡附子败酱散证（肠痈成脓证）

【原文】肠痈之为病，其身甲错，腹皮急，按之濡，如肿状，腹无积聚，身无热，脉数，此为肠内有痈脓，薏苡附子败酱散主之。

【释文】本条表述了肠痈脓已成的治法。"身甲错，腹皮急"，由于营血郁滞于里，肌肤失于营血濡养，故干燥粗糙。"按之濡"，气虽外鼓，因脓已成，肤皮虽紧急，但按之濡软。"积聚"，示腹内有肿块。不活动者为"积"，活动者为"聚"。身无热而脉反数，知非热证；脉虽数而无力，示阳气不足，正不胜邪之候。这与腹内

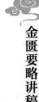

有积聚不同，故有"腹无积聚"一语，以资鉴别。故有薏苡附子败酱散之施，以疗肠痈成脓之候。

**【方药】薏苡附子败酱散方**

薏苡仁十分　附子二分　败酱五分

上三味，杵为末，取方寸匕，以水二升，煎减半，顿服，小便当下。

**【按语】**本方所主治肠痈，为寒湿瘀血互结，腐败成脓所致。对此方之用，《金匮要略广注》解云："附子辛热，破癥坚；败酱草苦寒，入手足阳明经，消痈破血，能化脓为水；然肠痈多生于湿热，薏苡得土之燥，禀秋之凉，能燥湿清热，入手阳明大肠，为引经药也。"由此可见，该方有利湿、排脓、破血、消肿之功，俾湿瘀分化，脓排肿消，而肠痈得愈。

薏苡附子败酱散，《金匮要略》以其温阳通脉，消肿排脓之功，而疗湿毒壅结成脓之肠痈。现代研究表明，可用以治疗慢性阑尾炎，慢性盆腔炎，慢性前列腺炎，及肺脓肿而具湿热壅结之证者。

**【验案】**

林某，男，59岁，农民，1972年9月11日初诊。

右下腹部疼痛年余，县医院诊为慢性阑尾炎，予以消炎、止痛药。每病发作，村医即予普鲁本辛、延胡索止痛片、消炎药治之。一周前腹痛复发，用药无效，就急诊，外科诊为"阑尾脓肿"，病人不同意手术治疗，故请中医诊治。

查：右下腹部疼痛拒按，微热，伴恶心呕吐，面色暗青，手足逆冷，神疲肢乏，舌暗淡苔黄腻，脉沉数。

证属寒湿郁结，郁而生热，治宜温阳祛湿，排脓消肿，师薏苡附子败酱散意治之。

处方：制附子10g，薏苡仁30g，败酱草60g，忍冬藤30g，红藤30g，重楼30g，生甘草10g，水煎服。

经服药2剂，腹部疼痛大减，续服2剂，诸症若失。予以薏苡附子败酱散原方4剂以固疗效。[《柳吉忱医案》]

**按：**方加忍冬藤，红藤，佐薏苡仁增其清利湿热之效；加重楼增其清热解毒，通瘀消肿之力。后世有"千金肠痈汤"，药由薏苡仁、牡丹皮、桃仁、瓜瓣仁组成，乃《金匮》薏苡附子败酱散之变方也。

### （2）大黄牡丹汤证（肠痈脓未成证）

**【原文】**肠痈者，少腹肿痞，按之即痛，如淋，小便自调，时时发热，自汗出，复恶寒。其脉迟紧者，脓未成，可下之，当有血；脉洪数者，脓已成，不可下也，大黄牡丹汤主之。

【释文】本条表述了肠痈脓未成的治法。肠痈，由于营血瘀结于肠中，故致少腹肿痞之候；经脉运行受阻，不通则痛，故见少腹拘急拒按，按之则如小便淋痛之状。属在肠中，膀胱未受影响，故小便正常。正气与邪气相争，营卫失调，故时时发热，恶寒，自汗出。若脉象迟紧，示以脓未成熟，故可用大黄牡丹汤以泻热破瘀，散结消肿。《素问·至真要大论》云："诸痛痒疮，皆属于心。"心五行属火，故有大黄、芒硝用以下实热；血败肉腐为脓，牡丹皮、桃仁用以下脓血；瓜子甘寒，主溃脓血。"瓜子"，古籍未考，多用以冬瓜子，亦有用甜瓜子。

【方药】**大黄牡丹汤方**

大黄四两　牡丹一两　桃仁五十个　瓜子半升　芒硝三合

上五味，以水六升，煮取一升，去滓，内芒硝，再煎沸，顿服之，有脓当下，如无脓，当下血。

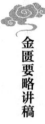

【按语】六腑以通为用，故其治为泻热破瘀，以消痈肿。方中大黄乃泻肠中湿热瘀结之毒；芒硝软坚散结，助大黄促其速下；桃仁、牡丹皮凉血、散血，破血祛瘀；瓜子清肠中湿热，排脓消肿。诚如李彣所云："大黄、芒硝泄热，桃仁行瘀，牡丹皮逐血痹，去血分之伏火，瓜子主泄脓血，故可下未成脓之肠痈也。"

大黄牡丹汤，以其泻热破瘀，散结消肿之功，《金匮要略》用治热毒郁结未成脓之肠痈。现代研究表明，本方具抗炎，抗菌，增强机体免疫机能，增强肠蠕动，扩张血管，解热等作用，故又被广泛应用于消化系统之急、慢性阑尾炎，或合并局限性腹膜炎，阑尾脓肿，粘连性肠梗阻，菌痢；泌尿、生殖系统之前列腺炎，盆腔脓肿，急、慢性盆腔炎，阴道炎，肾周围脓肿，膀胱炎；及肺脓肿，脑血栓形成诸病而具营血瘀结证者。

【验案】

刘某，男，41岁。1973年6月19日就诊。

右下腹痛一周，发烧3日。自诉1周前夜间突然出现脐周围疼痛，并有恶心呕吐十余次，吐出物为绿色苦水，量多。兼有腹泻3次，喜冷拒按，自汗，口渴，纳呆，尿色黄赤，大便畅通，体温37.5℃，脉搏84次/分，血压120/84mmHg。神志清楚，腹部膨隆，腹壁脂厚，但未见蠕动波及肠型，肌肉紧张明显，有压痛及反跳痛，右下腹可扪及6cm×9cm大小之包块，硬度中等，明显触痛，推之不移。血常规检查示：白细胞计数为14.1×10⁹/L，中性粒细胞0.84，淋巴细胞0.16，舌质淡红，苔白黄微腻，脉滑数。外科诊为阑尾周围脓肿，转中医科中药治疗。

证属湿热蕴结肠道，气滞血瘀。治宜清热解毒，利湿通腑。

处方：大黄 12g，牡丹皮 12g，桃仁 10g，生石膏 30g，陈皮 10g，芒硝 10g（冲），冬瓜仁 30g，金银花 60g，蒲公英 30g，败酱草 30g，生薏苡仁 30g，延胡索 10g，川楝子 10g，甘草 6g。水煎服。

6 月 25 日。服药 5 剂，诸症豁然。予以上方加红藤 30g，忍冬藤 30g，续服。

6 月 30 日，续服 5 剂，肠痈痊愈。[《柳吉忱医案》]

**按：** 肠痈一证，乃热毒内聚，营血瘀结于肠中，经脉不通，肠络瘀阻而成。《金匮要略·疮痈肠痈浸淫病脉证并治》篇记云："肠痈者，少腹肿痞，按之即痛如淋，小便自调，时时发热，自汗出，复恶寒。其脉迟紧者，脓未成，可下之，当有血。脉洪数者，脓已成，不可下也，大黄牡丹皮汤主之。"本案患者之见证，乃属湿热蕴结肠腑，气滞血瘀之证。故其治当以大黄牡丹皮汤施之。方中主用大黄、芒硝以荡涤实热，宣通壅滞；牡丹皮、桃仁凉血逐瘀；冬瓜仁排脓散痈。其脉滑数，乃热毒壅盛之候，故佐以金银花、蒲公英、败酱草、薏苡仁，以增清热解毒、利湿化脓之功。延胡索伍川楝子，名金铃子散，用以理气活血通络。诸药合用，共奏荡热解毒，消肿排脓，逐瘀攻下之效，故药用 5 剂，诸症豁然，续服 5 剂而病愈。复诊时加红藤、忍冬藤，以增清热解毒之效。

【原文】问曰：寸口脉浮微而涩，法当亡血，若汗出。设不汗者云何？答曰：若身有疮，被刀斧所伤，亡血故也。

【释文】本条表述了金疮出血的脉证。脉浮微而涩，是阳气失去固护作用，阴液不能自当。故寸口脉出现浮微而涩，大都指有失血或汗出的可能。若不是汗出之候，便是被刀斧所伤，或患有刀疮出血之故。

### （3）王不留散证（经脉肌肤断伤证）

【原文】病金疮，王不留行散主之。

【释文】金疮，是刀斧等金属器械所伤的外科疾患。盖因经脉肌肤断伤，营卫气血不能有序运行。故其治当恢复经脉肌肤的断伤，使营卫气通行无阻，则金疮自然向愈，故有王不留行散，以其行气血，和阴阳，使其脾胃功能旺盛的作用，而达到生肌长肉续血脉之治。

【方药】王不留行散方

王不留行十分（八月八日采）　蒴藋细叶十分（七月七日采）　桑东南根白皮十分（三月三日采）

甘草十八分　川椒三分（除目及闭口，去汗）　黄芩二分　干姜二分　芍药二分　厚朴二分上九味，桑根皮以上三味烧灰存性，勿令灰过，各别杵筛，合治之为散，服方寸匕，小疮即粉之，大疮但服之，产后亦可服。如风寒，桑东根勿取之，前三物皆阴干百日。

【按语】中草药的采集季节性很强，若不遵循必然影响药物的性能和功效。大凡根和根茎以初春为好，此时新芽未长，药物有效成分内存，又具春天生发之机；根皮、树皮，多以春夏之交为好，此时春生之机达旺，夏长之机已具，"三月三"，乃春之季月，故桑白皮"三月三日采"。植物茎、枝、叶及全草，一般在生长旺盛时节采之，其药物有效成分最足的季节，乃为"夏长""秋收"之时，"七月七"，乃秋之孟月，为夏末、秋初之时节，故蒴藋叶"七月七日采"。果实、种子宜在初熟但未完全成熟时采收。"八月八"，乃秋之仲月，世谓"仲秋"，乃"秋实"之月，故谓王不留行种子"八月八日采"。

对此方之用，《金匮要略广注》解云："金疮恐有血瘀之患，王不留行，行血定痛者也；蒴藋主绝伤，续筋骨；桑皮为线，可缝金疮，能治虚损绝脉，取东南根皮者，以其受生气也；血遇热则宣流，黄芩所以清之；血得寒则凝涩，干姜、川椒所以温之；血被伤则耗散，芍药所以收之；金疮伤在肌肉，而肌肉惟脾土主之，甘草、厚朴俱入脾胃，一补一运，所以温气血而长肌肉者；前三味烧灰存性，则色黑味咸，咸能走败血，黑能止好血也。产后亦可服，以产后多瘀血，此方能行瘀血故耳。"

蒴藋，《本草经》名陆英，《本草纲目》名接骨木。为忍冬科植物陆英的茎叶。《长沙药解》云："味酸，微凉，入足厥阴肝经。"此药具舒筋活血之功，而多用于跌打损伤，产后恶露不行。此即王不留行散用之之由也。桑东南根白皮，李彣谓"取东南根皮者，以其受气也"，盖因东南方巽卦位，乃春生夏长之方位及节气也。故此方位之根皮，有续筋愈肌之功。

王不留行散，《金匮要略》以其行气血，和阴阳之功，而成疗金疮之治。鉴于此，该方尚可治疗肌肉损伤，肌肉疼痛，肋间神经痛，产后胎盘残留，子宫内膜炎，附件炎等病因气血瘀阻，脉络运行不畅之证者。

【验案】

**血胸案：**解某，男，24岁，北海军区八路军战士，1942年秋就诊。

因攻战爬越围墙摔下，胸胁胀痛，气闷欲死，北海军区医院医生疑有胸腔内部损伤，痛时予止痛药。病人病情日渐加重，故邀吉忱公诊之。查见病人面色苍白，呼吸成促，脉细弱。

盖因胸为阳脏之域，内有心、肺二脏，跌仆损伤胸络，而有瘀血凝结之证，故治当施以行气血，和阴阳之剂，故予王不留行散易汤施之。

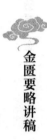

处方：王不留行 15g，鲜公道老叶 30g，东南鲜桑白皮 30g，川椒 10g，黄芩 10g，干姜 6g，制白芍 12g，厚朴 6g，当归 10g，甘草 6g。水煎服。

服药 1 剂，胸胁痛减，续服 3 剂，诸症豁然，起卧时胸胁部有微痛。守方继服 4 剂，身无不适。[《柳吉忱医案》]

**按：** 时值金秋八月，胶东地区农田之间，多有"公道老"，即陆英；依仲景法取桑根白皮合入方中。《本草便读》云："当归引诸血各归其经，甘苦辛温且润，生理血仍能调气"，"可养营止痛。"故药加当归，俾新血能安，瘀血能行，以防血攻心肺之弊。

**恶露不尽案：** 娄某，女，39 岁，农民。1948 年 5 月就诊。

胎儿产出后一日，恶露下之甚少，色紫暗，小腹疼痛拒按，舌暗有瘀斑滞点，苔白，脉涩。

证属冲任失调，胞络瘀阻，而致恶露不下，故有王不留行散易汤之施，以行气血，和营卫，调冲任之治。

处方：王不留行 12g，鲜公道老叶 30g，鲜桑白皮 30g，川椒 10g，黄芩 10g，干姜 6g，制白芍 15g，当归 10g，川芎 10g，甘草 6g。水煎服。

服药 1 剂，阴道流出甚多血浊液，于是腹痛诸症悉减。续服 3 剂，腹痛已愈，恶露色亦淡。予以原方续服一周，俾恶露浊液尽排出。[《柳吉忱医案》]

**按：** 王不留行散行气血，和营卫，去瘀血而安新血。入当归，"引诸血各归其经"，又主冲脉为病；川芎行冲脉而活血通瘀。故药仅 1 剂则恶露下而腹痛息。

### （4）排脓散方

**【方药】**

枳实十六枚　芍药六分　桔梗二分

上三味，杵为散，取鸡子黄一枚，以药散与鸡黄相等，揉合令相得，饮和服之，日一服。

**【按语】**《金匮要略心典》云："枳实苦寒，除热破滞为君，得芍药则通血，得桔梗则利气，而尤赖鸡子黄之甘润，以为排脓化毒之本也。"故此方为治肺痈，或咽喉肿痛之用药。

**【验案】** 多作为行气理血之药入方。故案阙。

## （5）排脓汤方

**【方药】**

甘草<sub>二两</sub>　桔梗<sub>三两</sub>　生姜<sub>一两</sub>　大枣<sub>十枚</sub>

上四味，以水三升，煮取一升，温服五合，日再服。

**【按语】**一味甘草，乃《伤寒论》之甘草汤；甘草与桔梗相伍，乃《伤寒论》之桔梗汤，后世名甘桔汤，均为少阴咽痛证之治方。生姜、大枣辛酸甘之味，具生气血、化营卫之用。故排脓汤具清咽利膈，行气血，和营卫，清热解毒之功，而为排脓生肌之剂，故尤在泾谓此方"亦行气血和营卫之剂"。

**【验案】**因为清利咽喉之良剂及效方，验案不胜枚举，且又为治肺痈复方之方，故案阙。

## （6）黄连粉方

**【原文】**浸淫疮，从口流向四肢者，可治；从四肢流来入口者，不可治。

浸淫疮，黄连粉主之。方未见。

**【释文】**浸淫痈是一种皮肤病，大凡从口起流向四肢者可治，反之，不可治。取一味黄连，以其苦寒入心之性能，而清泻心火，燥湿除热。故为疗毒痈肿，口舌生疮，湿疮瘙痒等候之要药。或内服，或外敷，均可用之。此即《素问·至真要大论》"诸痛痒疮，皆属于心"之谓也。

**【验案】**今用治疮痒，多以药入方，而少有一味黄连应用之案，故阙。

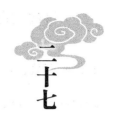

二十七 跌蹶、手指臂
肿、转筋、阴
狐疝、蛔虫病

## （一）概说

跌蹶：病证名。跌，通跗，指足背。跌蹶，系指一种行动障碍的病证。首见于张仲景《金匮要略·跌蹶手指臂肿转筋阴狐疝蛔虫病脉证治》篇。对其证治，有"病跌蹶，其人但能前，不能却，刺腨入二寸，此太阳经伤也"之论。所述证候，与现代医学之阿尔茨海默病相侔。

手指臂肿：病证名。对其证候《金匮要略》尚有记载，是一种手指臂部关节肿胀，并作振颤，全身肌肉也发生牵动的病证，属风痰在膈，攻走肢体所致。诚如陈无择所云："痰涎留在胸膈上下，变生诸病，手足项背牵引钓痛，走易不定。"

转筋：病证名。首见于《黄帝内经》，如《灵枢·阴阳二十五人》篇云："足太阳之下"，"血气皆少则善转筋，踵下痛"。《金匮要略·跌蹶手指臂肿转筋阴狐疝蛔虫病脉证治》篇对其脉证及治均有记载，该病多由阴阳气血衰少，四肢拘挛作痛的一种病证。

阴狐疝：病证名，简称狐疝，是一种睾丸偏有大小，时上时下之候，首见于《黄帝内经》。如《灵枢·本藏》篇云："肾下则腰尻痛，不可以俯仰，为狐疝。"《灵枢·经脉》篇云："足厥阴之脉"，"是主所生病者，狐疝。"其证治《金匮要略》尚有记载。

蛔虫病：蛔厥，病证名。原文为蚘，是蛔的异体字。该病见于《金匮要略》，盖因蛔虫引起的疾病，且有相应的证治。

本篇是以蛔虫病作重点论述，并把未归入以前各篇的几种疾病一并归入本篇论述。

## （二）证候与证治

### 1. 跌蹶病证候与证治

**刺腨针方（太阳经脉·灵伤证）**

【原文】师曰：病跌蹶，其人但能前，不能却，刺腨入二寸，此太阳经伤也。

【释文】跌蹶是一种行动障碍的疾病，为太阳经脉受伤所致。因人身经脉阳明行身之前，太阳行身之后，太阳经脉有了损伤，所以只能前行不能后退，所以当刺腨部承山穴。对此《金匮要略广注》云："李升玺曰：按《明堂图》，腨上有承山，飞扬二穴，腨下下二寸有跗阳穴，即阳跷之郄，刺之，皆治痿厥风痹不仁，此即跌蹶，而取'太阳经伤'之意也。"三穴均系足太阳经腧穴，可疗步履艰难及"但能前，不能却"的病证。如中风偏瘫，阿尔茨海默病等。

### 2. 手指臂肿病证候与证治

**藜芦甘草汤证（风邪痰滞证）**

【原文】病人常以手指臂肿动，此人身体眴眴者，藜芦甘草汤主之。

【释文】手指臂肿是一种手指臂部关节肿胀，并作振颤，全身肌肉发生牵动的病证，属风痰在膈，攻走肢体所致。痰滞关节，故肿胀；风伤经络，故身体眴动。

【方药】藜芦甘草汤方 未见

【按语】方未见。对此，《金匮要略心典》解云："湿痰凝滞关节则肿，风邪袭伤经络则动。手指臂肿动，身体眴眴者，风痰在膈，攻走肢体；陈无择所谓痰涎留在胸膈上下，变生诸病，手足项背，牵引钓痛，走易不定者是也。藜芦吐上膈风痰，甘草亦能取吐，方虽未见，然大略是涌剂耳。"对此方之解，《金匮要略广注》有云："藜芦能吐风痰，故主之，佐以甘草，所以养胃也。"

【验案】阙。

### 3. 转筋病证候与证治

**鸡屎白散证（湿浊化热症）**

【原文】转筋之为病，其人臂脚直，脉上下行，微弦，转筋入腹者，鸡屎白散主之。

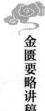

【释文】转筋，是一种四肢拘挛作痛的病证，所以脉象见劲急弦直，全无柔和之象，一般多见于下肢，严重时会从两足牵引至小腹作痛，故谓"转筋入腹"。其治有鸡屎白散之用。

**【方药】鸡屎白散方**

鸡屎白

上一味，为散，取方寸匕，以水六合，和，温服。

【按语】盖因转筋之病因病机不一，鸡屎白性寒下气，通利二便，适用湿浊化热所致之转筋。受此方影响，后世王孟英用蚕砂治热性霍乱转筋。而寒性霍乱，因吐下过多，体液消耗，致阳气亡失，不能煦养筋脉而致转筋者，当用通脉四逆汤、白通汤等急救回阳，故该证则不得误用此方。

【验案】阙。

### 4. 阴狐疝病证候与证治

**蜘蛛散证（寒凝肝经证）**

【原文】阴狐疝气者，偏有小大，时时上下，蜘蛛散主之。

【释文】阴狐疝气病，简称狐疝，是一种阴囊偏大偏小，时上时下的病证。这与寒疝以腹痛为主证不同。这种疝气，当平卧时缩入腹内，起立走动时则堕入阴囊，时作痛胀，大都为寒气凝结于厥阴肝经所致。故有蜘蛛散，以成辛温通利之治。

**【方药】蜘蛛散方**

蜘蛛十四枚（熬焦）　　桂枝半两

上二味，为散，取八分一匕，饮和服，日再服，蜜丸亦可。

【按语】方中蜘蛛有破结通利之功，桂枝辛温，引入足厥阴肝经以散寒气。对此方之用，李彣《金匮要略广注》解云："蜘蛛有毒，主癫疝，疝者，肝木之病，桂能伐肝，以木得桂而枯也。然此方万勿轻试。"

"八分一匕"，据《金匮要略集成》所云："八分一"三字，当作"方寸"二字。

临床中对此证，多用《医学发明》之天台乌药散（乌药、木香、小茴香、青皮、高良姜、槟榔、川楝子、巴豆），合《素问·病机气宜保命集》之金铃子散（川楝子、延胡索）治之。

【验案】阙。

## 5. 蛔虫病证候与证治

【原文】问曰：病腹痛有虫，其脉何以别之？师曰：腹中痛，其脉当沉，若弦，反洪大，故有蛔虫。

【释文】本条表述了蛔虫病腹痛的脉象。对此《金匮要略广注》解云："脾为至阴，其经入腹，风寒感之，则腹痛，阴寒在里，故脉沉也。弦为肝脉，其性束急，木行乘土，故亦主腹痛，《经》云阳脉涩，阴脉弦，法当腹中急痛是也。脉反洪大，是蛔虫上厥动膈，与阴寒证不类，故主有蛔虫。"

### （1）甘草粉蜜汤证（蛔虫证）

【原文】蛔虫之为病，令人吐涎，心痛，发作有时，毒药不止，甘草粉蜜汤主之。

【释文】《金匮要略心典》解云："吐涎，吐清水也。心痛，痛如咬啮，时时上下是也。发作有时者，蛔饱而静，则痛立止。蛔饥求食，则痛复发也。毒药，即锡粉、雷丸等杀虫之药。毒药者，折之以其所杀三虫，而杂以甘草、白蜜之中，诱使虫食，甘味既尽，毒性旋发，而虫患乃除。"

【方药】甘草粉蜜汤方

甘草二两　粉一两　蜜四两

上三味，以水三升，先煮甘草，取二升，去滓，内粉蜜，搅令和，煎如薄粥，温服一升，差即止。

【按语】粉，即铅粉。然铅粉内服，须防中毒，故此方近世医家很少用之。然后世医家对"粉"之解另有新意。如《金匮要略集》谓"粉即白米粉也"；《千金》作粱米粉。均认为以粉为铅粉者，不可以。

【验案】阙。

### （2）乌梅丸（蛔厥证）

【原文】蛔厥者，当吐蛔，今病者静而复时烦，此为脏寒，蛔上入膈，故烦；须臾复止，得食而呕，又烦者，蛔闻食臭出，其人当自吐蛔。

蛔厥者，乌梅丸主之。

【释文】上述两条表述了蛔虫厥病的证治。蛔厥病的主证是吐蛔，心腹痛剧，吐涎沫，得食则吐，烦躁不安，手足厥冷，有发作性。这是因内脏虚寒，不适于蛔虫存在，因而蛔动不安，上扰胸膈，出现寒热错杂的证候，故有乌梅丸，以安蛔杀虫

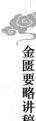

之施。

**【方药】乌梅丸方**

乌梅三百个　细辛六两　干姜十两　黄连一斤　当归四两　附子六两（炮）　川椒四两（去汗）

桂枝六两　人参　黄檗各六两

上十味，异捣筛，合治之，以苦酒渍乌梅一宿，去核，蒸之五升米下，饭熟捣成泥，和药令相得，内臼中，与蜜杵二千下，丸如梧子大，先食饮服十丸，日三服，稍加至二十丸。禁生、冷、滑、臭等食。

**【按语】**"异捣筛"，即各药分别捣之并过筛。对此方之解，《金匮要略广注》云："胃中冷则吐蛔，是蛔厥为脏寒也。乌梅味酸，黄连、黄柏味苦，桂枝、蜀椒、干姜、细辛味辛。以蛔得酸则止，得苦则安，得甘则动于上，得辛则伏于下也。然胃中虚寒，人参、附子以温补之，吐亡津液，当归以辛润之，而蛔厥可愈矣。"

乌梅丸，《金匮要略》以其安蛔止痛之功，而为治蛔厥设方。因其组方为寒热并行之伍，又因其泄热疏肝，调和阴阳之功，故可疗上热下寒证，或肝热脾寒证。

现代研究表明，本方具促进肝脏分泌胆汁，促进胆囊收缩，麻醉虫体，扩张Oddi括约肌，增强机体免疫机能，抗炎作用。故尚可应用以治疗消化系统之慢性胃肠炎，慢性痢疾，肝炎，肝硬化，胆石症；循环系统之脉管炎；精神、神经系统之癫痫，精神分裂症；虫证即胆道蛔虫症，蛔虫性肠梗阻，阴道滴虫症；泌尿、生殖系统之老年性前列腺炎，膀胱结石等；及嗜酸性细胞增多性哮喘，顽固性瘾疹等病而具上热下寒，或肝热脾寒证者。

**【验案】**

**蛔虫性肠梗阻案：**吴某，女，19岁，农民，栖霞寨里人。1959年2月19日初诊。

昨日出现脘腹痛，且得食即吐，今天来院就诊。症见面色晦暗，弯腰捧腹，碾转不安，呻吟不已，四肢逆冷，汗出淋漓，心烦，不能食，舌淡，舌边尖有瘀点，苔白，脉弦细。

处方：制乌梅15g，细辛3g，干姜6g，黄连10g，黄柏6g，桂枝6g，当归10g，人参6g，制附子10g，川椒6g，槟榔10g，延胡索10g，川楝子6g，3剂，水煎服。

服药1剂，脘腹痛辄止，3剂服毕，便出蛔虫一团，纳食可，亦无腹痛。以原方制成丸剂续治，每日大便均有蛔虫。1周后大便再未见蛔虫。[《牟永昌诊籍纂论》]

**按：**汉代张仲景《伤寒论》载有"脏寒，蛔上入膈"，"蛔厥者，乌梅丸主之"之条文，即表述了脏厥及蛔厥的证治。脉微而厥，是脏厥和蛔厥的共同症状，是阳气虚衰，不能敷布而致。蛔厥有吐蛔之症，因胃热肠寒，蛔上入膈，乃寒热错杂之候，故仲景以人参之甘，乌梅、苦酒（醋）之酸，连、柏之苦，姜、辛、归、附、椒、桂之辛，安蛔温脏而止其厥。此理即"蛔得甘则动，得苦则安"，"得酸则静，得辛热则止"。《医方集解》称"此足阳明厥阴之药也"；《医学棒喝》称"乌梅丸为厥阴正治之主药也"。更有甚者，柯琴在《伤寒来苏集》中，将此方誉为"厥阴正治法也"，且云："仲景之方，多以辛甘、甘凉为君，独此方用酸收之品者，以厥阴主肝而属木也。《洪范》云：木曰曲直，曲直作酸。《内经》曰：木生酸，酸入肝，以酸泻之，以酸收之。君乌梅之大酸，是伏其所主也，佐黄连泻心而除痞，黄柏滋肾以除渴，先其所因也。肾者，肝之母，椒、附以温肾，则火有所归，而肝得所养，是固其本也。肝欲散，细辛、干姜以散之。肝藏血，桂枝、当归引血以归经也。寒热并用，五味兼收，则气味不和，故佐以人参调其中气。以苦酒浸乌梅，同气相求，蒸之米下，资其谷气，加蜜为丸，少与渐加止，缓以治其本也。"《金匮要略》云："蛔厥者，当吐蛔。"本案初诊，虽疑诊为"蛔虫性肠梗阻"，然见寒热错杂证候，故以脏厥治之，而用乌梅丸易汤调之。《伤寒论》厥阴篇第337条云："凡厥者，阴阳气不相顺接，便为厥。厥者，手足逆冷者是也。"故加川楝子行气止痛，延胡索活血止痛，二药相伍，《素问·病机气宜保命集》名"金铃子散"，为行气疏肝、活血止痛之剂，俾气机通畅，则"阴阳气不相顺接"之候得缓。药加槟榔，其味苦能降，味辛能散，性温可通行，佐金铃子散以通气行滞。且槟榔与川楝子尚有驱虫之功，诸药合用，永昌公名之曰"加味乌梅丸"。临床实际，或以丸剂用之，或以汤剂用之，辄取良效。

尝见永昌公运用"加味乌梅丸"，治疗胆道蛔虫症、慢性胃炎、十二指肠淤积症、十二指肠球部溃疡、慢性结肠炎、直肠息肉，均见寒热错杂之证者。由此可见，辨证论治是中医学术特点的集中表现，其主要依据于证。证有证据、证候之意，是中医学的一个特有概念，它既是诊断的结果，又是论治的依据，既概括了症状的表现，又包含着对生理的认识，即辨证论治的特点是通过"证"突出表现出来。"同病异治"或"异病同治"，其核心是一个"证"字。

**胆道蛔虫案：**史某，女，39岁，城关农民。1962年9月11日初诊。

前天上午8时，上腹部隐痛，恶心，10时许，出现阵发性加剧和钻顶样疼痛，病人辗转不安，伴恶心呕吐，吐出物夹有蛔虫，于昨天上午急来院就诊，外科以胆道蛔虫收入院。因病人不同意手术治疗，故于今日上午请中医会诊。见寒战、发热，右上腹部触痛，黄疸，舌淡，苔白兼黄，大便溏垢，脉弦数。

处方：茵陈15g，郁金10g，大黄15g，牵牛子6g，姜半夏6g，木香10g，沉香6g，藿香10g，乌药6g，干姜6g，乌梅10g，槟榔30g，使君子10g，水煎服。

服药1剂，恶心、呕吐、腹痛辄止。续服2剂，恶寒、发热悉除，大便稀，便出蛔虫不计其数。续服 3 剂，黄疸明显消退。原方去姜半夏、沉香、藿香，加川楝子 6g，枳壳 6g，续服，3 日后黄疸消退，诸症悉除，病愈出院。[《牟永昌诊籍纂论》]

**按：** 肠内寄生的蛔虫一般在小肠内。可能由于胃酸减低，驱蛔不当，胃肠功能紊乱等因，蛔虫上行至十二指肠，又进入胆总管内，促使 Oddi 括约肌痉挛而引起腹痛。胆汁排泄功能受阻而出现黄疸。永昌公仍按蛔厥论治。方用乌梅，其味酸以制蛔，先安其扰动；槟榔味苦辛，具辛甘苦降之性，降气行滞，而利胆和胃，性温可通行肠腑，则气积腹胀、大便溏垢之症可解，且又为杀虫要药；茵陈味苦性微寒，功于清热利湿以退黄，为治黄疸之专药；郁金味苦辛性寒，辛开苦降，寒性清热，入气分以行气解郁，入血分以凉血破瘀，为血中之气药，可治枢机不利、气滞血瘀所致之胸胁脘腹疼痛；大黄、干姜同用，可下寒实积滞；牵牛子苦寒性降，可消除三焦气分湿热壅滞之证，且兼有治虫积腹痛之能；半夏和胃降逆止呕；藿香辛微温，有化湿止呕之功，此处之用，可治湿困脾阳，大便溏垢；木香以其辛散苦降温通之性，而通行胃肠、三焦，为健脾和胃消食、行气止痛之要药；沉香苦辛温，具行气止痛、温中止呕功效，与乌药、木香、槟榔同用，名沉香四磨汤，乃治胸胁脘腹气滞疼痛之剂；使君子仁为杀虫消积之专药。诸药合用，永昌公名之曰"茵陈乌梅汤"，仅用药 3 剂，即收卓效。因恶心、呕吐、脘痞诸症已解，故三诊时减半夏、藿香、沉香，加川楝子、枳壳，与乌梅、使君子、槟榔、牵牛子、木香诸药相伍，公名之曰"乌梅驱蛔汤"，为治驱虫症之基础用方。[《牟永昌诊籍纂论》]

**慢性胃肠炎案：** 徐某，女，39 岁。1998 年 6 月 19 日就诊。

既往有慢性胃炎、肠炎史。近几天大便溏，日三四次，小腹冷痛胃脘灼痛，嗳气频作，心烦易乱，舌红，苔黄白相兼，脉右关沉细，左关弦大。

此乃脏寒腑热之候，故予以乌梅丸易汤化裁。

处方：制乌梅 12g，干姜 6g，黄连 6g，黄芩 10g，制附子 12g，桂枝 12g，红参 12g，当归 10g，川椒 6g，炙甘草 6g。水煎服。

服药 5 剂，诸症悉减，上方加炒白术 15g，枳实 6g，续服 5 剂，而病臻痊可。偶有肠胃不适，嘱服补脾益肠丸、乌梅丸以善其后。[《柳少逸医案选》]

**按：** 乌梅丸乃《伤寒论》为厥阴病寒热错杂证而设。本案病人为脏寒腑热之候，故予乌梅丸易汤治之。大凡木生酸，酸入肝，以酸泻之，以酸收之。君乌梅之大酸，是伏其所主也。此案用之，是以其味酸涩，涩肠止泻而成"伏其所主"之功。方佐黄连泻心而除痞，黄柏滋肾以除烦热。柯琴云："肾者，肝之母，椒、附以温肾，则火有所归，而肝得所养，是因其本也。肝欲散，细辛、干姜以散之。肝藏血，桂枝、当归引血以归经也。寒热并用，五味兼收，则气味不和，故佐人参调其中气。以苦酒浸乌梅，同气相求，蒸之米下，以资谷气。"故诸药合用，脏寒腑热之证得除。待其病愈，加蜜丸，少与渐加止，缓以治其本，此为善后之用也。

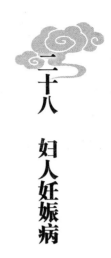

# 二十八　妇人妊娠病

## （一）概说

《金匮要略·妇人妊娠病脉证并治》篇，对妇人妊娠病，主要论述了妊娠呕吐、妊娠腹痛、妊娠下血、妊娠小便异常，以及水气、癥瘕等病。尚有安胎、养胎的论述，实为妊娠病诊治的总的目的与要求。有病才会导致胎气不安，去病则胎儿发育正常，此即安胎、养胎法是治疗妊娠病的根本大法。

《说文》谓妊，"孕也"。《国语·晋语》注："娠，有身也。"由此可见妊娠二字叠韵。妇人妊娠本非病，而今乃辨妊娠中有病者之脉证也。

## （二）证候与证治

### 1.桂枝汤证治及禁忌

【原文】师曰：妇人得平脉，阴脉小弱，其人渴，不能食，无寒热，名妊娠，桂枝汤主之（方见下利中）。于法六十日当有此证，设有医治逆者，却一月，加吐下者，则绝之。

【释文】本条表述了妇人妊娠的证候。妇人停经以后，诊得平和之脉，惟尺部脉象较关前稍见小弱，同时又见作呕、不能食等候，是为恶阻现象，今称妊娠反应。因身无寒热，知病不属外感，而为妊娠之证候。妇人初妊，即见上述诸候，是因脾胃不和，营卫失调之故。桂枝汤具调和营卫，安和五脏之功，故此时可以桂枝汤调和之。

大凡妊娠反应，约在二个月出现呕恶、厌食等恶阻之候。若受孕时治疗不当，损伤中气，那么病者在一个月左右就可见到本证，且病程增剧，或见吐泻证候，此时当随证施治，以杜病源，不必泥于安胎之说了。

### 2. 桂枝茯苓丸证（妊娠宿有癥病证）

【原文】妇人宿有癥病，经断未及三月，而得漏下不止，胎动在脐上者，为癥痼害。妊娠六月动者，前三月经水利时，胎也。下血者，后断三月衃也。所以血不止者，其癥不去故也，当下其癥，桂枝茯苓丸主之。

【释文】"宿有癥病"，即旧有癥积之病。"衃"，即色紫色晦暗之瘀血。本条表述了妊娠宿有癥病的证候。妇人本有癥病受孕成胎，经行来到三个月，由于癥病之故，忽然又漏下不止，脐上胎动，这是因癥病妨碍胞胎之由，故谓"癥痼害"。癥积不去，漏下不会停止，只有去其宿癥，才能新血得以养胎，故有桂枝茯苓丸，行祛瘀化癥之治。

【方药】桂枝茯苓丸方

桂枝 茯苓 牡丹（去心）桃仁（去皮尖，熬）芍药各等分

上五味，末之，炼蜜和丸，如兔屎大，每日食前服一丸，不知，加至三丸。

【按语】方中桂枝通血脉，茯苓安正气，芍药调营，牡丹皮、桃仁活血化瘀，合而用之，乃成祛瘀化癥之小剂。而炼蜜为丸，每服一至三丸，剂量很小，使下癥不伤胎，"妊娠六月动者"句，示胎已成矣。"其癥不去"句，即申明前漏下不止，"为癥痼害"之故。

桂枝茯苓丸，《金匮要略》以其通血脉，安正气，活血消癥之功，而用治胞中癥病，经水漏下不止之候。现代研究表明，该方有抗凝血，改善循环，改善腺体功能，抗炎，镇痛，镇静，抗肿瘤，抗菌等功用。故可用于妇科之子宫肌瘤，卵巢囊肿，子宫内膜异位症，宫外孕，人流术后异物残留，慢性附件炎，慢性盆腔炎，乳腺炎等；循环系统之冠心病伴房性早搏，血栓性静脉炎等；呼吸系统之慢性肺气肿，支气管哮喘等；消化系统之慢性肝炎，慢性溃疡性结肠炎，粘连性肠梗阻等；神经、精神系统之坐骨神经痛，梅尼埃病等；其他如慢性肾炎，肾结石及肾积水，前列腺肥大，慢性甲状腺肿大而"为癥痼害"者。对此方之用，编者有"桂枝茯苓丸治疗泌尿系结石及肾积水"一文，载入《柳少逸医论医话选》中。

【验案】

**卵巢囊肿案：** 秦某，女，32岁。1976年8月9日初诊。

月讯尚可，白带较多，经期时有胸胁、乳房胀痛，右下腹疼痛不移，经妇科检查，右侧卵巢囊肿如鸡卵大，诊为卵巢囊肿（右）。舌质暗红，有瘀点，脉沉涩。

辨证为气化失司，痰瘀互结。治宜化气通脉，软坚消积，渗湿活血。方选桂枝

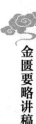

茯苓丸易汤化裁。

处方：桂枝 10g，茯苓 12g，桃仁 10g，红花 12g，益母草 30g，丹参 15g，白术 15g，当归 15g，牡丹皮 10g，赤芍 15g，白花蛇舌草 18g，炙鳖甲 10g，生牡蛎 30g(先煎)，炙甘草 10g。水煎服。

迭进二十余剂，白带不多，腹痛悉除，妇科检查卵巢囊物消失，仍予上方加香附 10g，继服 10 剂，以善后。[《柳少逸医案选》]

**按：** 关于癥瘕的成因及体征，《灵枢·水胀》篇云："寒气客于肠外，与卫气相搏，气不得营，因有所系，癖而内著，恶气乃起，息肉乃生。其始生也，大如鸡卵，稍以益大，至其成，如怀子之状。久者离岁，按之则坚，推之则移，月事以时下，此其候也。"又云："石瘕生于胞中，寒气客于子宫，子门闭塞，气不得通，恶血当泻不泻，衃以留止，日以益大，状如怀子。"《诸病源候论》则有"癥瘕者，皆由寒温不调，饮食不化，与脏气相搏所生也"的论述。《妇人大全良方》云："妇人月经闭塞不通，或产后余秽未尽，因而乘风取凉为风冷所乘，血得冷则为瘀血也，瘀血在内，则时时体热面黄，瘀久不消，则为积聚癥瘕矣。"是故气血旺则邪不能侵，气血衰则正不能拒。本案多因七情郁结，令脏腑失和，冲任失调，气机阻滞，瘀血内停，痰湿蕴结，发为癥瘕。治当调和冲任，化气通脉，软坚消积，渗湿活血，故予桂枝茯苓丸加味易汤。方由桂枝茯苓丸、桂枝汤、苓桂术甘汤加味而成。盖因构成人体的根本物质是气，同时，它又是维持人体生命活动的基础物质。精、气、血、津、液各自新陈代谢是生命活动的基础，五脏六腑功能的完成，皆以气为动力，气的运动变化以及由此而产生的物质和能量的转换过程，即气化过程。人体的气化功能失常，影响气、血、津、液的新陈代谢，从而形成器质性病变，而发为癥瘕。方中桂枝味辛，与甘草乃辛甘化阳之伍，名桂枝甘草汤；芍药味酸，与甘草乃酸甘化阴之伍，名芍药甘草汤；生姜、大枣二药，具酸、甘、辛之味，有和营卫、益气血之功。故五药合用组成桂枝汤，以通阳化气，调和营卫，安和五脏。合入苓桂术甘汤，通阳气化，渗湿化痰。桂枝茯苓丸，方中桂、芍一阴一阳，茯苓、牡丹皮一气一血，共调其寒温，扶其正气，桃仁活血以祛瘀，芍药益血以养正。明代张景岳云："善补阳者，必于阴中求阳，则阳得阴助而生化无穷；善补阴者，必于阳中求阴，则阴得阳助则泉源不竭。"故三方合用，成化气通脉之治，以补泻相寓，升降相宜，俾气化有司，痰瘀消散。方中佐以鳖甲、牡蛎软坚散结；当归、丹参、益母草活瘀通脉；白术、白花蛇舌草渗湿化浊。诸药合用，癥瘕可除，收效于预期。

**肾结石案：** 王某，男，62 岁。1985 年 12 月 2 日初诊。

1 天前劳动时突感右侧腰部疼痛难忍，服止痛药无效，次日来院外科就诊，X 线拍片诊为双肾下极结石，大小均为 0.2cm×0.3cm，因求保守治疗，故转中医科。患者精神不振，面色晦暗，形体瘦弱，活动自如，右侧腰部稍有不适感，伴有血尿，问其病史，平素既有头晕耳鸣、腰膝酸软无力、小便滴沥不尽等症。舌暗淡，边尖有瘀斑，苔白腻，脉沉。

辨证为肾气不足，气化失司，尿浊沉积，成石阻络。治宜通阳化气，消瘀除石。方选桂枝茯苓丸易汤加味。

处方：桂枝 15g，茯苓 15g，牡丹皮 15g，赤芍 15g，桃仁 15g，海金沙 15g，金钱草 30g，川牛膝 12g，王不留行 12g，路路通 12g，甘草 10g。水煎服。

服上方 15 剂，诸症悉除，排出高粱米粒大之三粒沙样结石。[《柳少逸医案选》]

**按：** 桂枝茯苓丸一方，多被理解为活血化瘀及化瘀除癥之剂，根据其组成，本方除具有化瘀作用外，尚有通阳化气、扶正固本之效，且后者为其主要功效。方中桂枝通阳化气，茯苓益脾渗湿，扶正固本；牡丹皮、桃仁、赤芍活血化瘀，通脉导滞。诸药合用，使阳气通畅而瘀滞得行，瘀去又不伤正，故为治疗气化无力而致瘀滞之良方。案中加海金沙、金钱草取其化石通淋之用；牛膝、王不留行、路路通取疏肝气、通经脉之效，俾气机通肠，则气化有司。

石淋一证，多为湿热蕴结，煎熬尿液所致，临床医者多投清利湿热之剂，但湿热从何而来，则少有人追询。盖因肾气不足，气化无力，尿浊郁积，日久化热，是形成石淋的主要原因。因结石瘀滞肾府，故肾络不通而腰痛，结石伤及肾络而尿血。因肾府被瘀，肾气愈伤，气化愈不及，水之下源不通，积于肾尚可致肾积水。故临证千变万化，但皆因气化不利而致，故应用桂枝茯苓丸效果显著。

### 3. 附子汤证（阳虚寒甚证）

**【原文】**妇人怀娠六七月，脉弦发热，其胎愈胀，腹痛恶寒者，少腹如扇，所以然者，子藏开故也，当以附子汤温其脏。（方未见）

**【释文】**《金匮要略方析义》云："如扇，言啬啬冷也。"本条表述了妊娠阳虚寒甚腹痛的证治。妊娠六七个月时，勿见"脉弦发热"，"腹痛恶寒"，并自觉胎愈胀大，少腹作冷，有如被扇之状，这是阳虚寒盛之候，乃阴寒侵袭胞胎之故。因为脉见弦急，可知发热非外感，而为虚阳外浮之候；恶寒而少腹为甚、这是阴寒内盛，阳虚而不能温煦胞宫；阳虚阴盛，所以腹痛胎胀。故其治当温阳祛寒，暖宫安胎为法，宜附子汤，此乃字义之解。《金匮要略广注》解云："肝藏血，胎气因血以养，弦属肝脉"，"肝虚血弱"，"肝虚则无血以养胎，故胎胀，且血脉凝涩不通，故腹痛也。少腹如扇，子脏开者，以肝性疏泄，肝血不藏，胎将堕也，故以附子汤温其脏。"

**【方药】附子汤方**

附子一枚（炮，去皮，破八片）　茯苓三两　　人参二两　　白术四两　　芍药三两

上五味，以水八升，煮取三升，去滓。温服一升，日三服。

按语：附子汤《金匮要略》方未见，前人注解，皆可用《伤寒论》少阴篇之附子汤。方中重用附子温真阳之本，温经散寒而暖胞宫；与人参相伍，回生气之原，达温补之功以壮元阳；白术、茯苓，与人参寓四君子汤，共成益气健脾，培补后天之本之治。芍药之用白者，以其甘酸之性，入肝、脾二经，补血脉、调冲任，而濡血安胎。本方多用治风湿性关节炎，风湿性肌肉疼痛，习惯性流产，妊娠腹痛而具阳虚寒甚证者。

本方与真武汤较之，只差一味，真武汤用生姜，不用人参，意在温散而祛水气，主治阳虚水气内停证者。故附子汤治湿重在胞宫，真武汤治湿重在于肾。

**【验案】**阙。

### 4.胶艾汤证（冲任脉虚漏下证）

**【原文】**师曰：妇人有漏下者；有半产后因续下血都不绝者；有妊娠下血者，假令妊娠腹中痛，为胞阻，胶艾汤主之。

**【释文】**本条表述了妇人三种下血的证治。一为经水淋漓不断地漏下；一为半产后继续下血不止；一为妊娠胞阻下血之不因癥积者。因冲任失调，血液下漏，不能入胞以养胎，阻碍胞胎发育，称之为"胞阻"，亦称"胞漏"。上述这些下血，病因虽有不同，而其病机则皆属于冲任脉虚，阴气不能内守之故。故有胶艾汤和血止血，暖宫调经之治。

**【方药】胶艾汤方**

芎劳 阿胶 甘草各二两　　艾叶 当归各三两　　芍药四两　　干地黄六两

上七味，以水五升，清酒三升，合煮，取三升，去滓，内胶令消尽，温服一升，日三服，不差更作。

**【按语】**方中地黄、当归、芍药、川芎和血养血，乃后世《局方》四物汤之伍；阿胶养阴止血，艾叶温经暖胞，甘草调和诸药，清酒以行药势，合而用之，以成和血止血、暖宫调经之治。

胶艾汤，又名芎归胶艾汤，或胶艾四物汤，具补血理血，安和五脏，调补冲任，调经安胎之治。《金匮要略》原为妊娠下血证而设方。今拓展应用，广泛用于多种疾病。如妇科功能性子宫出血，先兆流产，不全流产，产后子宫复归不全，黄体功能不全，月经不调等；其他如过敏性紫癜，血少板减少性紫癜，缺铁性贫血，再生障

碍性贫血等病而具血虚证者。

【验案】

**崩漏案：**李某，女 27 岁，栖霞亭口村人。1962 年 10 月 9 日就诊。

人工流产后，阴道流血淋漓不止，且伴腹痛不适，已有 1 个多月。血色鲜红而质稠，伴五心烦热，小便黄，大便干，苔薄黄，脉细数。

处方：阿胶 10g（烊化），麦冬 10g，杜仲 10g，当归 10g，杭白芍 10g，艾叶炭 10g，棕榈炭 10g，侧柏炭 10g，地榆炭 10g，生地黄 12g，黄柏 10g，党参 10g，小蓟 10g，炙甘草 10g。3 剂，水煎服。

服用 1 剂，阴血漏下已止。2 剂服毕，腹痛、烦热悉除，二便亦调。[《牟永昌诊籍纂论》]

**按：**崩漏是指经血非时而下不止类疾病的总称；分而论之，又有漏下、崩中之别，对此宋代严用和《济生方》云："崩漏之疾，本乎一证，轻者谓之漏下，甚者谓之崩中。"究其病因病机，隋代巢元方《诸病源候论》有"漏下者，由劳伤血气，冲任之脉，虚损故也"，"若伤劳者，以冲任之气虚损，不能制其经脉，故血非时而下，淋漓不断，谓之漏下也"之论；宋代《太平圣惠方》有"妇人崩中之病者，是伤损冲任之脉"之记。均表达了漏下、崩中之疾均由"伤损冲任之脉"所致。细而论之，《太平圣惠方》云："冲任之脉，皆起于胞内，为经脉之海，劳伤过度，冲任气虚，不能统制经血，故忽然崩下，谓之崩中。崩而内有瘀血，故时淋漓不断，名曰崩中漏下。"提示了"内有瘀血"，则新血难安，故阴血"淋漓不断"，而成"漏下"，故又名"崩中漏下"。本案患者因人工流产，损伤胞宫，继而导致"冲任气虚，不能统制经血"而发病。永昌公宗古法，而有《金匮要略》"妇人有漏下者，有半产后因续下血不绝者……胶艾汤主之"之施。

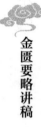

肾为封藏之本，受五脏之精而藏之；肝主藏血，有储藏和调节血量之用。肝肾为冲任之源，精血之本，即肝肾同源。阿胶甘平，入肝肾二经，为血肉有情之品。《本草求真》谓其"气味俱阴，既入肝经养血，复入肾经滋水"。故方中阿胶，补肝肾，调冲任，益精血，俾阴气内守，以其滋补黏腻之性，善于凝固血络，而达止血之效。艾叶苦燥辛散，芳香而温，专入三阴经，《本草便读》谓其"补命门以暖子宫，香达肝脾"，"理血气而疗崩带"。艾叶可温气血，温经脉，故仲景用以治漏下之疾；时珍认为是治经带之品，故为妇科要药。生地黄、白芍、当归、川芎和血养血，以成四物汤之用。川芎为妇科方中常用之药，以活血为用，四物汤非用以补血，乃通行气血，使其方补而不滞。本案之病机，因人工流产"伤损冲任之脉"，故永昌公弃川芎，并告云："川芎辛温走窜，血虚气弱之证，不宜使用。"甘草调和药性。诸

金匮要略讲稿

296

药合用，以成《金匮要略》之胶艾汤，乃固本之治，则气血得补，虚损之冲任得调，以冀阴血得守，漏下得止。患者有五心烦热之候，加之脉舌乃阴虚血热之征，故师《景岳全书》保阴煎意，方用地黄、当归、白芍、麦冬、阿胶滋阴凉血，黄柏清热止血，杜仲养肝肾而益冲任，党参、甘草补脾固气摄血以和中，此乃澄源之治。因火热迫血妄行，离经之血外溢，故永昌公用小蓟、侧柏炭、棕榈炭、地榆炭，乃师《十药神书》十灰散意，以凉血止血之功，而成塞流之治。由此可见，永昌公"加减胶艾汤"，寓固本、澄源、塞流三法于一方，此乃《素问·阴阳应象大论》"治病必求于本"，《素问·至真要大论》"必伏其所主，而先其所因"之谓也。

**倒经案：**杨某，女，21岁，莱阳人。1976年3月4日就诊。

患者19岁月经初潮时即鼻衄，曾因出血过多而晕倒。此后每值月经来时即鼻衄，至今未愈。经来量少，月经常不按期。查面色萎黄无华，两颧及唇周均有色素沉着。舌淡无苔，六脉沉涩。

证属肝肾亏虚，冲任失濡，阴亏于下，冲脉之气浮越于上而致倒经。治宜养肝肾，调冲任，益血降冲。师《金匮要略》胶艾汤意化裁。

处方：当归15g，阿胶10g（烊化），艾叶炭10g，白芍10g，川芎10g，生地黄30g，血余炭10g，小蓟炭10g，怀牛膝10g，牡丹皮10g，旱莲草30g，女贞子30g，陈皮10g，焦栀子10g，甘草10g，大枣3枚为引。水煎服。

服中药15剂，经治当月经行未见鼻衄。嘱当归丸平时服，经前1周服药7剂。经调治3个月，病未见复发。[《柳吉忱诊籍纂论》]

**按：**此案患者天癸不足，19岁月事方行，属冲任失调，阴血亏于下，故有阳气浮越于上，夹冲气上逆，而有倒经之患。诚如清代王馥原《医方简义》所云："凡妇人以及室女患鼻衄吐血等症，切勿以鼻衄吐血之常法治之。此名倒经，必由肝阳上升，情怀失畅，致冲任失司，逆行而上也。"故吉忱公予养肝肾、调冲任之法。师《金匮要略》之胶艾汤意调之，胶艾汤原为阴血亏虚、冲任损伤所致之崩漏、胞阻或胎动不安病而设方。据《得配本草·奇经药考》所云："当归主冲脉为病，逆气里急……川芎行冲脉。"故今用治倒经，取四物汤养血和血以调冲任；阿胶养阴止血；艾叶温下元，补命门而调冲任；《得配本草》谓"甘草和冲脉之逆，缓带脉之急"，故甘草调和诸药兼有缓急降冲之用。合入二至丸（女贞子、旱莲草）以养肝肾之阴；血余炭、小蓟炭以凉血止血；牛膝引血下行而归经。虑其血虚肝脉失濡，导致肝火旺之证，故合入陈皮、牡丹皮、栀子，成理气、达郁、清火之功。故诸药合用，而收效于预期。

### 5. 当归芍药散证（肝脾不和证）

**【原文】**妇人怀娠，腹中疠痛，当归芍药散主之。

**【释义】**本条表述了妊娠后因脾气虚弱，肝气不调，形成肝脾不和的证治。腹部又为肝脉循行之部，肝气不疏，郁结横逆，故见腹痛。《说文》谓"疠"音绞。腹中急也，乃血不足，则胎失其所养，而反得其害矣。故《金匮要略方析义》云："疠痛，腹中急痛也。"而有当归芍药散行肝脾两调之治，则腹痛等候得以自愈。对此方之用，《抱朴子·至理篇》云："当归芍药之止绞痛，绞痛即疠痛，与《金匮》疠痛用当归芍药相合。"

**【方药】**当归芍药散方

当归三两　芍药一斤　茯苓四两　白术四两　泽泻半斤　芎䓖半斤（一作三两）

上六味，杵为散，取方寸匕，酒和，日三服。

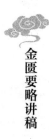

**【按语】**方中重用芍药泻肝木而安脾土，合以当归、川芎调冲任、养血濡肝，白术补脾渗湿，合茯苓、泽泻渗湿泄浊。总观该方之治，诚如《金匮要略广注》所云："此胎中有宿水停渍，令腹中疠痛，用白术健脾燥湿，茯苓、泽泻利水散瘀，当归、川芎养血行气，芍药独多用者，以其敛阴气而安脾经，为血虚腹痛者所必需也。"

当归芍药散，《金匮要略》用以治疗妊娠腹痛。该方是后世之四物汤去地黄，四苓散去猪苓组成，故适用多种疾病。如慢性胃炎，胃及十二指肠溃疡，慢性肝炎，淤积性肝硬化，慢性胆囊炎，乳腺小叶增生症，经前期紧张综合征，更年期综合征，盆腔炎，子宫肌瘤，卵巢囊肿，尿路结石等病而需养肝理脾，调和气血为治者。

**【验案】**

**痛经案：**李某，女，17岁，学生。1972年5月17日就诊。

15岁月经初潮，每次月经将来之前，必腹痛腹泻，且经量少，几天过后，月经始畅，其腹痛腹泻则息。体腰痛，带下清稀。因初中近毕业，学习紧张，痛经证候剧，近日腹部始痛，故求治于中医。查面色不荣，舌淡红白苔，脉左弦右缓，双尺弱。

证属肝郁脾虚，冲任失调而致痛经，治宜健脾渗湿，养血柔肝。师当归芍药散易汤化裁。

处方：白芍20g，当归12g，川芎10g，茯苓15g，炒白术15g，泽泻12g，陈皮10g，防风10g。水煎服。

服药4剂，月经来潮，腹部微感不适，然未见腹痛腹泻。守方治疗月余，月经来潮无不适。[《柳吉忱医案》]

**按**：肝郁脾虚，冲任失调，故见月经来潮时腹痛腹泻，故有当归芍药散易汤之施。又因肝气犯脾，故有《景岳全书》引刘草窗之"痛泻要方"之佐。盖因土虚木乘，脾受肝制，胃肠失降功能失常而致经来腹痛腹泻。此即吴鹤皋"泻责之脾，痛责之肝，肝责之实，脾责之虚，脾虚肝实，故令痛泻"之谓也。白术燥湿健脾，白芍养血泻肝，陈皮理气醒脾，防风散肝舒脾，四药补脾土而泻肝木，调气机而止痛泻。名曰当归芍药散合痛泻要方，实乃当归芍药散伍陈皮、防风之用也。

### 6. 干姜人参半夏丸证（胃虚寒饮恶阻证）

【原文】妊娠呕吐不止，干姜人参半夏丸主之。

【释文】本条表述了胃寒兼有寒饮恶阻的证治。妊娠恶阻，呕吐不止，是因胃寒兼有寒饮，浊气上逆所致，故有干姜人参半夏丸，以扶正益气，蠲化寒饮之治。

【方药】**干姜人参半夏丸方**

干姜 人参各一两　半夏二两

上三味，末之，以生姜汁糊为丸如梧子大，饮服十丸，日三服。

【按语】对此方之用，李彣解云："呕吐不止，此妊娠恶阻也，干姜温中，人参养胃，半夏止呕散逆。张元素曰：妊娠忌半夏，姜制则无害矣。"尤在泾解云："此益虚温胃之法，为妊娠中虚而有寒饮者设也。夫阳明之脉，顺而下行者也，有寒则逆，有热亦逆，逆则饮必从之，而妊娠之体，精凝血聚，每多蕴而成热者矣。按《外台》方，青竹茹、橘皮、半夏各五两，生姜、茯苓各四两，麦冬、人参各三两，为治胃热气逆呕吐之法，可补仲景之未备也。"故为治妊娠呕吐之良方。

干姜人参半夏丸，乃《金匮要略》为胃寒兼有寒饮恶阻证而设方。今被视为治疗脾胃虚寒呕吐证之要方。多易汤用之。如家父吉忱公治饮食停积致呕者，多与保和丸合用；痰饮内阻致呕者，多与小半夏汤，或二陈汤合用；脾胃虚寒者，多与理中丸，或香砂六君子汤，或黄芪建中汤合用。

【验案】《橘窗书影》载："一妇人，年二十余，产后胃中不和，时时吐饮食，羸瘦极，遂发大呕吐，药食不能入口，脉微细，四肢微冷，口干燥，欲冷水，医束手无如何；余诊之，作半夏干姜人参丸料，煎为冷服，令时时饮少许，又以冷水送下乌梅丸，药始下咽，呕吐止，经二三日，啜稀粥，胃气渐复，用前方月余，肌肉肥胖，遂得痊愈。"[《金匮今释》]

### 7. 当归贝母苦参丸证（血虚气郁热淋证）

【原文】妊娠小便难，饮食如故，当归贝母苦参丸主之。

【释文】本条表述了妊娠小便难的证治。"妊娠小便难，饮食如故"，可知病不在中焦，而在下焦。由于妊娠之因，阴血趋于下以养胎，从而导致血虚热郁，津液涩少。故小便难，非水气不行也。当归补女子诸不足，以其补血调冲任之功，任为主药；苦参入阴以除伏热；贝母能疗郁结，兼清水液之源，则小便自利。于是妊娠小便难得解。

【方药】当归贝母苦参丸方（男子加滑石半两）

当归　贝母　苦参各四两

上三味，末之，炼蜜丸如小豆大，饮服三丸，加至十丸。

【按语】本方之用，李彣解云："饮食如故，故小便难者，膀胱气不化而津液少也。当归辛以润之，苦参苦以泄之，贝母入肺经，以开郁利气，使其通调水道，下输膀胱，为水出高源之义。"此解可谓"法必《内经》，药必《本经》"之谓也。

当归贝母苦参丸，乃《金匮要略》为"妊娠小便难"而设方。该方具清热利湿，益血通窍之功，故又为血虚气郁热淋证之治方。故可用于治疗肾盂肾炎，急性膀胱炎，及阴囊湿疹，阴道炎等病而具上述证者。

【验案】

唐某，女，38岁。患慢性肾盂肾炎急性复发。患者本人是医务工作者，据云：三年前曾患急性肾盂肾炎，经部队医院给服呋喃咀啶、肌注庆大霉素等治愈。此次复发已一星期，再用上药疗效不明显。其症腰酸胀痛，尿频尿急，排尿点滴，灼热刺痛，伴有低烧，身体疲乏，食欲减退，舌苔黄腻，脉象濡数。

此湿热之邪流注下焦所致，宜清热利湿，解毒排脓为治。用当归贝母苦参丸改作汤剂。

处方：当归10g，浙贝10g，苦参10g，加黄芪15g，金银花10g，连翘6g，赤小豆15g，鱼腥草15g，车前子10g，地龙10g，甘草梢10g。

连服二十多剂，诸症消失，尿常规正常，尿培养阴性。[《金匮要略浅述》]

### 8. 葵子茯苓散证（妊娠水气证）

【原文】妊娠有水气，身重，小便不利，洒淅恶寒，起即头眩，葵子茯苓散主之。

【释文】本条表述了妊娠水气病的证治。妊娠水气病，乃阴盛阳气不化之证。水盛故水邪泛溢肌肤发为水肿；气化受阻，肾与膀胱气化失司，故小便不利；阳气不能卫外，故洒淅恶寒；水饮内停，清阳不升，阳不布津，清窍失濡，故起则头眩。故有葵子茯苓散之施，以成健脾渗湿，通窍利水之治。

【方药】葵子茯苓散方

葵子一斤　茯苓三两

上二味，杵为散，饮服方寸匕，日三服，小便利则愈。

【按语】对妊娠水气病葵子茯苓散之用，《金匮要略广注》解云："妊娠有水气，由肺虚气不下降，脾虚土不制水也。故水气下壅则小便不利，水气外溢则身虚恶寒，水气上蒸则烦眩。葵子滑以利水，茯苓淡以行水，故主之。"

方中之葵子，即冬葵子，即锦葵科越年生草本植物圆叶锦葵的种子。今尚有以同科一年生草本植物苘麻的种子代之，余认为苘麻子非《本草经》之正品，多不用之。

冬葵子，甘、寒，质滑，为滑下利窍之品，既可通二便，又有催乳消肿之功，与木通、通草相似。然溲多便少者，当忌服。本品又能滑胎，故家父和蒙师均谓妊娠期此方当忌服。

【验案】阙。

## 9. 当归散证（血虚热郁证）

【原文】妇人妊娠，宜常服当归散主之。

【释文】妇人妊娠，尤重肝脾两经，盖因肝主藏血，且精血同源，故养肝肾即调冲任而养胎元；脾统血，且脾主运化水谷之精微以养胎。且妊娠之后，耗血多，易造成血虚、阳气上越而生郁热，最易影响胎元。故有当归散行养血健脾，清解郁热之治。

【方药】当归散方

当归　黄芩　芍药　芎劳各一斤　白术半斤

上五味，杵为散，酒饮服方寸匕，日再服。妊娠常服，即易产，胎无苦疾，产后百病悉主之。

【按语】方中当归、白芍补血养肝，补冲任而养胎元；川芎入肝经及冲脉，能舒气血之滞；白术健脾渗湿；黄芩坚阴清热。今而用白术、黄芩，以成养血健脾，清化郁热之功，以奏安胎之效，故朱丹溪称白术、黄芩二味为安胎之圣药。因养肝肾就是调冲任，补气血即是养胎元，故化裁此方，施以八珍汤加减，《景岳全书》有"泰山磐石散"，《傅青主女科》有"保产无忧方"。

当归散，以其补血养胎，清热益荣之功，而《金匮要略》为妊娠血虚热郁证而设方。大凡习惯性流产、先兆流产，月经不调而具此证者，皆可应用。方尾注云："产后百病悉主之。"意谓该方为产后诸病常用之方。"百病"，当指血虚有热一类疾病，非此病机者断不可"悉主之"。

**【验案】**

《古今医案按》："丹溪治一妇，年三十余，或经住，或成形未具，其胎必堕。察其性急多怒，色黑气实，此相火太盛，不能生气化胎，反食气伤精故也；因令住经第二月，用黄芩、白术、当归、甘草，服至三月尽止药，后生一子。"

### 10. 白术散证（脾虚寒湿滞留证）

**【原文】**妊娠养胎，白术散主之。

**【释义】**因妇人体质的差异，妊娠后有寒化、热化之变。当归散证为血虚湿热不化之证，而白术散证为脾虚寒湿滞留之证。大凡寒湿中阻，每见心腹时痛，有气搏逆，泛吐清涎，阴下白带，甚则胎动不安。故有白术散之施。以成健脾温中、除寒湿、安胎元之功。

**【方药】白术散方**

白术 芎劳 蜀椒（去汗）各三分　　牡蛎二分

上四味，杵为散，酒服一钱匕，日三服，夜一服。但苦痛，加芍药；心下毒痛，倍加芎劳；心烦吐痛，不能食饮，加细辛一两，半夏大者二十枚，服之后，更以醋浆水服之；若呕，以醋浆水服之，复不解者，小麦汁服之；已后渴者，大麦粥服之。病虽愈，服之勿置。

**【按语】**方中白术健脾燥湿，川芎调冲柔肝舒郁；蜀椒温中散寒；牡蛎除湿利水。同时白术伍川芎，乃调冲任、健脾气之伍，亦安胎益元之治；蜀椒与牡蛎，又有降逆固胎之效。对此方之用《金匮要略心典》尝云："妊娠伤胎，有因湿热者，有因湿寒者，随人脏气阴阳而异也。当归散正治湿热之剂，白术散白术、牡蛎燥湿，川芎温血，蜀椒去寒，则正治湿寒之剂也。仲景并列于此，其所以诏示后人者深也。"此乃"药必《本经》之解也"。

《金匮要略广注》解云："养胎者，胎无病而调养之，不使其损堕也。凡胎始于肾，天一生水也；长于脾胃，坤厚载物也；保于肝经，蓄血养胎也；系于命门，少火生气也。白术补脾胃以培土，牡蛎涩精气以壮水，蜀椒温脾胃而补命门，使火土

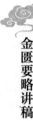

金匮要略讲稿

相生，芎藭养肝气以资精血，使癸乙同归一治，是真能养胎者矣。腹痛加芍药，安脾经而通壅也。心痛加芎藭，疏肝气而行滞也。心烦吐痛，不能食饮，加细辛逆水以去内寒，加半夏转枢机以散逆气也。呕服酸浆水，味酸敛液入肝经也。小麦解呕，入心经以安火，大麦解渴，入心养胃，使生血以润津液也。服之勿置，指全方而言。"此解乃理必《内经》之谓也。

白术散，乃《金匮要略》以其健脾温中，除寒湿，安胎元之功，而为脾虚寒湿滞留致胎动不安证而设方。故适用于习惯性流产，先兆流产，妊娠中毒症等病而具上述证候者。亦适用于慢性胃炎，胃及十二指肠溃疡等病而具该证候者。《妇人良方》亦有"白术散"，即本方加阿胶、当归、地黄，功于壮气益血，保护胎气。

**【验案】**

张某，女，26岁。1979年10月21日就诊。

月经多延后，量少，色淡清稀。每次怀孕，均于三个月左右自然流产，西医保胎无效。近已怀孕近二个月而就诊。查面色㿠白，形寒肢冷，手足不温，形体清瘦，纳食呆滞，白带多，舌淡红苔薄白，脉象沉细，双尺弱。

证属肝肾不足，脾胃虚弱之候。治宜健脾温中，养肝肾，调冲任而养胎元，师《金匮》白术散易汤加味施之。

处方：炒白术15g，川芎10g，蜀椒10g，牡蛎20g，制白芍30g，菟丝子10g，川断10g，小麦30g。水煎服。每日1剂，分2次服。

服药一个月，体健纳可。未见不适。仍守方每剂药分2日服之。续服2个月，妇科检查胎儿发育正常，遂停药。后足月产下一男婴，母子平安。[《柳吉忱医案》]

**按：**方予白术散易汤，乃取其正治湿寒而保胎元也。药加白芍、菟丝子、川断，乃增其养肝肾、调冲任之效也；小麦佐白术行补脾胃之治也。

## 11. 养胎针刺法

**【原文】**妇人伤胎，怀身，腹满，不得小便，以腰以下重，如有水气状，怀身七月，太阴当养不养，此心气实，当刺泻劳宫及关元，小便微利则愈。

**【释文】**本条表述了逐月养胎之大要，并为后世逐月养胎之说所本。对此条，李彣解云："妊娠七月，属手太阴肺经养胎。肺主气，肺虚则气滞不利，故腹满，且不能通调水道，故不得小便，腰以下重，如有水气状，而实非水也。劳宫在手掌中，厥阴心包相火之穴，肺属金，心包络气实则火邪克金，故太阴当养不养，刺泻之，则火不灼金而太阴安矣。关元，任脉穴名，任主胞胎，在脐下三寸，小肠之募也，刺泻之，以分理阴阳，利小便也。"

然后世很少用此法以安胎，针灸学认为关元在孕妇当禁用。家父吉忱公认为此条养胎针刺法，于理不通，故阙疑不释，弃而不用。

【验案】阙。

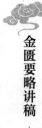

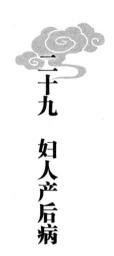

二十九　妇人产后病

## （一）概说

《金匮要略·妇人产后病脉证治》篇，对妇人产后的疾病进行了论述。篇中首先揭示了产后由于亡血伤津，抗病力弱，或感受风邪，则发痉病；或感寒邪，而发郁冒；或因肠胃失濡，而造成大便难，故此三证候称为产后三大证。临床上要根据亡血伤津这一主要病机，和各个病证的不同特征，而采用相应的不同的治法。因总的治疗原则，必须顾护津液，故为治疗产后三大证的关键。此外本篇尚论述了产后腹痛、中风、下利及烦乱呕逆等病证。

## （二）证候与证治

### 1. 产后病证候

【原文】问曰：新产妇人有三病，一者病痉，二者病郁冒，三者大便难，何谓也？师曰：新产血虚，多汗出，喜中风，故令病痉；亡血复汗，寒多，故令郁冒；亡津液胃燥，故大便难。

【释义】本条表述了产妇最易出现的三种疾病：痉病、郁冒、大便秘结。

痉病：乃因产后出血过多，血液亏虚，营卫失调，致肌腠失固，汗出过多，抗病力减弱，易感受风邪。血虚失濡，筋脉失养而发痉病，证见痉挛、抽搐等候。

郁冒：由于产后失血过多，汗出亦多，必致气血两虚，抗病能力减弱，寒邪乘机侵入，邪盛正虚，邪气不能外达，反逆而冲上，形成郁冒。

大便难：由于产后血虚汗多，津液耗损较重，而致胃肠失濡，故见大便困难。

以上三证形成的共同点，均为产后血虚汗多，抗病能力减弱所致。因致病外因不同，故发病情况也因之而异。感受风邪，入里化燥伤津，筋脉失养，而发痉病；邪不外达，逆而上冲而发郁冒；虽无外邪，因失血汗多，而致津液枯竭，则为大便难。故三种疾病之治均需顾护津液。

### 2. 产后病证治

#### （1）小柴胡汤证（产后郁冒证）

【原文】产妇郁冒，其脉微弱，呕不能食，大便反坚，但头汗出。所以然者，血虚而厥，厥而必冒，冒家欲解，必大汗出。以血虚下厥，孤阳上出，故头汗出。所以产妇喜汗出者，亡阴血虚，阳气独盛，故当汗出，阴阳乃复。大便坚，呕不能食，小柴胡汤主之。

【释义】本条表述了产妇郁冒和大便难的脉因证治。新产妇郁冒，其证候是脉急微弱，呕吐不能食，大便坚，头汗出。其因血虚，血虚则阴虚，阴虚则阳气偏胜，因此上厥为郁冒。如此时得汗，则郁冒易解。现在但头汗出，则郁冒不解。盖因亡阴血虚，阳气偏盛，必全身汗出，使其阳盛减退，然后方可达阴平阳密，故谓"故当汗出，阴阳乃复"。"若大便坚，呕不能食"，则当用小柴胡汤和胃止呕，使津液得，周身汗出，俾营卫得和，阴平阳密，则郁冒、大便难自解。

本条所论述的郁冒与产后血晕不同。小柴胡汤治疗郁冒，除头汗出、大便坚、呕不能食等证外，当有舌苔薄白、周身无汗、寒热往来的证候。

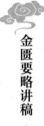

【方药】小柴胡汤方

柴胡半斤　黄芩三两　人参三两　甘草三两　半夏半升　生姜三两　大枣十二枚

上七味，以水一斗二升，煮取六升，去滓。再煎取三升，温服一升，日三服。

【按语】尤在泾云："产妇新虚，不宜多汗，而此反喜汗出者，血去阴虚，阳受邪气而独盛，汗出则邪去，阳弱而后与阴相和，所谓损阳而就阴是也。小柴胡主之者，以邪气不可不散，而正虚不可不顾，唯此法为能解散客邪，而和利阴阳耳。"方中人参、甘草补虚，柴胡解表，黄芩清热，半夏散逆气，姜、枣行津液。于是，诸药合用，枢机得调，津液得行，气血得补，而诸证悉除。

【验案】

李某，女，31岁，1968年11月21日初诊。

产后一周，往来寒热，胸胁苦满，恶心，呕不能食，眩晕，心烦少寐，全身无汗，但头汗出，大便干，全身无力，腰膝酸软，面色萎黄，舌淡红，苔薄白，脉沉细，关脉微弦。

证属产后血弱气尽，腠理开，邪气因入，与正气相搏，少阳被郁而见郁冒诸候。宗"肝郁散之""火郁发之"之法，治宜调达枢机，清火散郁，故予小柴胡汤加味施之。

处方：柴胡10g，黄芩10g，红参6g，姜半夏10g，炒栀子10g，淡豆豉12g，竹茹12g，炙甘草10g，生姜3片，大枣4枚。水煎，去滓再煎温服。

服药1剂。头晕、恶心、呕不能食诸症豁然，续服3剂，病臻痊可。[《柳吉忱医案》]

**按**：此案之方，系小柴胡汤合栀子豉汤加味而成。小柴胡汤调达枢机，和解少阳，故而柴胡证悉除，因热扰胸膈而致心烦不得眠，故有栀子豉汤之施。药用竹茹者，亦清热除烦，降逆止呕之治。

### （2）大承气汤证（产后胃实证）

【原文】病解能食，七八日更发热者，此为胃实，大承气汤主之。

【释义】本条表述了郁冒已解而成胃实的证治。意谓产后郁冒证服小柴胡汤已解，能进饮食，但过七八日复发热，此乃未尽的余邪与食结合，而成胃实之候。故当予大承气汤攻下，以荡涤实邪，不可泥于产后血虚，而贻误病机。

【方药】大承气汤方

大黄四两（酒洗）　厚朴半斤（炙，去皮）　枳实五枚（炙）　芒硝二合

上四味，以水一斗，先煮二物，取五升，去滓，内大黄，煮取二升，去滓，内芒硝，更上微火一二沸，分温再服，得下止服。

【按语】"病解能食"，谓郁冒解而能食也。至"七八日更发热"，此乃病邪不在表而在里，不属虚而属实。胃实，当见腹满痛，大便闭结，脉沉实等证候。故宜用大承气汤。方中大黄泻热通便，荡涤肠胃任为主药；芒硝助大黄泻热通便，兼以软坚润燥，而为辅药；枳实导滞消痞，厚朴除满消胀，共为佐使药。诸药合用，则胃实之证得解。对此，《金匮要略广注》云："七八日，邪气传里之时，更发热者，此为胃实，所谓阳明病蒸蒸发热者是也，大承气汤下之。然必在病解能食后，方可慎用此汤。设使病未解而不能食，安可妄议下哉？此产后汗下二法，万勿轻试也。"

【验案】黄某，女，30岁。因产后恣食煎炒热物，大便十余天不通。屡用养血润下法，皆取效一时，施复如故。诊见腹满，按之疼痛，纳呆躁扰，颜面潮红，苔黄燥，脉滑数。此乃辛热厚味蕴积中焦，化热燥结，腑气不通。治宜荡涤宿食热邪。用大承气汤主之：大黄10g，芒硝30g，厚朴10g，枳壳10g。水煎服。1剂后通便，2次诸证倾减，继用上方去芒硝，加石斛10g，栀子10g，黄芩10g而愈。编者认为，

此证虽值产后，然实热蕴积阳明，非润下所能取效，不应拘于"产后多虚"之说，对攻下诸法望而生畏。[《广西中医药》1986；(9)：22]

### （3）当归生姜羊肉汤证（产后血虚内寒腹痛证）

【原文】产后腹中疠痛，当归生姜羊肉汤主之。并治腹中寒疝，虚劳不足。

【释文】本条表述了产后血虚内寒腹痛的证治。大凡产后腹中疠痛，乃产后血虚而寒动于中所致，其症状是腹中拘急，绵绵作痛，喜温喜按。故有当归生姜羊肉汤之施。对此，《金匮要略心典》记云："产后腹痛，与妊娠腹中疠痛不同，彼为血虚而湿扰于内，此为血虚而寒动于中也。当归、生姜温血散寒，孙思邈云：'羊肉止痛利产妇。'"

【方药】当归生姜羊肉汤方

当归三两　生姜五两　羊肉一片

上三味，以水八升，煮取三升，温服七合。日三服。

【按语】《金匮要略广注》云："产后腹痛，乃去血过多，虚寒证也。当归养血，生姜散寒，羊肉补虚。《经》所谓精不足者，补之以味，故并治虚劳不足之病。治寒疝者，疝从寒生，三味皆温养气血之药也。"由此可知，方中当归养血而止痛；生姜温中以散寒，羊肉补虚温中。故此方除能治产后血虚，因寒而发生腹痛外，并可治疗寒疝虚劳腹痛。故在"寒疝"篇中，亦有详细介绍。

当归生姜羊肉汤，乃《金匮要略》以其补虚温中，散寒止痛之功，而用治血虚内寒之寒疝、产后腹痛之候。鉴于此，故可用于治疗现代医学之慢性胃炎，慢性肝炎，胃及十二指肠球部溃疡，慢性盆腔炎等疾病而具血虚内寒证者。

【验案】

宫某，女，40岁，农民，1968年3月12日就诊。

产后三天，腹部冷痛喜按，得温则痛减，恶露不多，色暗，形寒肢冷，神疲肢倦，面色萎黄，纳食呆滞，小便清长，大便不实，舌淡苔薄白，脉沉细而弱。

证属气血亏虚，阴寒内生，冲任失调，寒凝胞脉，而致腹痛，故有当归生姜羊肉汤之施，以行补虚温中，散寒暖宫，调补冲任之治。

处方：当归10g，羊肉50g，生姜12g，大茴香、小茴香、肉桂各2g，盐少许，先煮取汤，日三服。

服用1剂，诸症悉除，续服之以固疗效。[《牟永昌医案》]

按：大、小茴香，肉桂，均具温肾元、培补命门相火之功，故佐当归生姜羊肉汤补虚暖宫、散寒调冲任，而收效于预期。

（4）枳实芍药散证（产后气血郁滞证）

【原文】产后腹痛，烦满不得卧，枳实芍药散主之。

【释义】本条表述了产后腹痛属实证的证治。产后腹痛，不烦不满属里虚证；今"腹痛烦满不得卧"，是属里实证。大凡由产后气血郁滞而成，故有枳实芍药散之施，以行气血，散郁导滞之治。

【方药】**枳实芍药散方**

枳实（烧令黑，勿大过）芍药等分

上二味，杵为散，服方寸匕，日三服，并主痈脓，以麦粥下之。

【按语】对此方之用，《金匮要略心典》解云："产后腹痛，而致烦满不得卧。知血郁而成热，且下病而碍上也，与虚寒疼痛不同矣。枳实烧令黑，能入血行滞，同芍药为和血止痛之剂也。"大凡枳实烧黑，能行血中之气；芍药和血通脉而缓急止痛；大麦粥和胃气则津液得布，助气血得畅行郁滞。此方加柴胡、甘草，以成四逆散。故枳实芍药散乃养血柔肝、理气导滞之小剂。

【验案】

衣某，女，42岁，1964年8月19日就诊。

产后五天，腹痛拒按，心中烦满而不得卧，恶露不多，舌淡红，苔薄白中心微黄，脉沉微涩。

证属产后气血郁滞而致腹痛，治宜理气导滞，养血通脉，师《金匮要略》枳实芍药散意，易汤施之。

处方：枳实10g（炒令黑），制白芍20g，醋延胡索10g，川楝子6g，炙甘草10g，水煎服。

药后4剂，腹痛豁然，续服2剂，诸症悉除。予枳实芍药散原方易汤3剂以固效。[《柳吉忱医案》]

**按**：枳实芍药散行气血，和血通脉，且断血郁成热之路，"心中烦满而不得卧"，乃胃不和心不安之谓也。金铃子，又名苦楝子，产四川者良，名川楝子，具疏肝气，泄郁火之功；延胡索行气活血，二药合用，《素问·病机气宜保命集》名"金铃子散"。故金铃散，佐枳实芍药散易汤，既具和血去瘀之功，又具解郁化火之效，故1剂腹痛得解，复2剂而病愈。

（5）下瘀血汤证（产后瘀血腹痛证）

【原文】师曰：产妇腹痛，法当以枳实芍药散，假令不愈者，此为腹中有干血着脐下，宜下瘀血汤主之。亦主经水不利。

【释文】本文表述了产后瘀血腹痛的证治。大凡产后腹痛，服枳实芍药散行气和血而不愈者，乃为干血凝于脐下，前方枳实芍药散已不能胜任。其证当见少腹痛，拒按，按之有块，当施以攻坚破积之法，故有下瘀血汤之施。

【方药】**下瘀血汤方**

大黄三两　桃仁二十枚　䗪虫二十枚（熬，去足）

上三味，末之，炼蜜和为四丸，以酒一升，煎一丸，取八合，顿服之，新血下如豚肝。

【按语】对此方之用，《金匮要略广注》解云："大黄苦以泻实，桃仁苦以行瘀，䗪虫咸以走血。亦主经水不利，要惟血实者宜之，血虚者忌服。"由此可见方中大黄、桃仁、䗪虫具活瘀破积之功，因其攻血之力颇猛，故用蜜为丸，是缓其药性而不使骤发，酒煎是取其有引入血分之功。若因瘀结而致经水不利者亦可用之。

下瘀血汤，《金匮要略》以其破血下瘀，攻坚破积之功，以治产后瘀血腹痛，或经水不利之疾。鉴于此，本方可用于痛经，闭经，急性盆腔炎，急性附件炎，胎盘残留，产后恶血不去等疾而具瘀血证者。

【验案】

宫某，女，26岁，工人，1974年12月7日就诊。

人工流产后，漏下不止一周余，经妇科检查，诊为"胎盘残留"。查：面色萎黄，肌肤甲错，头目眩晕，心悸怔忡，纳食呆滞，少腹疼痛拒按，腰膝酸软，肢倦体疲，舌暗苔白，脉沉弦。

证属人工流产后，胎盘残留胞宫而成癥结，治宜攻坚破癥，故宜下瘀血汤加味施之。

处方：大黄10g，桃仁12g，䗪虫10g，赤芍10g，淫羊藿10g，巴戟天10g，川牛膝10g，甘草6g，水煎服。

服药1剂，阴道流出黑色血块及白色膜状物，腹痛感减，而漏下之证得愈。续服3剂，诸症豁然若失，故守方续服4剂，以固疗效。[《柳吉忱医案》]

**按**：此案之腹痛，属"胎盘残留"之候，亦属中医"癥结"范畴，故有下瘀血汤之治。方加赤芍、川牛膝调冲任，活血通脉，以增其活血通瘀，攻坚破积之功；药用淫羊藿、巴戟天补肾助阳，以成养肝肾、调冲任之功，而虚损诸候可除。此案之治乃通补兼顾之施，故收效于预期。

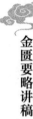

### （6）大承气汤证（产后瘀血内阻兼阳明里实证）

【原文】产后七八日，无太阳证，少腹坚痛，此恶露不尽，不大便，烦躁发热，切脉微实，再倍发热，日晡时烦躁者，不食，食则谵语，至夜即愈，宜大承气汤主之。热在里，结在膀胱也。

【释义】本条表述了产后瘀血内阻兼阳明里实的证治。产后七八天，又无太阳表证，但见少腹坚痛，此乃产后恶露不尽之候；若见不大便，烦躁发热，脉微实，且晡时烦躁加剧，这是邪在阳明，盖因日晡时乃阳明应旺之时，故见烦躁之候。阳明之为病，为胃家实，故不欲食，食入则助胃热，热盛上扰神明而作谵语，至夜乃阳衰阴盛之时，故谵语自愈。

对"热在里，结在膀胱"句，《金匮要略广注》解云："此节俱两证在内，一是太阳蓄血证，一是阳明里实证。因古人文法错综，故难辨也。无太阳证，谓无表证也，少腹坚痛者，以肝藏血，少腹为肝经部分，故血必结于此，则坚痛亦在此，此恶露不尽，是为热在里，结在膀胱，此太阳蓄血证也。宜下瘀血汤。若不大便，烦躁、脉实，谵语者，阳明里实也。再倍发热者，热在里而蒸蒸发于外也，阳明旺于申酉戌，日晡是阳明向旺时，故烦躁不能食，病在阳而不在阴，故至夜则愈，此阳明腑病也，宜大承气汤以下胃实。"

【方药】大承气汤方

大黄四两（酒洗）　厚朴半斤（炙，去皮）　枳实五枚（炙）　芒硝二合

上四味，以水一斗，先煮二物，取五升，去滓，内大黄，煮取二升，去滓，内芒硝，更上微火一二沸，分温再服，得下此服。

【按语】鉴于本证不独血结于下，且热聚于中，其治当先治阳明腑实证，而后下其瘀血，故宜大承气汤峻下热结，方中大黄泻热通便，荡涤胃肠，俾阳明热邪从大便而解；芒硝助大黄泻热通便，且兼以软坚润燥；厚朴、枳实行气散结，消痞以除满，且助硝、黄推荡积滞，俾热结速以排泄。待热除之后，再酌用下瘀血汤等方，以去其瘀血积滞之证。

【验案】肖琢如云："古人谓产前责实，产后责虚，未必尽然。王氏妇年三十，产后四五日，患外感，寒热往来，余以小柴胡汤二剂愈之；厥后七八日，疾复作，他医进四物汤加味，益剧，复求示方；脉之沉实，日晡发热烦躁谵语，大便难，腹痛拒按。疏方用大承气汤，病家疑之。""主人曰：即去购药，请留驾少待何如？余应之曰：可。顷之购药者返，时正午，即嘱煎好，计一时服一茶盏，至二时又服一茶盏，迄三时，大便行，甚黑而臭，腹痛减，日晡时但微热，不复谵语矣。次晨，见

脉证已十愈八九，乃用大柴胡汤去大黄加当归、生地黄、桃仁，二剂，平复如初"。

[《遯园医案》]

**（7）阳旦汤证（产后中风症）**

【原文】产后风，续之数十日不解，头微痛，恶寒，时时有热，心下闷，干呕，汗出，虽久，阳旦证续在耳，可与阳旦汤。（即桂枝汤。）

【释文】本条表述了产后中风持久不愈的证治。妇人产后正虚，风邪外袭，其病在表。若持续数十日不愈，证见头微痛，恶寒，时发热，心下痞闷，干呕，汗出等候，乃太阳表证未解，故谓"阳旦证续在"。由于太阳表证未解，虽迁延日久，仍当以阳旦汤散表，和营卫。

【方药】桂枝汤方

桂枝三两（去皮）　芍药三两　甘草二两（炙）　生姜三两　大枣十二枚（擘）

上五味，㕮咀，以水七升，微火煮取三升，去滓，适寒温服一升，服已须臾啜稀粥一升余，以助药力，温覆令一时许，遍身漐漐似有汗者，益佳，不可令如水淋漓。若一服汗出病差，停后服。

【按语】《金匮要略广注》云："阳旦汤，即桂枝汤也。产后气血两虚，虽中风至十数日，头痛恶寒等表证不解者，以原自汗出，但宜解肌而不可发汗，故予此汤。"大凡腠理不固，风寒外袭，营卫失调致上证。经曰"辛甘发散为阳"，故成无己有"桂枝汤辛甘之剂也"的论述。桂枝汤是《伤寒论》第一方，以桂枝为主药而得名，方由桂枝甘草汤辛甘化阳、芍药甘草汤酸甘化阴，姜枣具酸甘辛味，而和营卫。诸药合用，共奏解肌祛风，调和营卫之功。故尔《金镜内台方之义》云："用桂枝为君，以散邪气而固卫气。桂枝味辛性热，而能散风寒，强卫气，是辛甘发散为阳之义也；芍药味酸性寒，能行荣气，退热，理身痛，用之为臣；甘草、大枣味甘而性和，能谐荣卫之气而通脾肾之津，用之为佐；生姜味辛性温，而能散邪佐气，用之为使。"啜粥、温覆以助药力，即益汗源，又防伤正，乃相得益彰之功。对此，成无己云："阳旦，桂枝汤之别名也。"《张氏医通》十六卷"祖方"中有云："阴霾四塞，非平旦之气无以开启阳和。桂枝汤原名阳旦，开启阳邪之药也。《千金》于中加入黄芩之苦寒性轻，以治冬温在表之邪热。仍以阳旦称之。若兼挟寒食，再加干姜之辛温散结，以治中土之停滞，遂因之曰阴旦。"

【验案】

王某，女，35岁，1972年2月27日就诊。

一个月前因人工流产行刮宫术，失血甚多，头昏，心悸，体倦，心烦不得眠，面色无华。旬日来形寒恶风，动辄自汗，汗后恶风益甚，天明时更是大汗淋漓。脉浮取虚大，沉取缓弱，舌淡苔白。

证属流产后失血伤阴，营弱导致营卫失调，予桂枝汤加味调之。

处方：桂枝 10g，制白芍 20g，黄芪 30g，当归 6g，炒枣仁 12g，五味子 3g，炙甘草 10g，生姜 3 片，大枣 4 枚。水煎服。

服药后，当夜即熟睡。续服 1 剂，自汗，恶风显著减轻，体温正常，隔日复诊，予以人参养荣汤化裁以固效。[《柳吉忱医案》]

### （8）竹叶汤证（产后中风兼阳虚证）

【原文】产后中风，发热，面正赤，喘而头痛，竹叶汤主之。

【释义】本条论述了产后中风而兼阳虚的证治。

"产后中风，发热"，"头痛"，为病邪在表。"面正赤"，"喘"，为虚阳上越之候。盖因病由产后正气大虚复感风寒，形成正虚邪实的证候。治疗时若因其外邪而攻表，则浮阳易脱；若因正气而补其里，则表证又不解，故用竹叶汤祛邪，兼以扶正。诚如《金匮要略广注》所云："发热头痛，表证也，面正赤而喘者，风邪怫郁于上，未得汗解而气逆也。《经》云：面色缘缘正赤者，阳气怫郁在表，当解之熏之，若汗出不彻者，烦躁，不知痛处，其人短气，但坐以汗出不彻故也。故与竹叶汤，于温中复令解表。"

【方药】竹叶汤方

竹叶一把　葛根三两　防风一两　桔梗 桂枝 人参 甘草各一两　附子一枚（炮）　大枣十五枚
生姜五两

上十味，以水一斗，煮取二升半，分温三服，温服使汗出。颈项强，用大附子一枚，破之如豆大，煎药扬去沫，呕者，加半夏半升洗。

【按语】方中竹叶、葛根、桂枝、防风、桔梗以解外邪；人参、附子以固阳气；甘草、生姜、大枣以调和营卫，共收扶正祛邪，表里兼治之效。对此方之用，《金匮要略广注》解云："桂枝、葛根、防风为汗剂，治发热头痛，然产后气血虚寒，以人参补之，附子温之，面赤者，竹叶清之，喘者桔梗苦以泄之，甘草甘以缓之，生姜、大枣行津液以和之。颈项强，用附子驱在经之寒邪也，呕加半夏，止邪气之上逆也。"

竹叶汤，《金匮要略》用于产后中风兼阳虚挟热证者。临证多见发热，恶风寒，汗出，面正赤，喘而头痛，舌红或淡，苔白或黄白相兼，脉弱，或浮弱，或迟弱，或浮数无力。并以其解肌散邪，扶阳清热之功，而用于现代医学之流行性感冒，支气管炎而具上述证候者。

【验案】宁某，女，26岁。产后十余日，恶露已净。因洗澡受凉，致发热恶寒，头痛项强，身疼无汗，舌质淡，苔薄白，脉象浮紧无力。此正气内虚，风寒外束，宜解肌祛邪、益气扶正。用《金匮》竹叶汤：竹叶6g，党参15g，附子5g，葛根10g，防风10g，桂枝6g，桔梗6g，甘草3g，生姜3片，大枣3枚，服2剂，汗出热退，头身痛止。[《金匮要略浅述》]

### （9）竹皮大丸证（气虚胃气上逆证）

【原文】妇人乳，中虚，烦乱，呕逆，安中益气，竹皮大丸主之。

【释义】本条表述了妇人在哺乳期中，因乳汁去多，阴血不足，中气亦虚。阴血少则火扰胸膈，而心中烦乱，中气虚则胃气上冲而呕逆。其治当"安中益气"，故有竹皮大丸之施。

【方药】竹皮大丸方

生竹茹二分　石膏二分　桂枝一分　甘草七分　白薇一分

上五味，末之，枣肉和丸弹子大，以饮服一丸，日三、夜二服。有热者，倍白薇；烦喘者，加柏实一分。

【按语】《金匮要略心典》解云："妇人乳中虚，烦乱呕逆者，乳子之时，气虚火胜，内乱而上逆也。竹茹、石膏，甘寒清胃；桂枝、甘草，辛甘化气；白薇性寒入阳明，治狂惑邪气，故曰安中益气。"《济阴纲目》云："中虚者不可用石膏，烦乱者不可用桂枝。"然方证相符均可用之，此即"有其证用其方"之谓也。

竹皮大丸，乃《金匮要略》为气虚胃气上逆证而设方。大凡证见烦乱，呕逆，四肢倦怠，乏力，或口干，或口渴，或大便干，或小便赤，舌红少津，苔少，脉虚数之候。故其治当清热通阳，益气安中。鉴于此，尚可用于妊娠呕吐，病毒性肝炎，急性胃炎，消化性溃疡而见上述证候者。

【验案】华某，女，31岁。产后三个月，哺乳。身热已七八天，偶有寒粟状，头昏动，心烦悲燥，呕逆不止，但吐不出，舌质红，苔薄，脉虚数。治以益气安胃为主。

处方：竹茹9g，生石膏9g，桂枝5g，白薇6g，制半夏9g，生甘草12g，红枣5枚，煎。煎服2剂，热除寒解，烦乱平，呕逆止。[北京中医院学报1983：（3）：19]

金匮要略讲稿

## （10）白头翁加甘草阿胶汤（产后下利证）

【原文】产后下利虚极，白头翁加甘草阿胶汤主之。

【释义】本条表述了产后下利的治法。因产后气血亏虚，更兼下利伤阴，故谓"下利虚极"。白头翁汤为治热利下重的主方，从药测证，"产后下利"，当是便脓血的痢疾，并伴有发热腹痛，里急后重等证候，故有白头翁汤苦寒清热之施，加阿胶养血，甘草缓中。本方除治产后热利下重外，凡阴虚血弱而热利下重者均可用之。

【方药】白头翁加甘草阿胶汤方

白头翁 甘草 阿胶各二两　　秦皮 黄连 柏皮各三两

上六味，以水七升，煮取二升半，内胶令消尽，分温三服。

【按语】伤寒热利下重者，白头翁汤主之，寒以胜热，苦以燥湿之施也。而"产后下利虚极"，则加阿胶救阴，甘草补中生阳，且以缓黄连、黄柏之苦寒。前节条文云"中虚"，此云"下利虚极"，则"竹皮大丸"及本方寒凉药，不虞其腹痛增剧乎？对此方之用，尚可参阅《金匮要略广注》之解："血属阴，产后血虚下利，则更伤阴分，故为虚极也。本汤原治厥阴热利下重，为苦以坚肾之剂，今加甘草益脾，阿胶养血以补虚生阴也。"

白头翁汤，药由白头翁、秦皮、黄连、黄柏组成。乃《伤寒论》为"热利下重"证而设方。"产后下利极虚"，意谓血虚下利，更伤阴分，故《金匮要略》以白头翁加甘草阿胶汤，而达清热燥湿，益脾养血，补虚生阴之治。鉴于此，该方尚可用于现代医学消化系统之胃及十二指肠溃疡，神经性呕吐，贲门痉挛，急、慢性肠炎，胃神经官能症等疾病，而见血虚下利证者。尤适用于便脓血之痢疾。

【验案】

尉某，女，26岁，教师。1973年8月7日就诊。

产后半月，形体羸瘦，诸不足。于1周前急发腹痛，伴里急后重，肛门灼热，痢下脓血，赤多白少，壮热口渴，渴欲饮水，头痛烦躁诸候。经医院肠道门诊确诊为细菌性痢疾，服磺胺剂罔效。3日后请中医会诊，予以中药治疗。舌红苔黄，脉滑数。

证属疫毒熏灼肠道，耗伤气血，即"热利下重者"之证。治宜清热解毒，凉血止痢之法。予以白头翁汤化裁。

处方：白头翁15g，黄柏12g，黄连6g，秦皮12g，地榆20g，紫参20g，水煎服。

服药1剂，热解痢止。续服4剂，诸症若失，然肢倦乏力无减。因虑其产后血虚痢久伤阴，加阿胶 6g（烊化），甘草 6g，即续以《金匮要略》白头翁加甘草阿胶汤服之，续服 10 剂，病臻痊愈。[《柳吉忱诊籍纂论》]

**按：** 白头翁汤乃《伤寒论》阳明热利证之用方，方由白头翁、黄连、黄柏、秦皮组成。本案选用此方，盖因其热利下重，故药以清热解毒、凉血止痢为法。白头翁一味，《神农本草经》言其能治寒热，逐血，止痛；陶弘景谓其能止毒痢，故任为主药，并冠汤名。方主以白头翁苦寒清热，凉血解毒；秦皮、黄柏、黄连清热燥湿，凉血解毒之功。《本草纲目》谓地榆除下焦热，治大小便血证；紫参为湿热泻痢之要药，加用二药，则清热凉血之功得助，故收桴鼓之效。

吉忱公云："用经方要善师其意，加减要切合病情。"如本案患者，产后气血亏虚，复患热利，病后失治，下利伤阴，故谓"虚极"，故二诊时，以白头翁汤清热止利，加阿胶、甘草养血暖中，《金匮要略》名曰"白头翁加甘草阿胶汤"。该方不但可治产后热利下重之证，尚为阴虚血弱而热利下重之证之用方。

## 附方：

**《千金》三物黄芩汤：** 治妇人在草蓐，自发露得风。四肢苦烦热，头痛者，与小柴胡汤；头不痛但烦者，此汤主之。

黄芩一两　苦参二两　干地黄四两

上三味，以水六升，煮取二升，温服一升，多吐下虫。

**《千金》内补当归建中汤：** 治妇人产后虚羸不足，腹中刺痛不止，吸吸少气，或苦少腹中急，摩痛引腰背，不能食饮。产后一月，日得服四五剂为善，令人强壮宜。

当归四两　桂枝三两　芍药六两　生姜三两　甘草二两　大枣十二枚

上六味，以水一斗，煮取三升，分温三服，一日令尽。若大虚，加饴糖六两，汤成内之，于火上暖令饴消，若去血过多，崩伤内衄不止，加地黄六两，阿胶二两，合八味，汤成内阿胶，若无当归，以芎劳代之，若无生姜，以干姜代之。

**按：** 当归建中汤实乃《伤寒论》之小建中汤加当归而成，亦桂枝汤之类方。大凡"妇人产后虚羸不足"，而具虚寒证者，皆可用之。吉忱公、永昌公，均有验案。余用之每收显效。因非仲景方，同其他附方一样，故仅记其方药。

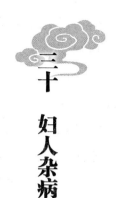

# 三十 妇人杂病

## （一）概说

《金匮要略·妇人杂病脉证并治》篇，记述了热入血室、经水不利、带下、漏下、腹痛、脏燥、转胞、阴吹、阴疮等十多种妇科杂病的脉证并治。在病因上，提出了虚、冷、结气为妇科杂病常见的三种原因。开创了妇科杂病脉因证治之先河，有效地指导了后世对妇科杂病的临床研究与治疗。同时在治疗方法上，同《伤寒论》如出一辙，"方有膏丹丸散煎饮汤渍之名，各有取义"，融内治法、外治法于一炉。由此亦可见，一部《伤寒杂病论》，实乃医方之祖，群方之冠也。

## （二）证候与证治

### 1. 小柴胡汤证（热入血室之少阳证）

【原文】妇人中风七八日，续来寒热，发作有时，经水适断，此为热入血室。其血必结，故使如疟状，发作有时，小柴胡汤主之。

【释文】太阳中风七八日，应无寒热，今续发寒热往来，发作有时，乃因经水适断，外邪乘虚侵入血室，与血相搏，而致血结不行。血室内属于肝，肝与胆相表里，故见寒热如疟状之少阳证。其治，当与小柴胡汤清肝胆之热，而散血室之结。对此，尤在泾解云："乃热邪与血俱结于血室也。热与血结，攻其血则热去，然虽结而寒热如疟，则邪既留连于血室，而亦侵淫于经络。设攻其血，血虽去，邪必不尽，且恐血去而邪乘虚尽入也。仲景单用小柴胡汤，不杂血药一味，意谓热邪解而乍结之血自行耳。"

**【方药】小柴胡汤方**

柴胡半斤　黄芩三两　人参三两　半夏半升　炙甘草 生姜各三两　大枣十二枚

上七味，以水一斗二升，煮取六升。去滓，再煎取三升，温服一升，日三服。

**【按语】**李彣云："中风七八日，表邪传里之时，经水适来，表邪乘血室虚而入，与血相搏，故血结不行，经水适断，以致寒热发作有时，此血气与邪分争，故如疟状，而实非疟也。小柴胡，解表里寒热之邪。"方中柴胡为少阳专药，轻清升散，疏邪透表，故为主药；黄芩苦寒，善清少阳相火，故为辅药，配合柴胡一散一清，共解少阳之邪。半夏和胃降逆，散结消痞，为佐药，助主辅药攻邪之用。人参、甘草为佐，生姜大枣为使，益胃气，生津液，和营卫，既扶正以祛邪，又实里而防邪入。诸药合用，俾"上焦得通，津液得下，胃气因和，身濈然汗出而解"。小柴胡汤之用，详见编者所著《柴胡汤类方及其应用》。

**【验案】**

衣某，女，39岁。1976年8月20日初诊。

诉夏季农作，适经期冒雨，遂经行停止。翌日发寒热，家人以感冒汗之。白天尚可，但感胸胁苦满，口苦微干。入夜复作寒热往来，神昏谵语，历时月余未解。舌红，苔白，脉弦细。查血常规无异常。

证属热入血室，故证候如疟状，发作有时，遂与小柴胡汤去半夏，入牡丹皮、鳖甲、生地黄、栀子、桃仁等药。以外解表邪，内泄里热，凉血活血。

处方：柴胡15g，黄芩10g，红参6g，牡丹皮12g，炙鳖甲10g，生地黄15g，焦栀子10g，桃仁10g，红花10g，当归10g，炙甘草6g，姜枣各10g。水煎服。日1剂，两次分服。

6剂而愈。[《柴胡汤类方及其应用》]

**【原文】**妇人伤寒发热，经水适来，昼日明了，暮则谵语，如见鬼状者，此为热入血室。治之无犯胃气及上二焦，必自愈。

**【释文】**本条表述了妇人患伤寒发热时，经水适来，外邪乘虚侵入血室的证治。与上条小柴胡汤证比较，因证状更为严重，出现了日间神志清楚，入暮则谵语狂妄。谵语由于血结所致，不可误认为是阳明腑实证而用下法，亦不可从上焦论治，应根据"经水适来""此为热入血室"等句，可酌用小柴胡汤加味调之，并非不用药物而待其自愈。

**2. 期门刺方证（热瘀血室证）**

【原文】妇人中风，发热恶寒，经水适来，得七八日，热除，脉迟，身凉和，胸胁满，如结胸状，谵语者，此为热入血室也，当刺期门，随其实而取之。

【释义】本条表述了热入血室之另一证候及治法。妇人中风，发热恶寒，经水适来，热邪乘虚袭入血室。得之七八日，表证罢而出现"热除脉迟，身凉和"等无外热之候。然因瘀热尚结于血室，故见"胸胁满，如结胸状，谵语"等候。血室属肝，期门为肝经之募穴。期，会也，周而复始之谓也。十二经脉自手太阴肺经至足厥阴肝经，体表行于期门为一周，故名期门。穴居第二肋端，不容穴旁各一寸五分处，上直两乳。或谓乳头直下，第六肋间隙。为足厥阴肝经脉气汇集之处，为肝经之募穴，又为肝经与足太阴脾、阴维脉之交会穴。具维系诸阴脉，疏肝利胆，活血化瘀，除痞消结之功。故为瘀热结于血室之治穴，刺之以泻其实热兼消其瘀结而愈病。

【原文】阳明病，下血谵语者，此为热入血室，但头汗出，当刺期门，随其实而泻之。濈然汗出者愈。

【释义】以上三条均谓热入血室，经水适来、适断之候。本条进一步说明妇人若患阳明病，由于里热太盛，虽不值经期，邪热亦可陷入血室，出现"下血谵语"，"但头汗出"，里热熏蒸，迫血妄行的证候。既为"热入血室"，仍可按上条法处理，即刺期门，或小柴胡汤以泻其实热，使周身汗出而愈。

**3. 半夏厚朴汤证（痰凝气滞之梅核气证）**

【原文】妇人咽中如有炙脔，半夏厚朴汤主之。

【释义】本条表述了妇人咽中痰凝气滞的证治。多因七情郁结，痰凝气滞，上逆咽喉而发。对此，《金匮要略心典》解云："此凝痰结气，阻塞咽嗌之间，《千金》所谓咽中帖帖，如有炙肉，吞不下，吐不出者是也。半夏、厚朴、生姜辛以散结，苦以降逆，茯苓佐半夏利痰气，紫苏芳香，入肺以宣其气也。"

【方药】**半夏厚朴汤方**

半夏一升　厚朴三两　茯苓四两　生姜五两　干苏叶二两

上五味，以水七升，煮取四升，分温四服，日三夜一服。

【按语】对此方之用，《金匮要略广注》云："妇人气多郁闷，咽中如有炙脔，诸郁阻塞气道也。半夏、生姜散逆，厚朴、茯苓下气，苏叶入肺经而宣正气，又为开郁利气之总司也。"

半夏厚朴汤，乃《金匮要略》以其利咽喉，消痰结之功，为痰凝气结之梅核气而设方。临证多见咽中如有物梗阻，咳之不出，吞之不下，伴胸闷，胁胀，或呕，或咳，舌淡，苔薄或滑或腻，脉弦，或滑之候。

鉴于该方有抗过敏，镇静，抑制喉神经反射等功能，故适用于消化系统之胃神经官能症，慢性胃炎等；精神、神经系统之焦虑性神经症，精神抑郁症等；呼吸系统之过敏性哮喘，以及慢性咽炎、咽喉异感症而见痰凝气结证者。

**【验案】**

马某，女，50岁，农民，栖霞县城关南小街人。1959年3月26日初诊。

3月18日，主诉感觉有一物梗喉，咽不下，咳之不出，或咽或噫有响声，伴胸脘痞闷，喘不上气来，神情抑郁，脉沉而滑。

处方：半夏12g，厚朴12g，茯苓20g，苏叶10g，生姜30g。水煎服。

4月6日：患者服药1剂，诸症悉减，续服8剂，病告痊愈。[《牟永昌诊籍纂论》]

**按**：梅核气，泛指咽喉部有异物感之病。梅核气之病状及治疗，首见于《金匮要略·妇人杂病脉证并治》篇："妇人咽中如有炙脔，半夏厚朴汤主之。"关于其病机，《古今医鉴·梅核气》云："核气者，窒碍于咽喉之间，咳之不出，咽之不下，核之状者是也。皆因喜怒太过，积热蕴隆，乃成厉痰郁结，致斯疾也。"《简明医彀·梅核气》云："是证因七情之气，郁结不疏，或因饮食之时，触犯恼怒，妇人犯此最多。总由痰与气结，状如梅核。""治宜开郁顺气，利膈化痰。"永昌公谓本案由七情郁结，气机不利，气滞痰凝，上逆于咽喉部而致咽中如物梗阻。故师《金匮要略》意，予半夏厚朴汤治之。半夏辛温，具燥湿化痰之功。永昌公谓："半夏去须根及外皮，洗净晒干，即生半夏；生半夏与白矾共煮，名清半夏；生半夏与姜、矾共煮，晒干切片，为姜半夏；生姜与甘草煎液、石灰水混液浸泡处理，名法半夏。仲景用半夏，未说明是生用还是制用，大凡仲景用半夏多与生姜相伍，故今当用姜半夏为妥。"厚朴苦辛微温，苦能下气，辛能散结，温能燥湿。半夏、厚朴、生姜乃辛开苦降之味，均以苦辛之性而散结降逆；佐以茯苓淡渗化饮；苏叶以其苦香之性，可宣气化浊解郁。故本案用半夏厚朴汤原方，而收卓功。

### 4. 甘麦大枣汤证（脏躁证）

**【原文】** 妇人脏躁，喜悲伤，欲哭，象如神灵所作，数欠伸，甘麦大枣汤主之。

**【释文】** 本条论述了脏躁的证治。由于内脏阴液不足而发脏躁，出现悲伤欲哭，精神失常，周身疲惫，数欠伸的证候。故有甘麦大枣之施，行养心气，润燥缓急之治。故《金匮要略方析义》记云："盖脏，心脏也。躁，躁扰不宁也。谓心脏失养，则善悲哭，有如神灵所作。"

**【方药】甘草小麦大枣汤方**

甘草三两　小麦一升　大枣十枚

上三味，以水六升，煮取三升，温分三服，亦补脾气。

**【按语】**脏躁多因心虚、肝郁所致。其诸神志失常之候，皆因心失所养，神不守舍而成。方中甘草甘缓和中，养心以缓急任为主药；辅以小麦微寒以养心宁神；大枣补益脾气，缓肝急并治心虚。三味甘药相伍，以成甘缓滋补，柔肝缓急，宁心安神之效。

甘麦大枣汤，乃《金匮要略》以其甘缓滋补，柔肝益脾，宁心安神之功，以疗心脾两虚、肝郁失神之脏躁证。临证多见精神恍惚，悲伤欲哭，心神不定，心烦不得卧，心悸，数欠伸，神疲乏力，纳食呆滞，大便失调，甚则言行失常，舌红少津，脉细弱等候。

现代研究表明，该方有镇静，抗惊厥，抑制平滑肌收缩，升高白细胞等作用，故适用于精神、神经系统之癫痫性痴呆，紧张型精神分裂症，神经衰弱等；消化系统之慢性胃肠炎，慢性肝炎等；脑血管及血液系统之脑血管硬化及震颤麻痹，原发性血小板减少性紫癜；妇科之更年期综合征，经前紧张症，产后惊悸等；儿科之遗尿，夜啼，厌食等病而具上述证候者。

**【验案】**

于某，女，37岁，海阳县发成人。1974年10月26日就诊。

家人代述，患者2周前情志不舒，思虑过多，遂发病难入寐，且做噩梦。继而胸闷气短，食欲欠佳，心中躁动不安。一周前凌晨1点，闻小牛叫而惊醒，于凌晨3点开始哭笑，狂躁不安，手足舞动两小时许。继而数欠伸，神态复常。其后每日发作1～2次。查患者精神萎靡不振，言谈问答与常人无异。诊病间，患者始有躁动不安之象。舌红苔薄黄，脉沉缓微弦。

证属情志内伤，肝郁化火，伤阴耗津，心神惑乱，而致脏躁。治宜调达枢机，镇惊除烦，兼以补益心脾，安神宁心之法。予以甘麦大枣汤合柴胡加龙骨牡蛎汤化裁。

处方：炙甘草15g，大枣4个，小麦1把，柴胡10g，黄芩10g，桂枝10g，大黄10g，桑椹30g，夜交藤30g，石菖蒲10g，麦冬12g，远志10g，胆南星10g，人参10g，白术12g，茯苓15g，龙骨、牡蛎各30g，磁石30g，神曲12g，陈皮12g，生姜 3 片。8 剂，水煎服。

11 月 6 日。药后诸症豁然，家人代述；唯 11 月 2 日凌晨 2 点躁动难以入睡，然无哭笑狂躁，倏尔复常。原方加龟甲 10g，续服。

11 月 21 日，续服药 2 周，其间未发脏躁。患者神志一如常人，并与家人一起致谢。嘱甘麦大枣汤送服天王补心丹，以交心肾，宁心神为防病之法。《柳吉忱诊籍纂论》

**按**：脏躁多于情志内伤所致，忧郁伤神，以心神惑乱为主要病机，以精神抑郁、烦躁不宁、悲忧易哭、喜怒无常为临床表现，且多发于中青年女性。"脏躁"一词，首见于《金匮要略·妇人杂病脉证并治》篇："妇人脏躁，喜悲伤，欲哭，象如神灵所作，数欠伸，甘麦大枣汤主之。"小麦南产者性温，北产者性凉，故入药以北产为良。但皮凉肉温，其效在皮，故宜完整，不宜分碎。故公选用此方，以甘凉之北小麦，养心安神，润肝除躁；伍以味甘入十二经、益气补虚之甘草，甘温质润、补脾胃益气调营之大枣，三药药性平和，养胃生津化血，则脏不躁而悲伤太息诸证自去。因其病"如神灵所作"，休作有时，且因情志不舒所致，故主以柴胡加龙骨牡蛎汤，以调达枢机，此乃《内经》"木郁达之"，"火郁发之"，澄源之治。

柴胡加龙骨牡蛎汤，由小柴胡汤去甘草加龙骨、牡蛎、茯苓、桂枝、大黄、铅丹组成，公谓铅丹不宜内服，多以磁石或生铁落代之。方中柴胡疏肝达郁，推陈致新；黄芩清热化痰除胸胁烦满；以胆南星代半夏降逆豁痰醒神；生姜祛痰下气，解郁调中；大枣安中养脾，坚志强力；人参补气和中，宁神益智；茯苓健脾化痰，宁心安神；磁石镇心安神，以息躁狂；龙骨、牡蛎镇惊安神，以驱病魔；桂枝和营散结；大黄通瘀导滞。诸药合用，为和解少阳，疏肝达郁，宁心安神，息躁制狂之良剂。故合二方诸药之用，8 剂而收卓效。

### 5. 小青龙汤证（寒饮证）

### 6. 泻心汤证（心下痞证）

**【原文】** 妇人吐涎沫，医反下之，心下即痞，当先治其吐涎沫，小青龙汤主之。涎沫止，乃治痞，泻心汤主之。

**【释文】** 本条表述了误下成痞的先后治法。妇人吐涎沫，本是上焦有寒饮，治应温散，而反误用攻下，伤其中气，心下即痞，此与伤寒早下成痞同理。虽然误下成痞，但犹吐涎沫，为上焦仍有寒饮的证候。故治当先用小青龙汤温散上焦寒邪，俟吐涎沫止。再用泻心汤以治中焦之痞。这样分先后施治，亦与伤寒表解乃可攻痞同例。

【方药】**小青龙汤方**

麻黄三两（去节）　芍药三两　细辛三两　干姜三两　甘草三两（炙）　桂枝三两（去皮）

半夏半升（洗）　五味子半升

上八味，以水一斗，先煮麻黄，减二升，去上沫，内诸药，煮取三升，去滓，温服一升。

【按语】方中麻黄、桂枝发汗解表，除外寒而宣肺气，任为主药；干姜、细辛温肺化饮，兼助麻、桂解表，是谓辅药。然肺气逆甚，纯用辛温发散，既恐伤肺气，又须防温燥伤津，故五味子敛气，芍药养血，并为佐制之用，半夏祛痰和胃而散结，亦为佐药。炙甘草益气和中，又能调和辛散酸敛之用，是佐使之用。诸药合用，则外邪解，水饮去，肺气舒，宣降有权，而"吐涎沫"之候得解。

【方药】**泻心汤方**

大黄二两　黄连 黄芩各一两

上三味，以水三升，煮取一升，顿服之。

【按语】泻心汤乃"惊悸"篇之方，又名"三黄泻心汤"，即古方"火齐汤"。然"泻心汤"在《伤寒论》中，为方不一，故当参阅编者所著《伤寒方证便览》痞证诸条而选用之。

【验案】阙。

【原文】妇人之病，因虚、积冷、结气，为诸经水断绝，至有历年，血寒积结，胞门寒伤，经络凝坚。

在上呕吐涎唾，久成肺痈，形体损分；在中盘结，绕脐寒疝，或两胁疼痛，与脏相连，或结热中，痛在关元，脉数无疮，肌若鱼鳞，时著男子，非止女身；在下未多，经候不均，令阴掣痛，少腹恶寒，或引腰脊，下根气街，气冲急痛，膝胫疼烦，奄忽眩冒，状如厥癫，或有忧惨，悲伤多嗔，此皆带下，非有鬼神。

久则羸瘦，脉虚多寒，三十六病，千变万端，审脉阴阳，虚实紧弦，行其针药，治危得安，其虽同病，脉各异源，子当辨记，勿谓不然。

【释文】本条表述了妇人杂病的病因、病机和证治。李彣解云："此节病以一虚字为主，益因虚而至气结，因气结而经血断绝也。故有气结而寒伤者，有气结而热中者，有气结而在上、在中、在下者，其种种病证，各循经络，按部分，皆因虚而得之，《内经》云邪之所凑，其气必虚是也。"

### 7. 温经汤证（瘀血致崩漏证）

【原文】问曰：妇人年五十所，病下利数十日不止，暮即发热，少腹里急，腹满，手掌烦热，唇口干燥，何也？师曰：此病属带下。何以故？曾经半产，瘀血在少腹不去。何以知之？其证唇口干燥，故知之。当以温经汤主之。

【释文】本条表述了妇人由瘀血引起崩漏的证治。妇人身五十许，冲任皆虚，经水应该停止，今复下血数十日不止，乃属于带下病。由于病人曾经半产，少腹有残余的瘀血停留，致腹满里急。又因瘀血而引起漏血，更使阴血耗损。阴虚生内热，故见薄暮发热、手掌烦热等候。瘀血不去，则新血不生，津液失于上濡，故唇干口燥。本病为瘀血所致诸候，故其治当去其瘀血。今因病人年五十许，乃天癸已绝之时，攻下的药物不宜施之，当以温经的方法，使瘀血得温而行，故有温经汤之施。

【方药】温经汤方

吴茱萸三两　当归 芎䓖 芍药各二两　人参 桂枝 阿胶 牡丹皮（去心）生姜 甘草各二两　半夏半升　麦门冬一升（去心）

上十二味，以水一斗，煮取三升，分温三服。亦主妇人少腹寒，久不受胎，兼取崩中去血，或月水来过多，及至期不来。

【按语】尤在泾谓方中"吴茱萸、桂枝、丹皮入血散寒而行其瘀，芎、归、芍药、麦冬、阿胶以生新血，人参、甘草、姜、夏以正脾气，盖瘀久者荣必衰，下多者脾必伤也。"对此，李彣解云：《内经》云：血气者，喜温而恶寒。寒则凝涩不流，温则消而去之。此汤名温经，以瘀血得温即行也。方内皆补养气血之药，未尝以逐瘀为事而瘀血自去者，以养正邪自消之法也。故妇人崩淋不孕，月事不调者，并主之。"

温经汤，《金匮要略》以其调补冲任，行瘀养血之功，用治瘀血而致崩漏证。现代研究表明，该方有促进性腺激素对催乳素释放激素的敏感性，促进性成熟，促进排卵，提高机体机能，改善微循环，调整内分泌等作用，故被广泛应用于临床。如可治疗妇科之子宫发育不全，子宫功能性出血，不孕症，产后子宫瘀血不去，更年期综合征，经前紧张症，输卵管不通，附件炎，盆腔炎，痛经，中枢性闭经等；男科之前列腺肥大，附睾炎，精液不化症，性神经衰弱等；以及冠心病，心肌梗死，坐骨神经痛，慢性胃炎，而具血虚致瘀证者。

【验案】

刘某，女，49岁，月经延后年余，西医诊为功能性子宫出血。证见量多色暗，夹有血块，面色萎黄，形寒肢冷，手足不温，腰膝酸软，神疲乏力，小腹冷痛，舌

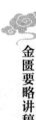

质暗淡，苔薄白，脉沉细而涩，尺脉尤弱。

证属肝肾亏虚，冲任失调，寒凝胞宫，瘀阻胞络，血不归经，而致漏下。治宜养气养血，温通经脉，故予温经汤化裁。

处方：吴茱萸 6g，当归 12g，川芎 6g，桂枝 10g，制白芍 12g，红参 10g，牡丹皮 10g，阿胶 10g（烊化），三七 3g（研冲），炮姜 3g，炙甘草 10g。水煎服。

服药 4 剂流血减少，续服 4 剂流血停止，余症若失，继服 4 剂，病臻痊可。

[《柳吉忱医案》]

**按：** 方加三七，以其止血化瘀之功而用之。前人对其化瘀之功，尤为推重。故有"一味三七，可代《金匮要略》之下瘀血汤，而较用下瘀血汤尤为稳妥也"之论。

### 8. 土瓜根散证（瘀血月经不调证）

【原文】带下经水不利，少腹满痛，经一月再见者，土瓜根散主之。

【释文】本条表述了因瘀血引起月经不调的证治。对此，尤在泾云："妇人经脉流畅，应期而在，血满则下，血尽复生，如月盈则亏，月晦复月出也。惟其不利，则蓄泄失常，似通非通，欲止不止，经一月而再见矣。少腹满痛，不利之验也。土瓜根主内痹瘀血月闭，䗪虫蠕动逐血，桂枝、芍药行荣气而正经脉也。"

【方药】土瓜根散方（阴癫肿亦主之）

土瓜根 芍药 桂枝 䗪虫 各三分

上四味，杵为散，酒服方寸匕，日再服。

【按语】《神农本草经》云："王瓜，一名土瓜，味苦，寒，无毒。治消渴，内痹，瘀血，月闭，寒热，酸疼。"其基原为葫芦科植物王瓜。其根与实俱入药。20 世纪 60 年代栖霞县药材公司尚引种。故余之蒙师牟永昌公有土瓜根散易汤治月经不调及痛经之案；家父吉忱公有以此方合当归芍药散易汤，治疗输卵管不全梗塞，附件炎，盆腔炎等案。惜未留案。

### 9. 旋覆花汤证（妇人半产漏下证）

【原文】寸口脉弦而大，弦则为减，大则为芤，减则为寒，芤则为虚，寒虚相搏，此名曰革。妇人则半产漏下，旋覆花汤主之。

【释文】本条表述了妇人半产漏下的脉象和治法，原文已见《血痹虚劳》篇中，但去"男子亡血失精"句，而用旋覆花汤主之，是专为妇人立法。弦、减、大芤，为虚寒之脉，用旋覆花汤理血通络，似与虚寒之旨不合。然妇女之病，治肝为主，因肝藏血则喜条达，故虚不可补，解其郁结即所以补；寒不可温，行其血气即所以温，用方深意，即在于此。其治尚可参阅《金匮要略广注》之解："血以养胎，而实藉气以生血，所谓阳生则阴长也。若气虚则上逆不能下济，血亦虚而下陷，不能中守，故致半产漏下。盖肺主天气，位高而气下降，旋覆花入肺经而降气，气降则与血交，气血相生，煦濡不绝，胎可保矣；葱入阳明经以安胎，盖阳明即中冲脉，为气血之海，主供应胎孕者也；新绛者，红花染成，用以引经活血，然不竟用红花，而用红花所染之新绛，何也？盖桑乃箕星之精，《神农本经》称桑皮治五劳六极，崩中绝脉，补虚益气，蚕食其叶，吐丝织绢，红花染成绛色，丝有绵绵不绝之形，绛有入心化赤之义。盖医者意也，以此治半产漏下，欲使胎气继续无穷，源源生血之妙，所谓因其类相感，而以意使之者也。"

**【方药】旋覆花汤方**

旋覆花三两　葱十四茎　新绛少许

上三味，以水三升，煮取一升，顿服之。

**【按语】**旋覆花汤之治，尚见于《五脏风寒积聚病》篇，用治"肝着"之疾，乃肝脏气血郁滞，着而不行，导致胸胁痞闷不舒，甚或胀痛之候。本条是用于妇人半产漏下之候。鉴于本条与《血痹虚劳》篇中，但去"男子亡血失精"句，其病机相同，非但可适用"肝着""妇人半产漏下"，而"男子亡血失精"证者，具肝经气血郁滞证皆可用之。

据《金匮要略广注》之解，新绛当为红花染绵之物，然陶弘景谓为茜草根。茜草苦凉，入肝经血分，既能凉血止血以疗血证；又能行血化瘀以通经脉，故其止血无留瘀之弊。故家父吉忱公用此方多以茜草根入药，盖因"染绵"难购也。旋覆花之全草名金沸草，与茜草均盛产于胶东山区，故家父吉忱公以验方嘱群众自采而用之。

**【验案】**家父吉忱公虽有治验，然未留验案，故阙。

### 10. 胶姜汤证（妇人陷经证）

**【原文】**妇人陷经，漏下，黑不解，胶姜汤主之。（林亿等校诸本无胶姜汤方，想是妊娠中胶艾汤。）

**【释文】**陷经：经气下陷，漏血不止之候。本条表述了妇人陷经的证治。对此李彣解云："陷经漏下，谓经脉下陷，而血漏下不止，乃气不摄血也。黑不解者，瘀血不去，则新血不生，荣气腐败也。然气血喜温恶寒，用胶姜汤温养气血，则气盛血充，推陈致新而经自调矣。"胶姜汤方未见，然必阿胶、干姜二味。其解诚如《金匮要略心典》所云："陷经，下而不止之谓。黑则因寒而色瘀也。胶姜汤方未见，然补虚温里止漏，阿胶、干姜二物已足。"

【验案】陈修园："宋妇，产后三月余，夜半腹痛发热，经血暴下鲜红，次下黑块，继有血水，崩下不止，约有三四盆许；不省人事，牙关紧闭，挽余诊之，时将五鼓矣。其脉似有似无，身冷面青，气微肢厥。余曰：血脱当益阳气，用四逆汤及胶艾汤加干姜，均不差，沉思良久，方悟前方用干姜，守而不走，不能导血归经也；乃用生姜一两，阿胶五钱，大枣四枚，服半时许，腹微响，四肢头面有微汗，身渐温，须臾苏醒，自道身中疼痛，乃与米汤一杯，又进前方，血崩立止，脉复厥回。大约胶姜汤，则生姜、阿胶二味也。"

## 11. 大黄甘遂汤证（妇人水与血结血室证）

【原文】妇人少腹满，如敦状，小便微难而不渴，生。后者，此为水与血，俱结在血室也，大黄甘遂汤主之。

【释义】本条表述了妇人水与血结在血室的证治。"敦"，古代壶状盛食物的器物。妇人少腹满，有蓄水与蓄血之别，若满而小便自利，则为蓄血；满而小便不利、口渴，则为蓄水。"生后"，指产后。今少腹满而小便微难，口不渴，且在产后，故谓水与血俱结于血室。故有大黄甘遂汤之用，以达驱邪扶正之治。

【方药】大黄甘遂汤方

大黄四两　甘遂二两　阿胶二两

上三味，以水三升，煮取一升，顿服之，其血当下。

【按语】对此方之解，《金匮要略心典》记云："按《周礼》注，盘以盛血，敦以盛食，盖古器也。少腹满如敦状者，言少腹有形高起，如敦之状，与《内经》胁下大如覆杯之文略同。小便难，病不独在血矣。不渴，知非上焦气热不化。生后即产后，产后得此，乃是水血并结，而病属下焦也。故以大黄下血，甘遂逐水，加阿胶者，所以去瘀浊而安养也。"

【验案】《成绩录》载："一妇人，产后烦闷，二便秘闭，少腹鞕满，不可近手，两足洪肿，不可屈伸，干呕短气，命迫且夕。先生诊之，投桃仁承气汤，兼以大黄甘遂汤，二便快利，小便昼夜六七行，恶露续下，少腹满去，按之不痛，经日足肿未除，更用木防己加茯苓汤，诸证全愈。"[《金匮今释》]

家父吉忱公在给余开讲《金匮要略》课时，介绍了运用此方合柴苓汤或合鳖甲煎丸易汤，治愈淤积性肝硬化腹水案。余验诸临床，亦多效验。惜未留案。

### 12. 抵当汤证（经水不利瘀结实证）

【原文】妇人经水不利下，抵当汤主之。亦治男子膀胱满急有瘀血者。

【释文】本条表述了经水不利属于瘀结实证的治法。抵当汤为逐瘀峻剂，尚见于《伤寒论》太阳病之蓄血证篇。从药测证除"妇人经水不利下"以外，当见少腹硬满结痛，大便色黑，小便自利等瘀血证候。

【方药】抵当汤方

水蛭三十个（熬）　虻虫三十枚（熬，去翅足）　桃仁二十个（去皮尖）　大黄三两（酒浸）

上四味，为末，以水五升，煮取三升，去滓，温服一升。

【按语】抵当汤乃为逐瘀之峻剂，方中水蛭、虻虫攻其瘀，大黄、桃仁下其血，则瘀结实证得除。对此，《金匮要略广注》解云："经水不利下，有瘀血也。血坚干者，虻虫、水蛭咸以软之；血闭涩者，桃仁、大黄苦以泄之。"

【验案】

**闭经案：** 曹颖甫验案："按此证少腹必结痛，大便必黑，要以小便利为不易之标准。予昔在同仁辅元堂，治周姓十七岁少女，时经停五月矣，以善堂忌用猛药，每日令服大黄䗪虫丸，不应；后病者至江阴街寓所求诊，月事不行，已抵七月，予用虻虫、水蛭各一钱，大黄五钱，桃仁五十粒，下之；下后以四物加参芪善后，凡二剂。十年来，于江阴街遇之，始知其嫁于小西门朱姓，已生有二子矣。"[《金匮发微》]

**脉痹案：** 王某，女，25岁。产后13天自觉发热，左下肢浮肿疼痛，行走不便。确诊为产后左下肢栓塞性静脉炎。采用青霉素、链霉素和四环素等治疗，20天后症状缓解而出院。后双下肢浮肿疼痛又日趋严重。检查：双下肢高度浮肿，腓肠肌压痛明显，踝关节背屈时双侧腓肠肌亦疼痛。舌质淡，苔白腻，脉沉弱。

证属新产气血俱虚，恶血内阻，气血瘀滞于经络，化为热毒，著于下肢经脉。治宜活血化瘀，清热化湿。方用抵当汤加味。

处方：水蛭6g，虻虫6g，桃仁6g，大黄3g，金银花30g，当归9g，赤芍9g，冬瓜子30g，木通3g，泽泻9g。

煎服3剂后，双下肢疼痛、肿胀减轻。原方改金银花为15g，再加忍冬藤30g。连续服药12剂后，病情明显好转，双下肢肿胀大减，但双腿仍有疼痛酸重感，自觉两腿发热，舌象正常，脉沉缓。投以养血通脉之剂，调理十余天基本痊愈。[北京中医学院学报，1984，（2）；38]

### 13. 矾石丸证（经水闭塞郁为湿热证）

【原文】妇人经水闭不利，脏坚癖不止，中有干血，下白物，矾石丸主之。

【释文】本条表述了妇人内有干血，阴中时下白带的外治法。盖因妇人经水闭塞，胞宫有干血不去，郁为湿热，久则腐化，以致时下白带。治宜先去其胞宫湿热，故有矾石丸坐药纳入阴中之用。

【方药】**矾石丸方**

矾石三分（烧）　杏仁一分

上二味，末之，炼蜜和丸枣核大，内脏中，剧者再内之。

【按语】尤在泾云："干血不去，则新血不荣，而经闭不利痰。由是蓄泄不时，胞宫生湿，湿复生热，所积之血，转为湿热所腐，而成白物，时时自下，是宜先去其胞宫之湿热。矾石却水除热，合杏仁破结润干血也。""白物"，即白带、白淫、白沃之类。湿热下流，津液渐脱，故下白物。李彣云："矾石味酸涩，烧之存性枯燥，有涩以固脱，燥可去湿之功，所以止白物也。然气行则血行，杏仁利气以通干血。炼蜜为丸者，和血润燥，便于纳藏中也。""纳藏中"，意谓纳药入阴中。

【验案】阙。此外治之方，今多为辅助之治。

### 14. 红蓝花酒证（腹中血气刺痛证）

【原文】妇人六十二种风，及腹中血气刺痛，红蓝花酒主之。

【释文】本条表述了妇人腹中血气刺痛的证治。"六十二种风"，泛指一切风邪病毒而言。对此，《金匮要略心典》解云："妇人经尽产后，风邪最易袭入腹中，与血气相搏而发刺痛。刺痛，痛如刺也。""红蓝花苦辛温，活血止痛，得酒尤良，不更用风药也，血行而风自去耳。"

【方药】**红蓝花酒方**

红蓝花一两

上一味，以酒一大升，煎减半，顿服一半，未止再服。

【按语】《本经逢源》云："红蓝花，即红花。辛温无毒。"又云："血生于心包，藏于肝，属于冲任，红花汁与之同类，故能行男子血脉，通妇人经水，活血。"古今医家对此方之解，同多异少。如《金匮要略广注》解云："《内经》云：风者，百病之长也。又云：风者，善行而数变。故妇人有六十二种风证。盖风有因外感者，亦有从内生者，如肝藏血，肝虚则血燥，内自生风，所谓风气通于肝也。红蓝花，色红，通行血脉，又味辛以润之，能活血润燥，乃治风先养血，血生风自灭之义。酒煎以行血也。又脾裹血，其经入腹，腹中刺痛，乃血气不利使然，所谓通则不痛，痛则不通也。亦主此酒顺气行血，刺痛止矣。"

【验案】临证多入复方应用，故案阙。

### 15. 当归芍药散证（妇人腹痛证）

【原文】妇人腹中诸疾痛，当归芍药散主之。

【释文】本条表述了妇人腹中诸痛之治方。妇人腹痛的病因，多由气滞血凝而致，亦有兼水湿者。故有当归芍药散疏肝解郁，培土除湿，俾气血畅行而腹痛自愈。

【方药】当归芍药散方

当归三两　芍药一斤　川芎半斤　茯苓四两　泽泻半斤　白术四两

上六味，杵为散，取方寸匕，酒和，日三服。

【按语】方中重用芍药泻肝木而安脾土，以达疏肝解郁，培土渗湿之治，合当归、川芎调肝养血，白术健脾燥湿，配合茯苓、泽泻渗湿泻浊。于是诸药合用，而达肝脾两调之治，而腹痛之候自愈。本方尚见妇人妊娠篇，亦同理，而治"妇人怀娠，腹中疠痛"之候。

【验案】

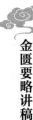

李某，男，31岁。1976年3月23日上午就诊。

患者尿血2年多，逐渐加重，曾在门诊西药治疗不愈。X线片检查示：未见结石。尿常规检查示：红细胞（++），白细胞（+）。面目浮肿，面色暗而不华，腰痛，尿有血块，内夹有血色稠状黏液。尿时小腹部憋闷，已有2年，屡治不愈，纳呆，全身乏力。舌淡尖赤，苔薄白，六脉沉弱而短。

证属脾气虚弱，肝脾失调，湿热下注，热盛伤络，迫血妄行而致血淋。治宜健脾益气，养血柔肝，凉血通络。师当归芍药散加味。

处方：当归15g，黄芪30g，赤芍12g，茯苓30g，猪苓12g，泽泻12g，牡丹皮12g，生地黄10g，忍冬藤30g，仙鹤草30g，旱莲草15g，侧柏叶12g，莲须12g，高良姜12g，萹蓄12g，炒白术10g，甘草10g，三七粉3g（冲服）。5剂，水煎服。

用药5剂，血尿止，小便畅通。续服10剂病愈。[《柳吉忱诊籍纂论》]

按：《太平圣惠方》云："夫尿血者，是膀胱有客热，血渗于脬故也，血得热而妄行，故因热流散，渗于脬内而尿血也。"而本案患者之血尿，即"膀胱有客热，血渗于脬故也"；尿时"小腹部憋闷"，"六脉沉弱而短"，乃脾虚中气不足故也；小腹乃肝脉循行之部，故小腹不适，乃肝失疏泄之故。用大剂黄芪，乃健脾益气举陷之用；主以《金匮要略》之当归芍药散易汤，以养血柔肝，健脾利湿。方中既重用芍药敛肝和营，缓急止痛，又以当归调肝和血，更佐以茯苓、泽泻、白术健脾渗湿以通淋。清代曾鼎《医宗备要》云："血蓄于内，凝滞不散，故名瘀血。"清代王清任《医林改错》云："血受寒则凝结成块，血受热则煎熬成块。"本案患者尿中之血块，即"受热则煎熬成块"也，故药用生地黄、侧柏，乃四生丸意，生用凉血之力倍增之谓；同用旱莲草、仙鹤草，功于凉血止血；牡丹皮清血中伏火；忍冬藤清下焦之蕴热，则膀胱之客热可清；他如莲须亦健脾渗湿之用；药用三七，以其具止血、化瘀、消肿、止痛之殊功，俾瘀血得去，新血得安，故前人有"一味三七，可代《金匮》之下瘀血汤，而较用下瘀血汤，尤稳妥也"之誉；药用姜黄，以其入肝脾而理气止痛。于是，理、法、方、药朗然，用药15剂而告病愈。

### 16. 小建中汤证（虚寒里急腹痛证）

【**原文**】妇人腹中痛，小建中汤主之。

【**释义**】本条表述了妇人虚寒里急腹痛的证治。小建中汤证，尚见于"虚劳"篇中，原为阴阳两虚证而设方。而今用于妇人腹中痛之理，当从方药测证，当有虚劳之腹痛喜按，心悸虚烦，面色无华，舌质淡红，脉涩而弦等候。故有小建中汤健脾胃，和阴阳，补气血之功，而愈病。

【**方药**】**小建中汤方**

桂枝三两（去皮）　甘草二两（炙）　大枣十二枚　芍药六两　生姜三两　胶饴一升

上六味，以水七升，煮取三升，去滓，内胶饴，更上微火稍解，温服一升，日三服。

【**按语**】对此方之用，《金匮要略广注》解云："此中气不足而致腹痛也。《经》云：脾主中州，灌溉四旁。建者，立也。建中者，建立脾气也。甘草、胶饴、大枣，俱味甘入脾，归其所喜，所谓脾欲缓，急食甘以缓之是也；芍药入脾养阴，配以甘草，能安脾经而止腹痛；桂枝、生姜行阳散寒。由是中州建立，气血通行，而腹痛止矣。"盖方实由桂枝汤加胶饴而成。以其和营卫、行气血、缓急止痛之谓也。

【**验案**】

孙某，男，42岁，栖霞县委干部。1960年10月12日初诊。

既往有十二指肠球部溃疡史，近日参加婚宴，因酒食不节而致脘痛加剧。证见脘腹冷痛，上冲及胸，喜按喜暖，空腹痛甚，得热饮痛减，四肢欠温，纳呆腹胀，面色不荣，神疲乏力，大便溏薄，舌淡红，苔薄白，脉沉弦而细。

处方：黄芪12g，桂枝10g，白芍20g，蜜炙白术15g，甘松10g，枳壳6g，炙甘草6g，生姜3片，大枣4枚，饴糖30g（烊）。

水煎两遍，取汁，兑入饴糖，分两次早晚服。

经治3日，诸症悉减，加赤石脂10g，党参10g，续治1周，症状消失。[《牟永昌诊籍纂论》]

**按：** 清代林珮琴《类证治裁》云："凡痛有虚实，按之痛止者为虚，按之痛反甚者为实。"脘腹冷痛，喜按喜暖，故本案之胃痛当为虚证。宋代钱乙《小儿药证直诀》云："面㿠白色弱，腹痛不思食，当补脾。"清代叶天士《未刻本叶氏医案》云："胃痛得热饮则止，胃阳困耳。"据此可知，脾阳困则失运，胃阳困则失纳。本案乃脾胃虚寒之证也，故永昌公用《金匮要略》小建中汤加黄芪而成，主治"虚劳里急，诸不足"。昔成无己云："脾者，土也，应中央，处四脏之中。为中者，治中焦，生育营卫，通行津液。一有不调，则营卫失所育，津液失所行，必以此汤温建中脏，是以建中名焉。"饴糖味甘性温，质润不燥，能补能润能缓，故脾胃气虚用之，能补虚建中，虚寒腹痛用之，能缓急止痛。斯方为甘润缓急之剂，故饴糖任为主药。桂枝温阳气，芍药益阴血，并为辅药。生姜温胃，大枣补脾，且二者具辛、甘、酸之味，合而用之，可升腾中焦生发之气，行津液，和营卫，生气血，而为佐药。炙甘草甘温益气，既助饴糖益气建中，又合桂枝辛甘化阳，名桂枝甘草汤，以益气温中；并合芍药酸甘化阴，名芍药甘草汤，而益肝滋脾，而为使药。六味合用，乃仲景之小建中汤，以其辛甘化阳、酸甘化阴之用，共奏温中补虚、和里缓急之功。俾中气建，化源充，则五脏有所养，里急脘痛诸证得解。《金匮要略》云："虚劳里急，诸不足，黄芪建中汤主之。""里急"谓腹中拘急，乃里气虚寒所致；"诸不足"谓气血阴阳俱不足。里急者缓之必以甘，不足者补之必以温，故用小建中汤加黄芪，补中益气而缓急止痛。

尤在泾云："欲求阴阳之和者，必求于中气；求中气之立者，必以建中也。"王晋三云："建中者，建中气也。""前桂枝汤是芍药佐桂枝，今建中汤是桂枝佐芍药，义偏重于酸甘，专和血脉之阴。芍药甘草汤有戊己相须之妙，胶饴为稼穑之甘，桂枝为阳木，有甲乙化土之义，使姜枣助脾与胃行津液者，血脉中之柔阳，皆出于胃也。"二公之论，均表述了在阴阳两虚诸不足的病情下，补阴则碍阳，补阳必损阴，惟有用甘温之剂，方可恢复中焦脾胃的健运功能，俾脾胃复健，则气血自生，营卫得和，而虚寒之证得除。《本草求真》谓："补脾之药不一，白术专补脾阳。"《本草便读》谓：白术"刚中有柔，故脾阴不足者，可蜜炙用之"。故永昌公有蜜炙白术之用，取其甘温补中而不燥。药用炒枳壳，取其理气宽中、消胀除满之功。二者相伍，乃《金匮要略》之枳术汤，共成健脾消痞，而解腹胀、纳呆之候。甘松入脾胃经，虽具甘温之性，然其既不燥热，亦不腻滞，以其温通止痛之功，而除"胃阳困"而

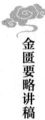

致虚寒胃痛之证。大凡脾胃虚寒之脘腹痛，吉忱公、永昌公均喜用甘松。二诊时加赤石脂，以其甘温偏补，酸涩收敛之性，佐白术共成健脾涩肠之功，以治"大便溏泻"之候。药用10剂，而收大功。

### 17. 肾气丸证

【原文】问曰：妇人病，饮食如故，烦热不得卧，而反倚息者，何也？师曰：此名转胞，不得溺也。以胞系了戾，故致此病，但利小便则愈，宜肾气丸主之。

【释文】本条表述了妇人转胞的证治。胞：与"脬"同，即膀胱。"转胞"的主证是脐下急痛，小便不通。由于病不在胃，故"饮食如故"。病在膀胱，故"不得溺"。水气不化，阳浮于上，故"烦热"。水不得下行，故见"倚息""不得卧"。《金匮玉函要略辑义》云："了、缭并音聊。缭，缠也，绕也。"戾通缭，《考声》云："缭，犹结纽也，亦缭纽，纷乱貌也。"故《女科要诀》云："了戾者，绞纽也。""胞系了戾"，乃膀胱之象缭绕不顺。因肾气虚而影响胞系不顺，故名"转胞"。当利其小便利愈，故有肾气丸之施，行温肾以化膀胱之气之功，俾气化溺出，而诸证悉除。

【方药】肾气丸方

干地黄<sub>八两</sub> 山药 山茱萸<sub>各四两</sub> 泽泻 丹皮 茯苓<sub>各三两</sub> 桂枝 附子（炮）<sub>各一两</sub>

上八味，末之，炼蜜和丸梧子大，酒下十五丸，加至二十五丸，日再服。

【按语】肾气丸在历节病篇名"崔氏八味丸"，"治脚气上入少腹不仁"；在《虚劳》篇中名"八味肾气丸"，用治"虚劳腰痛，少腹拘急，小便不利者"；而在本篇中名"肾气丸"，用治妇女"转胞不得溺"之候。以上诸候，究其因不外肾气虚弱，气化失司，水不化气所致，故有肾气丸温肾化气，俾津液四布，小便自能恢复正常。

《金匮要略广注》解云："名肾气丸者，气属阳，补肾中真阳之气也。内具六味丸，壮肾水以资小便之源，桂附益命门火以化膀胱之气，则熏蒸津液，水道以通而小便自利，此所以不用五苓散，而用肾气丸也。"

【验案】肖琢如云："周姓妇，年三十余，产后已逾两月，忽心中烦热，气短，不能安枕，欲小便不得，腹胀满；杂治半月，益剧。幸饮食如常，脉之弦缓。一医欲与五苓散，余曰，当用肾气丸，《金匮》云：妇人烦热不得卧，反倚息，此名转胞，不得溺也，肾气丸主之。主人正检前方中有五苓散，即疏肾气丸与之，一服知，二服愈。"[《遁园医案》]

### 18. 蛇床子散证（寒湿带下证）

【原文】妇人阴寒，温阴中坐药，蛇床子散主之。

【释义】本条表述了寒湿带下的治法。文中只提到阴寒，然从药测证，当有带下，阴内瘙痒，病人自觉阴中冷之候，故有蛇床子散之坐药，直温其受邪之处，以逐阴中寒湿之证。

【方药】蛇床子散方

蛇床子仁

上一味，末之，以白粉少许，和合相得，如枣大，绵裹内之，自然温。

【按语】"白粉"即米粉，籍之以和也。"阴寒"，阴中寒也。故尤在泾云："寒则生湿，蛇床子温以去寒，合白粉燥以除湿。此病在阴中而不关脏腑，故但内药阴中自愈。"对此方之用，《金匮要略广注》解云："阴寒，子宫不温也，必有血虚腹痛，经行不利，不成生育之患。蛇床子味辛甘，温肾助阳，起男子阳痿，暖妇人子宫，故可以温中而为坐药。"由此可知，蛇床子散非但可疗寒湿带下之证，尚因其有类似性激素作用，故可疗男人阳痿，及妇人宫寒、男人精室虚寒等不孕不育之疾。

现代研究表明，蛇床子有抑制皮肤真菌，杀灭阴道滴虫作用，用以治疗滴虫性阴道炎疗效显著，不胜枚举。既可外用，也可内服。又如《千金方》三子丸（蛇床子、菟丝子、五味子）内服，以治男子阳痿及女子不孕；它如《医宗金鉴》蛇床子汤（蛇床子、苦参、土大黄、当归尾、威灵仙、缩砂壳、老葱头），煎汤熏洗，治肾囊风（阴囊湿疹），均是行之有效之剂。

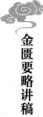
### 19. 狼牙汤证（下焦湿热阴中生疮证）

【原文】少阴脉滑而数者，阴中即生疮，阴中蚀疮烂者，狼牙汤洗之。

【释义】本条表述了因下焦湿热而致阴中生疮之脉证及治法。少阴为肾脉，阴中为肾窍。脉滑数主有湿热之候，湿热聚于前阴，郁积腐蚀，致糜乱成疮。故有狼牙煎洗涤阴中，以行燥湿清热之治。

【方药】狼牙汤方

狼牙三两

上一味，以水四升，煮取半升，以绵缠筋如茧，浸汤沥阴中，日四遍。

【按语】对此方之用，《金匮要略广注》解云："少阴属肾，阴中，肾之窍也。《内经》云：滑者，阴气有余。又云：数则为热。故阴中生疮蚀烂，皆湿热所致。狼牙味苦性寒，寒能胜热，苦能杀虫，故主洗之。"

狼牙，即仙鹤草地下部分的冬芽。其冬芽于秋天长成，越冬，翌年春天长苗。药用部分的冬芽，以深秋采植为宜。仙鹤草为蔷薇科多年生草本植物龙芽草的全草，其主要作用是凉血止血。现代研究可用于滴虫性肠炎、滴虫性阴道炎。

【验案】吉忱公治阴中生疮，或滴虫性阴道炎，或霉菌性阴道炎，多以狼牙汤冲洗阴道；或用蛇床子散为坐药，或蛇床子汤煎汤熏洗阴道；若带下白物，则纳矾石丸于阴中。诸方均为妇人阴部疾患常用之外治法。

## 20. 膏发煎证（大便秘结阴吹证）

【原文】胃气下泄，阴吹而正喧，此谷气之实也，膏发煎导之。

【释文】本条表述了阴吹的成因和证治。"阴吹"，即前阴出声，如后阴矢气样。"正喧"，谓其声连续不断。盖因谷气实，大便秘结，压迫阴道变窄，胃气下泄，浊气通过狭窄之处，故阴吹而喧然有声。故有猪膏发煎，以润导大便，大便通则阴吹自然消失。

【方药】膏发煎方

猪膏半斤　乱发如鸡子大三枚

上二味，和膏中煎之，发消药成，分再服。病从小便出。

【按语】猪膏润燥，乱发消瘀，二药合用，以成润肠通便之功，俾大便通畅而阴吹自然消失。

【验案】余无言："二十八年，夏四月，有李君之夫人，年二十三岁，已有一子，有阴吹之疾，不肯求医。适李君患温病，延余往治，不旬日而安。李君因令其妻亦就余治，余即告以膏发煎润肠即愈，则因谷气之实而发生，确然有可信之道矣。"
[《金匮要略新义》]

## 21. 小儿疳虫蚀齿方

【方药】

雄黄　葶苈

上二味，末之，取腊日猪脂，熔，以槐枝绵裹头四五枚，点药烙之。

【按语】因妇人方后不应有小儿方。疑非仲景方，故诸医均不解、不验之。

# 后 记

  甲午孟春，应中国中医药出版社肖培新主任之约，将余之《伤寒方证便览》《金匮要略方证便览》整理出版。二十世纪七八十年代的书稿，都是由铅字打字机"敲"出来的。由于校址搬迁，人员的变动，《金匮要略方证便览》手稿丢失了！故只好先将《伤寒方证便览》整理出版。因忙于整理余学研《黄帝内经》三论——《中国象数医学概论》、《五运六气三十二讲》（原名《五运六气导论》）、《经络腧穴原始》（原名《经络泛论》），家父吉忱公、学师牟永昌公验案，及余之针灸、推拿丛书，无暇顾及《金匮要略方证便览》的重新编撰。

  《伤寒方证便览》《金匮要略方证便览》二书，是余学研仲景方的姊妹篇。近几年来，余之学生及一些读者希望早日见到《金匮要略方证便览》付梓。于是，丙申季冬开始了《金匮要略方证便览》拾遗工作。先通读了一遍《金匮要略》原著，又翻阅了中医院校二版教材《金匮要略讲义》和几种注本，又浏览家父吉忱公、学师牟永昌公及余运用《金匮要略》方之验案，这时，丢失之《金匮要略方证便览》原稿内容，隐隐约约浮现于眼前，脑海中的框架也有了，于是就伏案爬起了"格子"，有如"和泥注水""添砖加瓦"，日夜兼程地行进，终于于近期完稿了。

  家父吉忱公对余之课徒，有不同于他师的特点，如对经典著作，是先让余自学无注解的原著，尚有一册《考正玉堂字汇》，和民国版的《辞源》《中国医学大辞典》《中药大辞典》，让余逐句、逐条、逐篇解之，并写出读书笔记，然后讲解给公听，再由公点评、释难、解惑，然后让余再整理成篇而讲之，公复批阅之。同时在临床带教中，又剖析经方应用之验。故而这部书稿，尚概函了家父吉忱公临床释难解惑之精义，所以通篇之体例，更像一部讲稿，故更名《金匮要略讲稿》。同《伤寒方证便览》一样，《金匮要略讲稿》的结集，也是余的学研心得和临床应用的总结。也算是再次之汇报稿，以作传道、授业、解惑之用，同时以寄对家父吉忱公的无限思念！

柳少逸

戊戌年孟春于三余书屋